Touch to Cultivate Caring
Tapping Touch

〈ふれる〉
で拓くケア
タッピング
タッチ

中川一郎 編著
Ichiro Nakagawa

北大路書房

ゆっくり，やさしく，ていねいに，ケアしあうことで
全てのいのちが，こころ豊かに健やかであれますように

# はじめに

　本書は，タッピングタッチというホリスティックケアについて述べたものです。ケアにたずさわるたくさんの人たちに読んで役立てていただければと思います。医療・看護，福祉・介護，心理，教育，子育てなどの専門家，そして，災害支援や地域支援などに関連した仕事やボランティア活動にも役立ちます。

　「ケアにたずさわる人たち」には，より多くの人が含まれるでしょう。現代社会では仕事も生活の役割も細分化されていますが，本来は人々がいろいろな役割を分担して，支えあいながら生活してきました。その中で，ケアする（大切にする，いたわる）という行為は日常的なものであったはずです。ですから私は，タッピングタッチがケアする全ての人たちに役立てばいいな，と思っています。

　この本は7つの章で構成されています。序章での事例を使った説明のあと，第1章では「癒し・気づき・成長のジャーニー」と題して，タッピングタッチ開発の軌跡，実践からの気づきや学び，人やケアの本質などについて述べています。第2章は，タッピングタッチの治癒的要素，3つの方法，癒し・気づき・関係性への働きかけなど，ホリスティックケアの基礎についての説明です。第3章では，様々な特徴，心のケア，セルフケアとしての有用性，そして注意点などを理解することによって，より安全で有効な活用につながるように工夫しました。第4章では，基本動作と方法を，イラストを添えてわかりやすく説明しています。

　後半の第5章では，教育，福祉・介護，子育て支援，心理，医療・看護などの専門家が，貴重な実践とその考察をとおして，安全で有効な利用のあり方を紹介しています。第6章では，理論的背景とエビデンスについて書かれていて，タッピングタッチの理解を深め，臨床の現場での安全な利用が促進され，今後の研究につながることを意図しています。最後の第7章では，「社会・現在・未来のためのタッピングタッチ」と題して，タッピングタッチの社会性と社会貢献，そして，この厳しい時代を乗り越えるためのヒントを提供しています。

　この本は，タッピングタッチのことをよく理解し，実際に役立ててもらおうというものです。しかし，人間が本質的に必要としていることや，今や忘れか

けてしまっている大切なことについてもふれることにしました。世の中にはたくさんの方法論があり，役立つ技法もたくさんあります。しかしながら，その当事者である私たち自身が何を必要としているのか，そしてどうすれば本当に健康で豊かな生活をとり戻せるのか，そういったことに思いをはせることも大切だと感じるのです。何を必要とし何をすればよいのかがわかってくると，具体的なすべが見つかってきます。

　また，この本はワークブックではありませんが，できるだけその要素も取り入れるように工夫してみました。タッピングタッチがどのようなものかをよく知るには，やはり実際の体験が欠かせません。アクティブラーニングのように，理論を学びながら実際に体験できると，より楽しく学ぶことができます。

　タッピングタッチの基本動作や方法については，第4章で詳しく述べていますが，さらに読み進みながらその場で簡単にできるエクササイズも加えました。インターネット上に音声ガイダンスも用意しましたので，聞きながら体験することもできます。

　読み方としては，読者の皆さんのニーズと指向性にあわせて自由に読み進めていただければと思います。第1章から，一緒にジャーニーを楽しむように読み進め，理解を深めてから実践につなげていくこともできるでしょう。また，ふだんの生活や自身の専門領域においてさっそく活用してみたいと思う方は，第3章の「注意点や利用にあたっての配慮」などに目をとおしてから，第4章で基本動作や方法を学習されるとよいでしょう。

　私たち人類が，今とても厳しい時代にいることは明らかです。地球温暖化，環境汚染，海洋汚染，森林破壊，砂漠化，自然災害，感染症など，ありとあらゆることが待ったなしの状態です。残念ながら，ケアの現場も厳しさを増していくことでしょう。そんな中，ケアする側の人たちのサポートも含め，持続可能なケアや支援の方法が求められていると思います。タッピングタッチが，私たちがこの厳しい時代を乗り越えていくための一助になることを，心から願っています。

中川一郎

## 第6章　タッピングタッチの主要理論とリサーチ・エビデンス　*203*

## 第7章　社会・現在・未来のためのタッピングタッチ　*231*

【凡例】
本書で扱う事例は，プライバシーに配慮して一部改変して掲載しています。

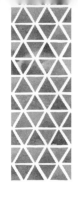

# 序章

## やさしいケアで人は癒される

　ある講座の司会者が「タッピングタッチは，技法というよりも，やさしさそのものですね」と言われました。みんなでケアしあうことで戻ってくる笑顔，やさしくふれる手，そしてみんなから湧き出てきたような，あたたかさや思いやりの気持ちを感じられたからでしょう。

　タッピングタッチをしあっていると，その場が和気あいあいとして，やさしさやあたたかさで包まれるような感じになることが多いのです。別に特別なことではありません。人はやさしくケアされると，本来のやさしさや思いやりの気持ちをとり戻すのです。

　タッピングタッチでケアすると，いいことがたくさん起こります。でもそれは「技法」によるものではなく，やさしいタッチとケアが，私たちの自己治癒力とケアの能力に働きかけるからです。誰もがそんな力を持っているのですが，ふだんうまく役立てていないことが多いようです。タッピングタッチは，そんなケアの力を私たちに気づかせ，本来の健康をとり戻すサポートをしてくれるのです。

　タッピングタッチとは，具体的にどのようなものでしょうか？　その名のとおり，軽く手を弾ませる「タッピング」などで，相手や自分の体にふれてケアするのがタッピングタッチです。「ゆっくり，やさしく，ていねいに」を大切に，左右交互にタッチするのが特徴です。まずはこのタッピングタッチを使ったケアの様子を紹介し，その本質を伝えたいと思います。

　次のページの写真は，緩和ケア病棟での様子です。私も実際にお会いした家族です。タッピングタッチがどのようなものなのか，わかりやすくするために，あえて想像力を働かせて見ていきます。

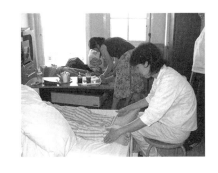

　まず，手前のベッドで横になっている方は，入院している患者さんです。右手に大きく写っている女性は，その方の娘さんです。丸椅子に座りながら，お母さんの足にふれているのが見えます。写真の右端に立っている方ともう少し向こうにかがんでいる女性はボランティアさんです。写真の奥のほうに，もうひとり横になっておられるのが患者さんの夫で，体験のため，ボランティアさんからタッピングタッチを受けておられるところです。

　この娘さんは，ボランティアさんからタッピングタッチの仕方を簡単に教えてもらいました。そして習いたてのタッピングタッチをお母さんの足にしているところです。ゆっくり，やさしく，ていねいに，左右交互にタッチしています。まだ習いたてで上手にはできませんが，「タッピング」と呼ばれる軽く弾ませるタッチをしています。わらべ歌をゆっくり歌うようなリズムで，トントントントンとやさしくタッチします。

　静かなケアの時間が流れます。時々「どんな感じ？」とか，「このへんはどう？」と尋ねられると，「なんか落ち着くわ，気持ちいいわ」といった反応が返ってきます。してもらいながら，心地よくて居眠りしてしまうかもしれません。

　タッピングタッチには，体のストレス反応を軽減し，緊張や不安などのネガティブ感情を軽くするなどの効果があります。薬ではとり切れないような疼痛や不快感などの症状を緩和することもあります。お母さんにとっても，心身が楽になる体験になるでしょう。

　そして，これがタッピングタッチのおもしろいところですが，ケアする側にとってもよいことが多いのです。してもらう人だけでなく，ケアする人にとっても心身への効果があるのが特徴的です。この写真には，楽しそうにしている娘さんが写っていますから，よい体験になっていることがうかがえます。でも，大切なお母さんのつらさを思うと，悲しさが込み上げてくるようなこともあるでしょう。仕事や家族の世話をしながらの病院通いによる疲れもあるかも

しれません。そんな彼女にとっても，ゆっくりとケアする時間は癒しにつながるのです。

　とくに話すことがなくてもいいのです。タッピングタッチをしながら話をすることもできるし，何も話さず静かにしていても構いません。つらいときは，ただ黙ってしてもらうほうが楽だったりします。心身が楽になることで話しやすくなり，いろんなことを話したくなることもあります。タッピングタッチをすると，ふだん話さないようなことを気楽に話せたりすることがよくあります。「あのとき楽しかったね」とか，「あのときはごめんね」とか，素朴な会話で心が通います。

　家族が重い病気になったり，余命が短いとわかっても，それまでの関係性が急に変わるわけではありません。それまで疎遠だったり感情的にこじれたりしていると，話すどころか，一緒にいるのさえ難しいことがあります。でもタッピングタッチをしながらだと，何も話すことがなくてもいいし，何かしてあげられるという充実感を得ることもできるのです。

　ゆっくりと一緒にいることで大切なことを思い出したり，それに気づいたりします。例えば「こんなふうにゆったりと一緒にいたのはいつぶりかなぁ，お母さんとも昔はそんな時間があったなぁ」と過去の素敵な記憶が戻ってきたりします。とくに何かできなくても，一緒にいることや，やさしくふれることがお互いにとって心地よく大切であることに気づいたりするのです。

　タッピングタッチを終えてのお母さんからの感想には「娘の手のあたたかさを感じて気持ちよかったです。子どもをあやしていた頃のことを思い出しました」などがありました。娘さんからは，「こんなふうにしていると落ち着きますね，ゆっくりふれるって大切なんだなぁと思いました」との感想がありました。

　お父さんにとっても，ボランティアさんから受けたタッピングタッチは心地よかったようです。付き添いで長い時間病室にいるのはとても疲れるものです。長年連れ添った大切な人との別れが近いと思うと，とても悲しくつらいものです。そんなとき，やさしくケアされ，心身が癒される体験はとても大切です。

　後々，タッピングタッチを活かして，家族でふれあうことができるのも利点です。日本では，夫婦や家族でも，あまりふれあわないことが多いものです。気楽にできるタッピングタッチだと，照れながらも，しあいっこすることができ

るのです。

　さて，どんな印象を持たれたでしょうか？　ここにはセルフケアの利用は含まれていませんから，タッピングタッチの全てを網羅しているわけではありません。でも，この家族のケアの中に，タッピングタッチの本質がたくさん含まれています。その本質は，病院でのケアに限らず，様々な状況や専門分野での利用にもつながります。

　タッピングタッチは，単なる技法でもなければ，思想や理想論でもありません。私が長年実践してきた臨床心理学，ホリスティック心理学，人間性心理学，コミュニティ心理学，文化人類学，神経生理学，東洋医学などをもとに，多くの人々と，様々な専門家の実践によって培われてきたものです。難病で苦しんでいた人たち，災害で全てをなくして絶望の中にいた人たち，死を間近にした人たち。多くの人たちとの貴重な出会いやふれあいも含まれています。

　タッピングタッチの体験は，人のあたたかさ，やさしさ，思いやりの気持ちなどを実感させてくれます。やさしくケアされると，人は深く癒され，安心と信頼感をとり戻していくことができます。相手を大切にする行為をとおして，する側もされる側も，本来のやさしさや笑顔をとり戻し，支え合う関係性が育っていくのです。

　タッピングタッチの本質とはそういうものだと思います。相手や自分をケアするとき，私たちの心身は健全な状態へ戻っていくようです。やさしいケアによって，私たちの心と体は癒されます。ケアの知恵と力を活かし，支え合う関係をとり戻すことで，より健康で豊かな人生を歩むことができるのです。

## ゆっくり，やさしく，ていねいに息をする

　タッピングタッチの特徴は，タッチによるケアが含まれていることです。でもこのエクササイズでは，本を持ちながらでもできるように，手を動かさない形を紹介します。

　まず，少し深めの息を吸ってから，ゆっくり，やさしく，息を吐いてみましょう。「は～」とため息をつきたくなるかもしれません。何度か繰り返していると，心身がゆるんで，あくびが出てくることもよくあります。

　しばらく自然な呼吸にまかせるようにして，心身が落ち着いてくるのを味わいましょう。目は軽く閉じたり半眼でしたりするとよいようです。

　とくに何もしなくて大丈夫です。ゆっくり，やさしく，ていねいな呼吸とともに，自分と一緒にいてみましょう。のんびりとひなたぼっこしているかのように，静けさと落ち着きが心地よいでしょうか。

　十分に時間がとれたら，すっきり目覚めるような感じで，今に戻ってきましょう。このときは，新鮮な空気とエネルギーを心身に取り入れるような感じで，深呼吸を何度かしながらリフレッシュしてください。ほほえみながら，少し体をストレッチするのもよいでしょう。

音声ガイダンスは
こちら ≫

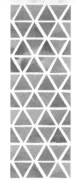

# 第1章

# 癒し・気づき・成長のジャーニー

　　タッピングタッチを今世紀初めの2000年に開発して，もう20年以上になりました。社会はめまぐるしく変化し，加速度的に物事が現れては消えていくかのような様相があります。大きな出来事としては，米国同時多発テロ事件（2001年），東日本大震災（2011年），新型コロナウイルスによるパンデミック（2020年），ウクライナ情勢（2022年）があり，世界各地で紛争，難民問題，テロ，自然災害などが後を絶ちません。そういった社会状況を背景に，タッピングタッチは活用されながら育ってきました。

　　私は，タッピングタッチとの歩みを「長い旅（ジャーニー）」のように感じています。様々な人との出会いがあり，楽しいことも，臨床におけるつらい体験もあった中で，多くの仲間とともに一緒に歩んできたという感覚があるので，ジャーニーになぞらえるとしっくりくるのです。

　　タッピングタッチは，人と人が出会い，お互いにおこなうことで初めて形として現れます。そこには人が人を大切にケアする美しい姿も見えてきますし，やさしさ，あたたかさ，思いやり，といった心を感じることもできます。お互いをケアすることで，人々がとり戻す笑顔や優しさは，誰にとっても心地よく嬉しいものです。

　　タッピングタッチは，多くの人との出会いと実践の中から生まれ育ってきたものです。私がしてきたことは，そのひとつひとつの体験を大切にし，よいものを残し，必要でないものをつけ加えない，といったことでした。何が本当に必要なのだろう？　人が必要としているのは何だろう？　何が根っこで，何が枝葉のことなのだろう？　物事の本質を感じ取ることを心がけ，それを大切にしてきました。

本章では，その 20 年余りのタッピングタッチの軌跡とそのプロセスを，一緒
に見ていきたいと思います。

## 1. タッピングタッチ開発の背景とプロセス

### (1)開発者について

　私の臨床心理学の原点は，米国カリフォルニアでの体験にあります。私が渡
米したのはベトナム戦争が終わった 1970 年代後半で，社会は落ち着きをとり
戻し，自由な空気がありました。ヒューマン・ポテンシャル運動[1] に加え，マ
ズロー氏（Abraham H. Maslow）やロジャーズ氏（Carl R. Rogers）の理論を中心
に，人間性心理学（humanistic psychology）も注目されていました。私がいた
カリフォルニアにはエサレン研究所[2] もあり，心理学の実践や研究が活発にさ
れていたようです。社会的に元気をとり戻し，もう一度，人間のよいところに
光をあてようとする時期でした。

　私自身は，英語がある程度できるようになって，地域のコミュニティカレッ
ジに入学し，初めて大学での勉強を始めました。そこで基礎的な授業をいろい
ろと受講したのですが，人間性心理学の授業もそのひとつでした。その授業は
「エンカウンター・グループ[3]」の体験を中心とするものでした。まだまだ英
語が達者ではなかったので苦労しましたが，自分の気持ちを正直に表現して，人
としっかりと出会う，ということをたくさん経験しました。そしてテキストを
読みながら，こんなに興味深く，おもしろい学問があるんだな，と衝撃を受け
たのを覚えています。とくに，人間性心理学やヒューマン・ポテンシャル・ムー
ブメントの中核になる部分は，人間の可能性と素晴らしさです。人の心のこと，
人がどのような素晴らしい可能性を持っているのか，そして潜在意識や潜在能

---

◆1　ヒューマン・ポテンシャル運動（human potential movement）：人間の潜在能力や自己実現の可能性
　　などに注目した人間性回復運動。マズローやロジャーズなどが提唱した人間心理学と連動した。
◆2　エサレン研究所（Esalen Institute）：人間の潜在的な可能性を探求することを目的として，1962 年
　　にカリフォルニア州・ビッグサーに設立された滞在型研修施設・共同体。多くの著名な心理学者な
　　ども関わり，ヒューマン・ポテンシャル運動に関する重要な役割を果たしたことで知られている。
◆3　エンカウンター・グループ（encounter group）：開かれた対人関係と純粋なコミュニケーション
　　を基礎に，より良い関係性や心理的成長などを目的とした小グループ体験・集団心理療法。

力への働きかけなど，興味をそそられることがたくさん書かれていました。このあたりの体験や学びは，私が臨床心理学をライフワークにしようとした原点です。そして，その後のタッピングタッチ開発の原動力になっていると感じています。

1981年，私は念願のカリフォルニア大学バークレー校（University of California, Berkeley）に入学し，心理学と臨床心理学の基礎を学びながら，優秀な先生方からも指導を受けることができました。例えば，臨床心理学の基礎を作ったひとりとして有名なコーチン氏（Shieldon J. Korchin）です。残念ながら，私が在学していた頃はご病気で，授業を直接受ける機会は非常に限られていたのですが，彼の著書『*Modern clinical psychology*（現代臨床心理学）』[1]を1行ずつていねいに読み進めながら，その教えを吸収していきました。

コーチン氏は，精神保健的介入モデルを提唱し，個別で内的な心理的理解に加えて，社会的な視点を持ってクライエントを理解したり支援したりすることの大切さを強調しておられました。臨床心理学というと，個人的なカウンセリングや心理療法に焦点があてられがちですが，心のケアにおける地域性や社会性といったものを見失わないようにする視点と言えるでしょう。彼から学んだ臨床心理におけるコミュニティ心理学的な視点は，今も私の中に継承されています。

そして後ほど行くことになったニューヨーク州のロチェスター大学（University of Rochester）の大学院を選んだ理由のひとつは，コミュニティ心理学で貴重な功績を残されたカウエン氏（Emery L. Cowen）が率いる学問領域があったことです。そのうえ，この大学院（臨床心理学部）には，ハーフタイムインターンシップ制度というものがあり，修士と博士課程の5年間のうちの4年間をとおして様々な臨床現場での実習をおこなうことができました。この制度を選択することで，様々な現場での心理支援のあり方を学びながら，理論的な理解を深めていくことができたのです。こうやって私の中で，理論と実践の融合に加えて，臨床心理学とコミュニティ心理学が基礎となり，より統合的な視点を持った独自の「ホリスティック心理学」の視点が生まれていきました。

1990年に臨床心理学で博士号をとり，カリフォルニアに戻って，さらに1年間，カイザー病院でフェローシップをおこないました。個人，家族，グループ

心理療法など，様々な臨床のアプローチを身につけた時期です。この病院には依存症の治療部門もあり，アルコールやドラッグ依存に関する治療を学びながら，チーム医療についても学びました。

　しばらくしてカリフォルニア州の臨床心理士としての免許を取得し，地域精神保健センター，日系人対象のカウンセリングセンター，アルコールや薬物依存に関する治療施設など，様々な現場で働きました。サンフランシスコ総合病院の精神科リハビリ施設の主任として，設立と運営に携わったことも大切だったと思います。

　そういった施設での仕事に加えて，個別のカウンセリングや心理療法，スーパービジョンなども精力的におこないました。その頃の私は，理論や研究というよりも，「実際に何をすれば病気を予防したり，治したりできるのか？」「どうすれば健康へのサポートができるのか？」といった実践的なことにフォーカスしていました。EMDR，TFT，臨床催眠療法など，新しいタイプの心理療法も習得しながら，臨床心理士としての技量を高め，心のケアに関する理解を深めた大切な時期でした。

## （2）開発の背景

　私の働いていたサンフランシスコ湾岸の地域では，精神科医，臨床心理士，ソーシャルワーカー，家族カウンセラーなど様々な職種の専門家が多く働いていました。個人開業しているカウンセラーも多く，地域の心のケアの専門家としての役割を担っていたように思います。心理臨床に関する歴史の長い国であるだけに，それぞれの分野にベテランの指導者が豊富にいました。次の世代を育てるためのインターンシップ制度なども，とても充実していました。

　しかしながら社会の現実は厳しく，心身の病気は減るどころか増えていくばかりの状況でした。現場にいるとよく見えてくるのですが，うつ病，神経症，心身症，睡眠障害などで苦しむ人たちは多く，精神安定剤，抗うつ剤，睡眠促進剤などに頼る人も多くいました。家庭内暴力，虐待，依存症，犯罪など，今の日本で見られるような厳しい状況が米国ではすでに起こっていました。

　米国では，1960年頃のケネディ政権の働きによって，地域の心のケアの中心として地域精神保健センター（community mental health center）が設立され運

営されてきました。これはとても画期的なことで，地域ごとに心のケアのセンターがあり，一般の人が悩みを相談したり心理的なサポートを受けたりすることができました。しかしながら，軍事費の拡大に伴う教育や社会福祉への国家予算の縮小によって，症状が重くなければ治療やサポートを受けられないといった制度に変わっていきました。医療現場では病気の治療が主になり，未病の人たちへのサポートを含む，予防的なアプローチをとれなくなっていきました。私はこの頃の現場に居あわせたのですが，地域への貢献度がますます低くなっていくのを実感しました。

　私はこのような社会状況と厳しい臨床の現場をとおして，「いくら理論や学問が発達しても，いくらたくさんの治療者や施設を増やしても，病を持った人たちは減らない」という思いを強くしていきました。もちろん心のケアの分野でも，信頼のおける治療者や施設は必要でしょう。しかしもっと大切なことは，人々が専門家に依存せず，自分たちが本来持っているリソース，知恵，能力などを活かして健康で豊かな生活をとり戻していくことです。専門家や専門的な支援が中心になっては，本来の健康な社会はとり戻せないのです。


　タッピングタッチの開発背景を理解するうえで，この時期のもうひとつ大切なこととして，地球規模での出来事がありました。私がまだカリフォルニアで臨床心理学者として働いていた頃，環境汚染や地球規模の気候変動によって，米国でも災害が甚大化し頻繁になってきていました。私自身，地域のNPOの勉強会に参加したり実践活動に関わったりしていました。

　そして，ちょうど20世紀が終わりを告げようとした頃，「コンピュータ2000年問題」（以下，2000年問題）が持ち上がりました。世界中のコンピュータが2000年を刻むとき，一斉に誤作動することで世界規模の災害が起こる可能性がある，というものでした。インフラの至るところに使われていたコンピュータのプログラムやICチップを，2000年の1月1日までに修正する必要があったのです。そのため，世界各国と多くの企業はその対応を急ぎましたが，原子力発電所や核兵器などを含む膨大な対象にかける時間が足りないことで，世界同時多発的に未曾有の大惨事が起こる可能性を秘めていたのです。

　2000年問題への対応には，大きく分けて2つの選択肢がありました。そのひ

とつは，災害に向けて食料を買い集め，なんとか自分の家族や自分自身の安全の確保をしようとするサバイバル・アプローチです。もうひとつは，大災害に備えて物資を備蓄するだけではなく，他者との関わりを強め，地域社会（コミュニティ）で支えあうことで対応しよう，というものでした。シュミレーションしてみると明らかなのですが，前者のサバイバル・アプローチには限界があります。大規模で長期にわたる災害が起こった場合，リソースの奪いあいが起きることになります。それに比べて，後者のコミュニティ・アプローチは，限りあるリソースをうまくシェアし最大限に活かすことを可能にします。個別では乗り越えられない問題も，知恵や能力を活かしあうことで，乗り越えることができるでしょう[2]。

　結果的には，一部のコンピュータは予想通り誤作動を起こしましたが，世界規模の災害には至らず，私たち人類は運よくこの難を逃れました。しかしながら，この2000年問題は，コンピュータやハイテクに依存する私たちの社会の脆弱性を浮き彫りにしてくれたようなものなので，これを大きな問題の氷山の一角と捉え，社会全体をより持続可能なものに変えていくことが求められていたのです。

　私は，この2000年問題をとおして，人類がいかに無防備で，お互いをケアしあう方法を持ち合わせていないかを痛感しました。大惨事が起こって，パニックに陥ったり，絶望したり，心身のバランスを失ったりした人をどのようにサポートすればよいのでしょうか？　地域の専門家たちも被災していたり，遠方からの支援が受けられないような状況が起こったりしたら，私たちはどのようにお互いをケアし，生存していくのでしょう？

　私は，地球規模の危機が起こっても，人々が自分たちの能力を活かし，ケアしあい，厳しい状況を人間らしく乗り越えていくための方法が必要だと感じました。一人ひとりが内的リソース（知恵，才能など）を活かして元気や健康をとり戻すことを「エンパワメント」（empowerment）と呼ぶならば，そのような方法論こそが必要で，私たちを持続可能な社会へ導いてくれるものだと確信したのです。

　このような体験と理解が，「誰でも，どこでも，安心してケアしあえる方法」の探究につながっていきました。そして，タッピングタッチを開発してほぼ10

年後に東日本大震災が起こり，多くの人々に役立つことになったのは単なる偶然ではありませんでした。大規模な惨事や災害を想定しながら開発し，10年の実践と研究の時期があったことで，未曾有の大災害における被災者支援に役立ったのです。

### （3）考案と開発のプロセス

　次に，2000年に始めたタッピングタッチの開発について話します。この年は，2000年問題を無事に越し，私が約25年の米国生活に終止符を打って帰国したタイミングと重なります。

　タッピングタッチの開発において，まず大切にしたポイント（必要条件）は次のようなものでした。①シンプルで誰でもできる，②簡単に学べて教えあえる，③効果があり副作用がない，④お金や物がいらない，⑤違和感がなく親しみやすい。

　このような条件を前提に，これまで学んできたことを活かし，実証されている治癒的要素を統合することにしました。しかしながら，そう簡単にはいきません。効果があり検証されているような技法や理論は難しいことが多く，専門性を必要とするからです。誰でもできて簡単に学べる，そのうえ効果があって副作用がないとなると，ハードルは高くなります。私は理論と実践を基礎に，フィードバックを活かしながら試行錯誤を繰り返し，開発していきました。ちょっと気どって言えば，科学者が理論とインスピレーションの両方を活かして，新しいことを発見したり開発したりするような感じでしょうか。

　20世紀初頭に活躍した心理学者ジェイムズ氏（William James）が，プラグマティズム（実用主義）というものを提唱しています。それは特定の考え方や理論よりも，生活の中で実際に役立つかどうかをより大切にする考え方です。ロウ氏（Stephen C. Rowe）は，『ウィリアム・ジェイムズ入門―賢く生きる哲学』の中で，「プラグマティズムにおいて，真理かどうかを定める唯一の基準は，われわれをいちばんうまく導き，生活のどの部分にももっとも調和し，経験の要求をひとつ残らず含めた集合と結びつくか，ということです」[3]と説明しています。

　タッピングタッチの開発において，特にジェイムズ氏のプラグマティズムを

意識していたわけではないのですが，実際に大変なときに自分たちをケアし元気づけられるかどうか，また，実際に私たちの生活に役に立つかどうかが何よりも大切だと考えてきました。

　加えて大切なのは，タッピングタッチによって問題が起こらないことです。私は試行錯誤しながら「誰がおこなっても役立ち，問題や副作用が起こらない」という条件を満たさないものを排除していきました。その結果として，開発において取り入れた治癒的構成要素は，①タッチ（ふれあい），②左右交互の刺激，③話すこと・聞いてもらうこと，④経絡と経穴（ツボ）への刺激，の4つでした。それらを統合して，ようやく形になったものが「タッピングタッチ」です。

　その後，これらの治癒的要素に関する理解は，たくさんの実践と検証をとおして変化していきました。初期の頃は，その「技法」や「効果」に注目しがちでしたが，体験やフィードバックを大切にしていくことで，タッピングタッチは，より自然であたたかみのあるものとなっていき，新しい技法というよりも，もともと私たちの中にあったものが，より生活に役立つものとして育っていったように感じられます。

　また，タッピングタッチが自然なものに成長する過程には，「癒し・気づき・成長のプロセス」と呼べるものがありました。人が草木を育てることで癒されるのと似て，タッピングタッチを育てることをとおして，自分自身が成長していったという感じです。この「成長」は，私ひとりに起こったことではありません。これも徐々にわかっていったことですが，タッピングタッチの素朴な体験をとおして，人は大切なことに気づいたり，自分の生き方を振り返ったりして，よりよい生活につながっていくことが多いのです。

　タッピングタッチによる「癒し・気づき・成長のプロセス」でもうひとつ大切なことは，人や社会が何を必要とし，どのようにすればよいかなど，たくさんのことについて気づく機会になっていったことです。タッピングタッチのジャーニーは，人としての成長に加えて，人と社会の本質への気づきのプロセスでもあったのです。

# 2. タッピングタッチとグルーミング

　初期の大切な気づきのひとつに，タッピングタッチをお互いにしあう姿が，サルのグルーミング（毛づくろい）にとても似ているということがありました。気づき始めた頃は，よくみんなで笑いあったものです。しかし，しばらくしてサルのグルーミングに関する文献を紐解いてみると，そこには大切なものがたくさん見つかりました。

　例えば，サルの生態に関するリサーチや観察によると，サルたちは日々の多くの時間をグルーミングに費やします。あるチンパンジーは，観察中の約30%の時間をグルーミング行動に費やしていたそうです。また，サルに限らず，ほとんど全ての哺乳類がグルーミングをします。舌でなめたり，歯で毛をかき分けたりして，汚れや寄生虫を体から取り除き，皮膚の健康を保っているのです。その主な目的は，生理・衛生面にあると考えられていますが，サルのように進化した動物（霊長類）にとっては，心理的・社会的な働きのほうが強いと考えられています[4]。

　心理社会的な行動としてのグルーミングに関しては，次の2つが大切なポイントとなります。1つ目は，不安や緊張を緩和する効果があることです。2つ目には，お互いへの攻撃性を緩和し，親和関係や協和関係を築く働きがあります。先ほどの生理的な効果に加えて，心身の健康や他者とのよい関係性のためには，グルーミングは欠かせないものなのです[5,6,7]。

　また，サルがグルーミングするときは，たいてい相手の背中から始めることが多いようですが，私の限られた観察においても，ほとんどの場合，サルたちはペアになって，相手の背中からグルーミングを始めていました。これは不思議な偶然ではありますが，タッピングタッチの基本形で相手の背中からふれていくのとほぼ同じです。

　この類似性を，単なる偶然と捉えることもできますが，私自身は，そこに何か不思議で意味深いものを感じています。タッピングタッチの基本形（相互ケア）は，ふだんの生活ではおこなわないことなので，ちょっと変わった体験ではあります。でもタッピングタッチをしあってみると，ほとんどの人にとって違和感なく，心地よい体験になるのです。

　私たちが人間のことを理解しようとするときには，類人猿の生態などを参考にした人類学的な視点が役立ちます。私たちは猿類から進化した霊長類で，進化的にも遺伝的にも多くの共通点を持っているため，サルの生態は私たち人類（ホモ・サピエンス）のことを知るうえで大変参考になるのです。

　私たちの遠い祖先にあたるサルたちは，毎日せっせとグルーミングしています。私たちの祖先である原人（ホモ・エレクトス）や旧人（ホモ・ネアンデルターレンシス）たちも，なんらかの形でグルーミング（お互いのケア）をしていたことは確かでしょう。そうだとすると，タッピングタッチは何も特別なことではなく，長い進化の中でおこなわれていたグルーミングや，お互いをケアするという行為に重なるのではないか，という理解につながります。私たち（ホモ・サピエンス）は，このタッピングタッチというケアの形をとおして，とても懐かしく，自然で大切なことをしていると考えられるのです。

## （1）タッピングタッチの効用

　さて，サルのグルーミングに似ているタッピングタッチは，私たちにどんな効用をもたらすのでしょうか？

　私はタッピングタッチを講座形式で教えることがよくありますが，例えば30人程の参加者があったとします。見知らぬ者同士が集まった場合，皆さん静かに参加され，隣同士の会話などはほぼないでしょう。残念ながら，現代社会では知らない人に対しての不安や警戒心が強く，気軽に声をかける人が少なくなっているようです。しかしながら，タッピングタッチをしあってもらうと，初めは固かった心身がゆるんできます。ふれられることが苦手な人でも，タッピングタッチのゆっくりしたソフトなタッチは受け入れやすいようです。そして体験しているうちに，そこには和気あいあいとした，楽しい関係性と空間が広がることが多いのです。

　タッピングタッチでケアしあうことで，人々が本来の明るさや楽しさ，そしてお互いの信頼感をとり戻す感覚を得られます。多くの人にとって，このことはとても貴重な体験であり，人が本来あたたかく，楽しく，仲良くあれるということを実感することができるのです。私にとって，参加者の皆さんが笑顔で楽しそうにしている様子は，何にも代えがたいくらい嬉しいものです。

　私は，自著『心と体の疲れをとるタッピングタッチ』の中で，次のように表現しています[8]。

　　このような光景を見るたびに，人は人によって傷つけられることもあるけれど，人を癒すのもまた，人の力なのだとしみじみ感じます。また，人は本来，明るく楽しく，思いやりのある素敵な存在なんだな，と感じて，いつも元気と希望をもらっています。

　タッピングタッチは特別なことをするわけではありません。ゆっくり，やさしく，ていねいにケアする時間です。講座や研修でも「お互いをケアする」という体験をするだけで，催眠ビジネスのように一時的な気持ちの変化や高揚を作り出して人を喜ばせたりするようなものではありません。タッピングタッチの体験は，いたって静かで落ち着いていて，地味なものです。

　そんなゆったりとした時間の中で，人々は心の中に，あたたかさ，やさしさ，思いやり，といったものを感じることができます。それによって，人や社会に対しての安心感や信頼感をとり戻すことができるのです。ふだん孤独を感じていたり，お互いを信頼できないような関係に苦しんでいたりすると，人や社会に対する肯定的な気持ちがそがれていきます。そんな中，人のあたたかさや思いやりの気持ちを共有する場は，とてもまれで貴重なものに思われます。

　もちろん，タッピングタッチをしあってもう一度サルのようになりましょう，というのではありません。しかし私たち人類にとっても，心身の健康やよい関係性のためにグルーミングが重要だとしたら，私たちはもっと意識的にお互いをケアすることが必要だと思うのです。ケアしあうことで，より人間らしくなるということであり，それがよりよい関係性をとり戻していくことにつながるのです。

## （2）生活の中にお互いのケアをとり戻す

　タッピングタッチでケアし合うことで，お互いへの安心感や信頼感をとり戻していくことができる。このようなことを何度も体験したり目撃したりすることで，もうひとつの大切な気づきがありました。私たち現代人が日常的に不安や緊張を抱え，不眠や孤独感に苛まれていることが多いこと。嫉妬深く，信

頼や安心をもって支えあうよりも，奪いあったり争いあったりすることが多い
こと。私は，その根本的原因のひとつに，私たちが十分にケアしあっていない
ことがあるのではないかと考え始めました。

　そこで私は「人間はグルーミング（ケアしあうこと）を忘れてしまったサルで
ある」という仮説を立ててみました。ここでいう「サル」とは，私たち人類（ホ
モ・サピエンス）が，サルから進化した霊長類であるという意味で使っていま
す。この仮説を簡単に説明します[9]。

　私たち人類は高度な知的能力を活かして，地球上の様々な環境に順応してき
ました。進化の過程において，知的能力と環境への順応性が高まった反面，攻
撃性が高まったのではないかと思われます。攻撃性を高めることによって，縄
張りを広げたり，生存率を高めたりしてきたのでしょう。結果として私たちは，
地球上の様々な環境に適応して繁栄していると同時に，縄張り意識が強く，強
い攻撃性や残虐性も秘めています。残念ながら，人類史に裏づけられるように，
これほどまでにお互いを殺しあう動物は私たち以外にいないのです。

　人類の攻撃性，争ったり戦争したりすることは本能的なものなのではないか，
といった議論までなされています[10, 11, 12]。この攻撃性は，自分たちに向けて
しまうと自滅につながります。ですから，お互いへの攻撃性を緩和する工夫，あ
るいはメカニズムとして，私たちはお互いをケアする行為（グルーミング）を長
い間，本能的におこなってきたのでしょう。サルのグルーミング行為が持つ効
果（不安，緊張，攻撃性の緩和と協和的な関係性の構築）が，そのことを如実に
示しています。

　進化の歴史の中で，私たち人類がいつ頃までサルのようなグルーミングをし
てきたのかはわかりません。言葉を使い始めたのが7万年前ということですか
ら，それまではほぼ同じようなことをしていた可能性が高いでしょう。言葉を
持ち始めてからは，言葉によるグルーミングも可能になったと思われます。

　人類学者のモリス氏（Desmond Morris）は，彼の名著『裸のサル―動物学的
人間像』の中で，「毛づくろい談話」というものに言及しています[6]。彼の説
によると，私たちはふだん様々な形で社会的グルーミングをしていて，その中
でも「毛づくろい談話」は最も大切なものです。これは社会的な場で交わされ
る意味のない愛想のよいおしゃべりなどで，言葉や儀式的な挨拶によって，お

互いを非攻撃的にする効果があるとしています。

　残念ながら，現代の生活においてこのグルーミングの機会が減っていることは明らかです。個別の部屋に住み，個別に食べ，個別に風呂に入る，などがあたりまえになって，知らない者同士は挨拶もしなくなってきていますから，モリス氏の言う「意味のない愛想のよいおしゃべり」さえもなくなっていることは重大な問題です。

　前のセクションで説明したように，進化論的にも生物学的にも，動物たちにとってグルーミングは必要不可欠なものです。高等な動物になるほど，心理的・社会的な機能を健全に保つためにグルーミングは大切なものとなり，私たち人間も，お互いをケア（グルーミング）することで不安，緊張，攻撃性などを緩和し，お互いの関係性を協和的に保ちながら共存してきたと考えられます。それをしなくなることで，私たちはヒト科として退化し，自分たちや自分たちの環境に対して協和的な関係を持てなくなっているのではないでしょうか。

　私は，このような素朴な気づきから，生活の中にお互いのケア（グルーミング）をとり戻すことの大切さを学びました。また，私たち人間にとってケアされることは根本的で，生涯をとおして必要なものであること。私たちは，自己治癒力に加えて，お互いを癒しあう素晴らしい能力を持っていること。私たちは，そのケアの能力に気づかず，日常生活に役立てていないこと。こういった大切なこともグルーミングの視点から自然に見えてきました。

　私たちが太古の昔からしていることであるとしたら，生活の中にお互いのケアをとり戻すことは，なんら難しいことではないはずです。もしタッピングタッチが，「私たち人間にとって自然な営みに近いもの・知らないうちに私たちの生活から失われてきてしまったもの」だとしたら，それを生活に役立てることで，私たちは再び人間としての豊かさをとり戻し，仲良く生活していけると思うのです。

## 3. 臨床における癒しと気づき

　タッピングタッチは，とてもシンプルで，軽い肩たたきや子どもの遊びのように見えるかもしれませんが，医療の現場を含め，様々な病気や苦しみを持っ

た人たちにも役立てられてきました。とくに臨床の現場などでつらい思いをしている人たちにふれるとき，タッピングタッチは別の顔を見せます。臨床現場での実践をとおして，その本質は，より明らかになっていきました。

## （1）病院・臨床におけるタッピングタッチ

　滋賀県にある彦根市立病院で，タッピングタッチを患者さんに試させていただいた時期がありました。そこでは，ホリスティック医療で有名な黒丸尊司氏が緩和ケア病棟の院長をされていました。まだまだ臨床の場での利用は少なかったにもかかわらず，タッピングタッチを代替医療のひとつとして受けとめてくださり，患者さんへのケアとして試す機会をたくさんいただきました [13]。毎回，私はインストラクターたちと訪れ，手分けして何人もの患者さんにさせてもらいながら，医療現場でタッピングタッチがどのように役立つのか，どのようにすればうまく利用してもらえるのかなど，多くのことを学ばせていただきました。

　その中でも一番印象に残り，臨床現場での利用の原点になったのは，75歳の女性（Aさん）との経験です。このとき私は緩和病棟のインターンとして関わっていましたので，医療チームと相談したうえで，通常の治療に加えるような形でタッピングタッチを試してみることになりました。

　Aさんは，その5年ほど前に盲腸がんの手術を受けられ，1年ほど前に転移が見られたため，再手術も受けたうえで緩和ケア病棟に入院されていました。病状が悪化し，下痢がとまらない，吐き気があり食事がとれない，そのうえ，痛みが強いため仰向けにも寝られず，気分も落ち込みがち，といった状態でした。初めは気が乗らないようでしたが，担当の看護師さんのやさしい誘いもあって，簡単な自己紹介や説明の後，タッピングタッチの基本形をさせていただきました。心身ともにつらい時期だったと思いますが，タッピングタッチを受けるためにベッドの上に正座をされるような方でした。

　実践とリサーチを兼ねていましたので，タッピングタッチをする前と後に，VAS（主観的感覚尺度）というアセスメントをおこないました。それをとおして，痛み，不安感，落ち込み，緊張感，罪悪感，ストレスの6つの指標の変化を測定しました。30分ほどのタッピングタッチでしたが，Aさんの心身によい

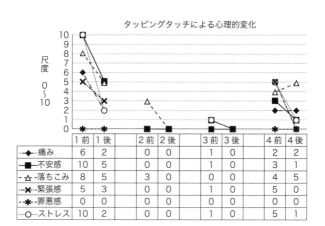

図1-1　彦根市立病院Aさん VAS グラフ

変化が起こりました。VASの測定からも，する前からなかった罪悪感を除いて，全ての指標で改善が見られました。とくに，痛み，不安感，ストレスには大きな変化がありました（図1-1）。これらの内的な変化は彼女の表情にも明らかでした。初めはとても硬かった表情がゆるみ，笑顔も見られました。また，吐き気が酷くて食事をとれなかったのですが，食欲が回復して少し食べられるようになりました。

　その後，数日にわたってタッピングタッチをさせていただくことができ，Aさんの心身の状態が落ち着いていくのを感じることができました。心理的には，不安や気持ちの落ち込みも軽減して，VASのアセスメントでは低い状態が続きました。身体的には，続いていた下痢も収まり，痛みも軽減したので仰向けに寝ることができるようになっていました。

　しばらくしてAさんに話を聞くと，「気持ちがとても楽になり，希望が持てるようになったし，幸せな気分です」と語ってくれました。それまで死を間近に感じ，心身ともにつらい状態にあった彼女を知っていたので，内心とても嬉しくも驚いたことを覚えています。

　Aさんの状況は，とてもつらいものだったでしょう。がんが再発し，手術を受けたものの，体調が芳しくないため緩和ケア病棟に入院。医療チームはベストを尽くしてくれるものの，体調はすぐれず，痛みも下痢も続き，睡眠もまま

ならない。気丈なＡさんにとっても，死への不安と孤独感に苛まされるつらい時期だったと思います。それが，人にふれられやさしくケアされることで，変化が起きたのです。もちろん，タッピングタッチによって，奇跡的にがんが治ったわけでも，状況が大きく変わったわけでもありません。でも，心身の状態が平穏をとり戻し，彼女の中に希望や幸せな気持ちが湧いてきたのです。

　私はこの体験をとおして，人が人をケアすることの大きさ，重要さを深く感じました。タッピングタッチという技法を活用してはいますが，その本質は「人が人にふれること」であり「人が人をケアすること」です。その行為が，衰弱していた心身に働きかけ，生きる活力や希望を感じさせることにつながったのです。

　3か月後，Ａさんは亡くなられました。一時は衰弱して悪化の一途をたどり，短期間に最期を迎えることが予想されていましたが，家族や周囲の患者さんたちともよい関係を持たれ，落ち着いた日々であったとのことです。

　Ａさんとの実践は，後ほど，日本心理臨床学会で事例として発表しました。この事例実践は，医療チームとの連携の中でおこなわれ，疼痛緩和などの治療には変更がなかったため，タッピングタッチのケアによる効果をより明らかに確認する機会になりました[14]。

　タッピングタッチが生死に関わるような臨床現場においても役立つこと。そして，人がやさしくふれてケアすることが，生きる活力や希望を与えることを，身をもって教えてくださったＡさんに心から感謝しています。

## （2）ベトナムでの癒し・気づき・成長

　タッピングタッチにとっての，もうひとつの臨床の原点はベトナムです。私は2009年にホーチミンを訪れ，現地の地域支援団体から通訳などのサポートを得ながら，ストリートチルドレンと呼ばれる子どもたち，長いベトナム戦争で被害を受けた女性たち，そして病気や障害で苦しんでいる子どもたちにタッピングタッチを紹介する機会を持ちました。ここでの関わりは，臨床的な利用だけでなく，社会性のある活動としての意味も見出す大切な機会となりました。

　ベトナムに関しては特別な思いがありました。ベトナム戦争は1965年から10年も続き，「ベトナム特需」と呼ばれたように，私たち日本人にとっては戦

後経済の復興に役立つものでした。つまり，他国でおこなわれた戦争という残虐な行為と多くの人たちの苦しみや命の上に，私たちの復興と豊かな生活があったのです。戦争自体は 1975 年に終わりましたが，そこには膨大な命の犠牲がありました。犠牲者の数は 1000 万人にものぼり，多くの子どもが親を亡くしてストリートチルドレンになりました。また，米国により使用された枯葉剤（エージェント・オレンジ）は，広大な範囲の土地を汚染し，300 万人とも推定される数の人々の健康と命を脅かしました。最強の毒性があると言われている枯葉剤の中のダイオキシンには，世代を超えて毒性が影響する「継世代毒性」があり，たくさんの障害や病気を持った子どもたちが生まれています。私はこの戦争に加担したわけではありませんが，その悲惨な状況に意識を向けることもなく，経済的な恩恵を受けてきたひとりです。深い反省とともに，何か少しでも支援できることがあればと考え，日本で育ち役立つことがわかってきたタッピングタッチを，ぜひベトナムの人々や子どもたちにも役立ててもらいたい，という気持ちがありました。

　ベトナムでは，たくさんの出会いと体験がありました。その中でも一番大切なものは，ツーズー産婦人科病院の「平和の村」と呼ばれている病棟での出会いと体験です。そこには，ふだん目にすることのないような重度の奇形や障害を持った子どもたちがたくさん療養していました。初めてこの病院を訪れたときの衝撃は，今でも鮮明に覚えています。

　これまでにも，ベトナムの子どもたちとタッピングタッチの体験を何度か報告してきました。本書では，2 度目に訪れたツーズー産婦人科病院での，2 歳くらいに見える 4 歳の小さな女の子，B ちゃんとの出会いと体験をシェアしたいと思います。このときは，日本で仕事をされた経験もあり日本語の話せる医師（ニー先生）もおられ，タッピングタッチにとても興味を持っていただけました。おかげで，病棟の子どもたちへのタッピングタッチに加えて，ナースを対象とした研修もおこなうことができました。

　B ちゃんは，少しも苦しそうではありませんが，年齢の割にはとても小さく，言葉もなく，歩くこともできません。会ったときは，担当のナースに軽々と抱かれてきました。仰向けに寝かすと，腕は脱力したままで，上に向けて左右に開くような感じでした。ニー先生に尋ねると，基本的には腕も体も自分では動

かすことがなく，同じような格好でいることが多いとのことでした。

　このときは，ニー先生の立ちあいのもと，ナースにその仕方を指導するような形でタッピングタッチをおこないました。どのような変化が起こるかはわかりませんでしたが，ナースに基本的な動作を教えながら，ゆっくりとBちゃんの体にふれていきました。しばらくはとくに大きな変化は起こらず，Bちゃんは，何をするのだろうとこちらの様子をうかがっているようでした。私は彼女の上半身を中心にタッピングタッチをおこないました。5分ほど経った頃から，徐々に彼女の右腕が動き始めました。初めはちょっとためらいながら，でもナースが少し手をふれると，楽しそうな表情をして，もっと動かし始めます。左腕はそのままですが，右腕はしっかり動き始めました。

　そして15分ほどのタッピングタッチを終える頃には，右腕は彼女の思い通りに動いているようでした。長らく動かず発育不全になっている体の機能をとり戻すのは難しいものですが，Bちゃんは楽しそうに自分の腕を自由に動かしています。短時間のケアによって，それまでほとんど動かなかった彼女の腕が動き始めたときはとても感動的でした。もっと早期にタッピングタッチがケアとして取り入れられていれば，成長が促進されて身体能力，さらには言語や知的能力さえもが発達したのではないか，との思いが巡ります。

　それに加えて感動的だったのは，私がナースの手をとりながらタッチの仕方を教えているとき，Bちゃんが嬉しそうに私たちの手にふれてきたことです。彼女がふれてくれたことで，3人の手が一緒になりました。お互いへのやさしさや思いやり，そして仲良く生きていくことの大切さを深く感じさせてくれる出来事でした。それは，単なる偶然ではなく，Bちゃんが私たちとのつながりを喜び，ふれることで表現してくれたように感じています。そして無意識であっても，争い傷つけあうことで多くの間違いを犯してきた私たち大人を，彼女はやさしさで許してくれたのではないか。そんな気がして，私自身がとても癒されたのです。

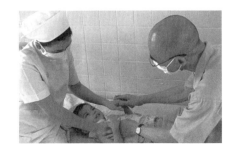

　私たち人類は，よいこともたくさんしてきましたが，多くの過ちも犯

してきました。戦争や紛争に限らず，争い傷つけあってきてしまいました。そして，その傷が十分に癒えないままであることで，暴力や傷つけあいの連鎖が続いています。しかし私は，ベトナムの子どもたちとの出会いをとおして，人々がケアし癒しあう力を持っていることを学びました。そして，タッピングタッチをうまく活用しケアしあうことで，負の連鎖を止め，健康で調和のとれた社会への循環を起こすことができると強く感じたのです。

　もちろん，現実はとても厳しいです。タッピングタッチの有用性はわかってきましたが，社会の問題はとても複雑で膨大です。ベトナム以外にも，カンボジアなど戦争や内戦で傷ついた国を訪れタッピングタッチを紹介してきましたが，現実は厳しいのです。タッピングタッチでケアできるのもひとりずつです。考え方によっては，絶望的でしかありません。

　でもこの子たちとの体験をしっかりと受けとめることで，そのひとつひとつが大切であることも実感することができました。ひとつひとつの実践と積み重ねが何より大切なのであり，みんなでシェアし共鳴していくことで，大きな変化を起こす力になることを確信したのです。

　ベトナムで得た多くの学びは，帰国してからとても大切な役割を果たし，少しずつ形になっていきました。例えば，このときのビデオは，様々な研修や発表などでシェアしてきました。その変化の大きさに驚いたり，感動される専門家も多く，涙される方さえおられました。タッピングタッチの本質と可能性が伝わることで，医療や福祉の施設で活用につながっていきました。

## 4. タッピングタッチとケアの本質

　大切なことは，いろいろな体験をとおして，内的に熟成されていくことが多いようです。全ての学びを特定の出来事や出会いにつなげることはできませんが，タッピングタッチの実践をとおして気づき学んだことはたくさんあります。このセクションでは，タッピングタッチの実践から見えてくる「ケアの本質」，人をケアするとはどういうことなのか，について述べたいと思います。

　タッピングタッチをより多くの現場で活用してもらうために，様々な病院や施設へ行ってスタッフ研修やボランティア活動をしてきました。そこで興味深

く感じたのは，一緒にボランティアへ行った人たちの反応でした。知らない人に初めてタッピングタッチをするということは，なかなか勇気のいることです。つらい治療を受けたり，死に直面しているような方々に迷惑をかけたりしないだろうか，と心配になります。

　毎回，何人かで一緒に行くことが多かったのですが，そのような不安を感じる人は珍しくありませんでした。しかし，半日のボランティア活動を終えて帰る頃には，皆さん元気になっているのです。もちろん，無事にできたという安堵感や達成感もあったでしょう。でも，自分自身の体験も含めて洞察していくと，そこにはとても大切なことがあることに気づいていきました。それは，「人をケアする（大切にする）ことで，自分も癒される」ということでした。違う言い方をすれば，「相手をケアすることは，自分自身をケアすることでもある」ということです。

　このことは，『ケアの本質―生きることの意味』の著者メイヤロフ氏（Milton Mayeroff）の考えと重なるものがあります[15]。メイヤロフ氏は，ケアすることとは，その行為によってその対象者が成長することであり，成長がなければケアとは言えないことを強調しています。そして，ケアの場の中にいることによって，自他ともに成長すると述べています。

　メイヤロフ氏はさらに，ケアの特性として「ケアの相互性（reciprocity）」について記述しています。そこで彼は，ケアは伝染するものであり，「私が相手をケアすることは，その人が私をケアすることの活性化を助けるのである」と説明しています。ケアされた人は，その人に対してケアしたくなる，と理解してもよいでしょうか。メイヤロフ氏の「ケアの相互性」は，双方向のケアとも言えるでしょう。

　しかし，タッピングタッチをとおして見えてくる「ケアの相互性」は，少し違ったものです。ケアする人もされる人も，お互いが癒される，という体験です。それは，「ギブ・アンド・テイク」といった，何かしてあげると自分も何かもらえる，またはいいことがある，といったニュアンスでもありません。どちらかというと「純粋に相手をケアする，相手を大切にすると，自然に自分自身も癒される」といった感覚です。

　これに関しては，教育哲学者のノディングズ氏（Nel Noddings）による，「ケ

アの相互利益」の視点が近いかもしれません。ノディングズ氏は，愛情や共感を基礎とした関係は対等で相互的なものであり，ケアする側もケアされる側も利益を得ること（相互利益）を強調しました[16, 17]。

　タッピングタッチでケアしあうと，それまで病気で苦しく不安だった人も，仕事のストレスで疲れて笑顔を失っていた人も，人に傷つけられ人を信頼できず不安な目をしていた人も，もう一度，やさしさや楽しさをとり戻し，本来のよい状態に戻っていかれることが多いのです。講座やグループですると，参加者がケアしあうことで和気あいあいとし，そこにいるだけで癒されるような場になります。よく耕された有機農法の畑は，土がほくほくとしてなんでも育ち，そこにいるだけで心身が元気になるような感じですが，それに似ています。

　このような様子を長年見てきたことで，「人の本質は，やさしさ，思いやり，あたたかさなどであること」を学んできました。そして相互ケアの体験をよく観察することで，私たちの欲求には「ケアされたい・ケアしたい」という両面があり，「愛し・愛されたい」という私たちの根本的なニーズにつながっていることに気づいていったのです。「純粋に相手をケアすると，自然に自分自身も癒される」ということの気づきも含めて，自然に行き着いた理解は，「ケアの本質は愛である」ということでした。

　メイヤロフ氏は，「ケアしているということは，生きることそのものである」と述べています。彼の唯一の著書である『ケアの本質—生きることの意味』の中では，「愛」ということにとくにふれていません。しかし，ケアの本質は私たちの存在そのものである，という理解から，愛も含まれていたのだろうと思われます。

　前のセクションで述べたように，グルーミングは，私たちが太古の昔からしてきたことであり，心身の健康と，他者とよい関係を保つために必要不可欠なものだと思われます。そして，そのグルーミングは，身近な言い方ですると「お互いを大切にする」ことであり，ケアとかケアリングにあてはまります。そして，そのケアリングの本質を見ていくと，それは私たちの存在そのものであり，その本質は愛であるということが見えてくるのです。

　タッピングタッチのケアによって，人はやさしく，あたたかく，思いやりの気持ちがあることを，再確認することができます。やさしくケアされることで，

一人ひとりがその本質にふれ，周りの人をケアし大切にしたくなること。そして，また相手をケアすることで自分自身も癒され，元気をとり戻していくことができます。

　文章にすると，ちょっとした哲学や思想のように感じるかもしれません。でもタッピングタッチは，宗教や人生哲学のように何かを信じたり，教えにしたがって生活しよう，といったものではありません。ゆっくり，やさしく，ていねいにケアしあうとき，自然にその本質に気づいていくのです。


　この章では，癒し・気づき・成長のジャーニーをとおして，タッピングタッチを語ってきました。内容は，タッピングタッチの開発の背景，目的，プロセスなどに加えて，人類学的な視点から，私たち人類にとってのグルーミングやケアのニーズについて。そして，タッピングタッチの原点と言えるような症例を紹介することで，タッピングタッチの有用性やケアの本質などに関して，私の体験や考えをシェアしました。

　この章はここで終わりですが，タッピングタッチのジャーニーは終わりではありません。過去，現在，未来へとつながっていきます。本書では，そのことに関して，第7章の「社会・現在・未来のためのタッピングタッチ」にて述べることにします。

# インドとネパールへの種まきの旅

石田有紀

　私は看護師，保健師として臨床で働いた後，大学院で心理学を学んだこと
をきっかけに現在は大学の心理学科に勤務しています。2016 年の春に，中
川一郎さん（以下，一音さん）のアシスタントとして，インドとネパールへお
供しました。そのときの学びや興奮を皆さんにシェアできればと思います。

　一音さんとはインドのコルカタ空港にて現地集合をする約束をしていま
したが，夜中の 1 時に無事合流できた喜びは束の間，現地スタッフの迎えが
来ないというトラブルから旅が始まりました。急遽ホテルを探し，翌朝オ
リッサ州まで電車で移動することに。なんと 7 時間の長旅でしたが，停まっ
た駅から時々売り子さんが乗ってきて，チャイを飲んだり，おやつを食べた
り。代表的なインド料理のひとつである「サモサ」はバケツに入れて売られ
ており，なんと 1 個 30 円！　一音さんといると不思議と不安はなく，まっ
たく飽きの来ない時間を過ごすことができました。到着した駅でやっと現地
スタッフと合流でき，そこからさらに車で 6 時間移動し，携帯電話の電波も
届かないインドの山奥へ。

　翌日の午前中から始まった研修には，地域支援などに関わる人たちが遠く
からたくさん集まりました。講師が話しているときにチャイやビスケットが
配られるのには驚きましたが，その地域の風土を感じることができて次第に
あたたかい気持ちになりました。

　インドとネパールへの支援活動に同行した頃の私は，インストラクターに
認定されてからわずか 3 か月しか経っておらず，タッピングタッチのよさを
うまく伝えるのに悪戦苦闘している真っただ中でした。講座の記録をとりつ
つ，何度も一音さんの話を聞きながら，理解を深めていきました。2 人ペアで
タッピングタッチをする基本形の実施時には，ふれる部位やスピード，強さ
について「手直し」をして回りました。もちろんヒンディー語はわかりませ
んので，唯一覚えた単語「ディレイ（やさしく）」とジェスチャーが頼りです。

　その体験を通じて，今までは「言葉」で一生懸命伝えようと力が入りすぎ
ていたために「タッピングタッチのよさをうまく伝えることができていな
かった」ことに気づきました。同じ時間，同じ場所にいて，タッピングタッ
チをお互いにしてみる。その心地よさを共有して皆が笑顔になる。それだけ

で十分，と思えたとき，やっと全身の力が抜けた気がしました。タッピング
タッチは「する人もリラックスしてね」と声をかけますが，説明する人もリ
ラックスしていなければ説得力がないことに気づいたのは，私にはとても大
切な収穫でした。

　講座は基本的には日本でおこなうのと同じ流れなのですが，村では電気が
通っていない時間帯があるため，電気が来た瞬間を見計らって「今だ！」と
スライドや動画視聴を組み入れることになりました。私の日常では，電気は
あたりまえのようにいつでも使用できます。資源が限られた環境に身を置き
「不便さ」を感じましたが，インドの子どもたちに描いてもらった絵には家畜
がいて，畑があって，大きな太陽に照らされていて，心の豊かさを感じました。

　インドで5日間ほどの活動を終え，今度はネパールのカトマンズへ。車で
4時間ほどかけて，2015年ネパール地震の震源地に近かった村へ行きました。
ネパールは山が多いので，山道を登ったり下りたりで，車の後部座席の
3人は遠心力で右へ左へ。村に近づくにつれ，山道のそばには大きな岩がゴ
ロゴロ。「ここから先は車が通れない」とのことで，今にも崩れそうな道を1
時間ほど歩いて村にたどり着きました。

　村を歩いていると，人だかりを見つけました。作物の種が配られていたの
です。その種には「F1」という文字が。この種は，一度目にはおいしい作物
が収穫できますが，二度目にはできなくされているのです。このことを知っ
て，私はドキッとしました。インストラクターとして，タッピングタッチに
ついて誰かに伝えるとき，「種をまく」という表現を使っていたからです。私
が今までまいてきた種は「F1」のように，一度きりの体験になってしまって
はいなかったか。大きな不安が頭をよぎりました。

　でもタッピングタッチの講座が終わって，窓から村を見下ろすと，さっそ
く道端に椅子を出して，タッピングタッチをしている2人の姿を発見したの
です。「ちゃんと次世代につながっていく種がまけた！」と飛び上がるほど嬉
しかったです。この経験が私にインストラクターとしての自信をくれまし
た。そして，種をまくためには相手の受け入れ態勢やニーズをしっかりと感
じ取り，何よりも自分自身が力を抜くことが大事であると体験
的に理解しました。まさに，私の中にあったインストラクター
の種が芽を出した瞬間でもあります。

　これからも，将来支援職に就くであろう看護師や心理職の学
生さんたちに，「よい種」を渡し続けていきたいと思っています。

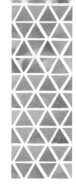

# 第2章

## タッピングタッチという
## ホリスティックケアの基礎概念

　タッピングタッチは，治療法やセラピーではありません。ボディワークでも，リラクセーション法でも，瞑想法でも，カウンセリングの技法でもありません。それぞれの要素を含んでいますが，既存のカテゴリーにあてはまらないのです。タッピングタッチは「ホリスティックケア」であり，いろいろな要素が統合されたもので，新しいパラダイム（基礎になる考え方や捉え方）を含んでいます。本章ではこのことに関して，詳しく説明していきます。

## 1. 基礎概念

### (1) ホリスティックケアとしてのタッピングタッチとは

　まず「ホリスティック」の説明ですが，ギリシャ語の「ホロス（holos）」が語源で「全体的・統合的・全人的」いった意味があります。類似した言葉には，heal（癒す）やhealth（健康）などがあります。ですから「ホリスティックケア」とは「全体的・統合的なケア」と言い替えることができます。

　学術的には，「ホリスティック医療」「ホリスティック教育」「ホリスティック心理学」といった専門分野があります。どれも対処的・部分的でなく，全体的な視野を持ち，統合的な働きを大切にしたアプローチが共通しています。「自己治癒力」「成長」「自己実現」「つながり」「命への尊厳」「ウェルネス（全体的な健康）」といった概念も含まれています。

　タッピングタッチは，ゆっくり，やさしく，ていねいに，左右交互にタッチすることを基本とした，ホリスティック（統合的）ケアです。やさしいケアによって，私たちの心と体は癒され，素朴で大切な気づきが生まれ，よりよい関

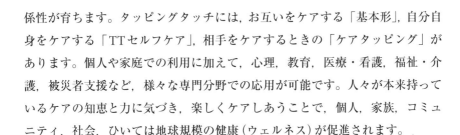

係性が育ちます。タッピングタッチには，お互いをケアする「基本形」，自分自身をケアする「TTセルフケア」，相手をケアするときの「ケアタッピング」があります。個人や家庭での利用に加えて，心理，教育，医療・看護，福祉・介護，被災者支援など，様々な専門分野での応用が可能です。人々が本来持っているケアの知恵と力に気づき，楽しくケアしあうことで，個人，家族，コミュニティ，社会，ひいては地球規模の健康（ウェルネス）が促進されます。

## （2）タッピングタッチの構成（治癒的）要素

　開発当時に取り入れた構成要素には，「タッチ・ふれあい」「左右交互の刺激」「話すこと・聞いてもらうこと」「経絡と経穴への刺激」が含まれていました。現在は，①「ゆっくり・やさしく・ていねいに」，②「タッチ・ふれあい」，③「左右交互・ゆらぎ」，④「ケア・ケアリング」の4つを，タッピングタッチの構成要素として捉えています。これらは大切な治癒的要素でもあるので，後のセクション「4つの治癒的要素」（p. 36）で詳しく説明しますが，ここでは削除した2つの要素について述べておきます。

　まず，「話すこと・聞いてもらうこと」に関しては，カウンセリングなどでも役立てられているように，治癒的な効果があります。しかしこれは，タッピングタッチの体験によってマインドフルな状態が起こるのと同じように，ケアしあうことで自然に起こるコミュニケーションだと考えられます。ですので，治癒的要素としては扱わず，タッピングタッチによる「関係性への働きかけ」の大切なエッセンスとして位置づけることにしました。

　もうひとつの「経絡と経穴への刺激」に関しても，強い治癒的効果があり，タッピングタッチと大切な関連があると考えています。例えば，基本形でタッチする背中，とくに背骨の両脇のあたりには，東洋医学で効果があるとされている経穴（肺兪，心兪，脾兪，肝兪，腎兪など）があります。そして，タッピングタッチによるソフトなタッチによって，それらの経穴に適度な刺激が与えられ，治癒的な効果が得られていることを実感しています。

　しかしながら，タッピングタッチが治療や施術ではないことを明確にするために，「経絡と経穴」を治癒的要素として扱わないようにしています。経絡や経穴への刺激を活かした鍼灸などは，治療法であり専門家がおこなう施術です。

タッピングタッチでは，経絡や経穴に関する効用を強調しないことで，誤解や誤用が起こらないことを大切にしているのです。

## （3）3つの方法：基本形，TTセルフケア，ケアタッピング

　タッピングタッチには，「方法・技法」「ケア・ケアリング」そして「生活・生きかた（日常性）」としての3つの側面があります。ここでは「方法・技法」に含まれる以下の3つの方法を紹介します（基本動作や方法については，第4章で詳しく説明します）。

- ①**お互いをケアする「基本形」**：タッピングタッチの基本のタイプで，「お互いをケアする」という行為の中に大切なことがたくさん含まれています。ケアする側にもされる側にも，癒しの体験になることがタッピングタッチの特徴です。
- ②**自分自身をケアする「セルフケア」**：他のセルフケアと区別するために，「TTセルフケア」と呼んでいます。TTセルフケアのバリエーションとして，「腕だけ散歩」「セルフタッピング」「ネコの足ふみバージョン」があります。
- ③**相手をケアするときの「ケアタッピング」**：受ける側が横になることの相乗効果もあり，深いリラクセーションと癒しを得ることができます。病気やケガをしている人にも役立ちます。

　この3つの方法は，ケアの方向性が違います。「基本形」は双方向への働きかけです。「TTセルフケア」は，自分自身へのケア。そして「ケアタッピング」は，相手に向けてケアします。この3つの方法と方向性があることで，年齢，健康度，障害の有無などにかかわらず，幅広い利用が可能です。

## （4）3つの働きかけ：癒し，気づき，関係性

　ここではタッピングタッチをすると「どのような働きが起こるのか」に関して説明します。大きく分けて，「癒し」「気づき」「関係性」の3つの働きがあります（詳しくは，本章の3.で説明します）。

- ①**心・体・スピリチュアリティの癒し**：私たちは，心（心理），体（身体），スピリチュアリティ（精神性）の3つの要素で構成されていて，それらが統合された形で存在しています。タッピングタッチがそれらの要素に働きかけることで癒しが起こり，健康な状態をとり戻すサポートになります。私たちには本来，

自己治癒力とケアする能力が備わっています。タッピングタッチは，それ自体が治癒的に働くのではなく，ケアすることをとおして，自己治癒力とケアの能力が発揮されることを手伝います。

②**気づき・マインドフルネス**：タッピングタッチで，ゆっくり，やさしく，ていねいにケアされることで，脳の活動が静まり，心が落ち着いてきます。そして，大切なことに気づいていくことが多いのです。その気づきの多くは，とても素朴なものですが，その「素朴な気づき」を大切にして日常に活かすことで，より健康で豊かな生活を楽しむことができます。

③**関係性とコミュニケーションへの働きかけ**：タッピングタッチをしていると，相手へのやさしさや思いやりを感じることが多いのです。信頼や安心を感じることで，自然にあたたかい関係性が生まれます。そのときにタッピングタッチをしあった相手にだけではなく，大切な人や病気の人などにしてあげたくなることもよくあります。

## （5）ホリスティックケアの全体像

ホリスティックな視点から，タッピングタッチの全体像を説明します。そこには先ほど説明した治癒的要素に加えて，家族，コミュニティ，社会なども含まれており，その働きや影響は循環的です。

図2-1では，「タッピングタッチによるケア」「癒し」「気づき」「関係性・つながり」「ケアと気づきのある生活」「全体的な健康・ウェルネス」「支えあいのあるコミュニティや社会」が，矢印によって，右回りに循環していることが示されています。実際には，この方向に限らず，それぞれのタイミングもあり，違った方向への働きかけもあるでしょう。ここでは基本的な方向性を示しています。

プロセス（過程）としては，まずタッピングタッチでケアします。そのことによって，その人の全体的な癒しが起こります。心・体・スピリチュアリティの癒しです。そして素朴な気づきが生まれます。同時に，関係性への働きによって，人との関わりが生まれたり改善したりします。これには，自分自身への関係性，そして自然や他の生命への関わりも含まれるでしょう。

さらに，タッピングタッチを生活に取り入れることで，「ケアと気づきのある生活」が可能になります。そのことが，より全体的な健康（ウェルネス）を促進します。それには，生活の質（QOL）や幸福感の向上も含まれます。その影響

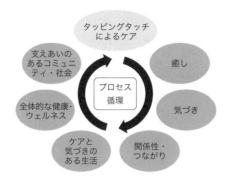

図 2-1　ホリスティックケアの循環

は，個人や家族にとどまらず，コミュニティや社会へ波及します。人々の生活にケアや気づきが戻ってくることによって，支えあいのあるコミュニティや社会の構築につながるでしょう。その全体の変化が，また個人や家族へ働きかけるという循環が続くのです。

　「コミュニティや社会」というと大げさに感じるかもしれませんが，個人や家族の変化がひとつひとつ積み重なることで，社会に大きな影響を及ぼします。例えば，コミュニティというものには，地域的なことに加えて，学校とか施設でのコミュニティも含まれます。第5章の専門領域での話には，そのコミュニティでの取り組みの様子が具体的に紹介されています。

　ここで，タッピングタッチの働きかけなどが，循環型であることの大切さを強調しておきたいと思います。その理由のひとつは，それが現実に則したものであることです。自然界は皆，相互依存の中で，調和のある循環を作っています。しかし残念ながら，人間はそれに反したような生活をしてその循環を壊すことも多く，私たちの生活の身近なところにも，負の循環はたくさんあるように思います。

　もうひとつの理由は「原因があり，結果がある」といった一方向の視点ではなく，「それぞれが大切な要素であり，それぞれが大切な働きをしている」という理解が有効だからです。例えば，「ケアすることで癒しが起こる」という一方向の理解では，ケアしても癒しが起こらない場合，「ケアは意味がない，役に立たない」という理解になりかねません。でも本来は，ケアそのもの，人が人を

ケアする，ということ自体が大切で尊いものなのです。「癒し」が起こらなくても（目に見えなくても），大切な働きをしている可能性が高いのです。

　第5章に述べられているように，どの専門領域も現実はとても厳しく，それぞれの問題を十分な改善へとつなげることには大きなチャレンジが伴います。しかしながら，タッピングタッチを上手に活用して，負の循環のところを少しずつでも正の循環に変えていくことで，全体への変化につながっていくのです。

## 2. 4つの治癒的要素

### (1)ゆっくり，やさしく，ていねいに

　「ゆっくり，やさしく，ていねいに」は，シンプルな表現ですが，タッピングタッチにとって大切な概念で，生活の中でも大事にします。ゆっくり，やさしく，ていねいにケアしあうとき，自然なリズムと落ち着きが戻ってきます。マインドフルになって，心が静まり，気づきが生まれます。人との出会い，人との時間，そのひとときが大切に感じられます。そのままでいてもいいという感覚は，とても心地よいものです。

　タッピングタッチをしているときは，心はどこへも行きません。あわてずに，せっかちにならず，ひとつひとつていねいにふれていくと，するほうもされるほうも，よい気分になります。とても大切にされた感じが残ります。どちらも満足や感謝の気持ちを感じるのです。そこには何もいりません。いらないものを加えないほうがよいのです。私たちは成長とともに，たくさんの考えやクセを背負ってしまいます。できるだけそれらを手放し，幼子のように素直にタッチすると，素敵なことが起こります。

　「ゆっくり，やさしく，ていねいに」が，私たちの生活や社会にとってどのように有用であるかに関しては，第7章の「厳しい時代を乗り越えるための6つのポイント」で詳しく述べるようにします。

### (2)タッチ・ふれあい

　タッチ（ふれる）という行為は，私たちの成長や健康に大切です。身近な例をあげると，病気やつらいときにも，ふれてケアされることで元気をとり戻すこ

とができます。赤ちゃんは適度にふれてもらわないと健康に育つことができません。この基本的なニーズは、全ての動物（哺乳類）たちにとって同じです。

　医療の分野でも、ふれることの大切さや有効性は昔から知られてきました。「患者への手当て」という表現からも察することができます。欧米などでは、タッチの効用が認められ、援助のテクニックとして保健医療の現場で公式に使われています。

　その効果や効用は、様々なリサーチでも確認されています。例えば、皮膚へのタッチが脳への刺激となり、自律神経系や免疫系の働きへも影響を与えることが、精神神経免疫学の研究で確認されています。ふれてもらうことによって、患者の自己治癒力が高まり、様々な治療においてよい影響が与えられることもわかっています。また高齢者においても、タッチによって不安感が軽減したり、ウェルネス（生活機能や健康感）が高まったりすることが確認されています[1, 2, 3, 4, 5]。

　「ふれる」に関連した言葉に「ふれあい」という表現があります。「一緒にいて、心を通わせる」というニュアンスがあるでしょうか。この場合、実際に身体的にふれない場合も含まれ、心でふれる、心でふれあう、という意味合いが強くなるように思います。タッピングタッチには、その両方が含まれています。「ふれてケアする」という身体的なタッチと、「一緒にいて、心を通わせる」という心理的なタッチ。その両方が私たちのウェルネスには必要なため、タッピングタッチでも大切にします。

　文化的に見ると、西欧では握手、ハグ、キスといった身体接触を含んだ挨拶が交わされます。それに比べて日本では、言葉での挨拶が主なので、人との身体接触の機会は少ないのが特色です。そのため、家族でも、友達同士でも、一日一緒にいても、まったく身体接触がないようなことも珍しくありません。とくに伴侶を亡くした高齢者など、ひとり住まいの人たちにとって、身体接触のない生活があたりまえになっています。医療現場でも、ハイテク技術の導入によって、触診などでふれることさえ少なくなっているようです。

　そんな中、「ふれてケアする」と「一緒にいて、心を通わせる」という要素を含んだタッピングタッチはとても有効です。気軽にふれてケアしあいながら、心を通わせることができるのです。現代の生活においては人にふれることが少

ないため，ふれられることに違和感を覚える人が多くなってきていますが，これまでの実践から，ふだん人にふれられるのが苦手な人でも，タッピングタッチでのタッチは受け入れやすいのが特徴的です。セルフケアというオプションもありますが，トントンと軽いタッチで始まるタッピングタッチは，たいてい楽しく心地よい体験になるのです。

　このことに関しては，東邦大学医学部名誉教授の有田秀穂氏が，脳機能や神経生理学をもとに，とても興味深い説明をされています。有田氏はセロトニン神経と健康の関係を長年研究されて来た方で，タッピングタッチがセロトニン神経に与える影響に関する共同研究をさせていただきました。有田氏によると，ふだん大脳は，体性感覚野で触覚に関する情報を処理していますが，タッピングタッチの短時間の左右交互のタッチのような場合，大脳で認知的な情報処理をされるのではなく，識別性のない感覚として大脳辺縁系で処理されることになります。加えて，ソフトでゆったりとしたタッチは攻撃や侵入的な刺激とは認識されないため，人はそれを心地よく感じ，受け入れやすくなるのではないかと推測されています[6]。

## （3）左右交互・ゆらぎ
　このセクションでは，治癒的要素である「左右交互」と「ゆらぎ」について，学術的な視点から理解を深めたいと思います。

　まず「左右交互」ですが，タッピングタッチの開発の当初には，EMDRの治癒的原理の「脳への両極性の刺激」からヒントを得ています。EMDRとは，Eye Movement Desensitization and Repression の略で，日本語では「眼球運動脱感作再処理療法」と訳されています。1980年代に米国の心理学者，シャピロ氏（Francine Shapiro）が開発された心理療法です。

　この心理療法は画期的で，長年にわたってトラウマ（心的外傷）で苦しんでいたような人が，数回のセッションで完治してしまうことが少なくありません。心的外傷などに関する記憶にアクセスしながら，脳へ両極性の刺激を与えることで，トラウマ特有のつらい記憶や感情がときほぐされ（脱感作），正常な状態に整理（再処理）されるのです。これまでの多くの実践とリサーチによって，ト

ラウマへの有効性に加えて，恐怖症，パニック障害，依存症，心身症，うつ病など，様々な心理的障害にも有効であることが確認されています。米国精神医学会（American Psychiatric Association）などでも有効な治療法として認められ，世界中の臨床の現場で活用されています[7,8,9]。

　ここで大切なことは，タッピングタッチは，EMDRの治癒的原理を含んでいますが，EMDRとはずいぶん違うものであるということです。そのことを，いくつかのポイントに分けて説明したいと思います。

　まず，EMDRは生理心理学的技法で，「脳への両極性の刺激」によって，脳の脱感作や再処理が起こると考えられています。トラウマによってトラブルを起こしている脳に特定の刺激を与えることによって，自然な状態に戻そうという治療法なのです。それに比べて，タッピングタッチには，身体や関係性への働きかけも含まれます。左右交互にタッチしますから，「脳への両極性の刺激」があるのは確かでしょう。しかしタッピングタッチは，脳への刺激を与えて変化させる，というよりも，その人全体をケアするアプローチなのです。

　次にEMDRは，特殊な治療法であり，精神科や心理職の人が専門的な知識と適切なトレーニングを受けてこそ安全に活用できるものです。様々な心理的な病気や障害への適用ですから，特定のプロトコルと注意点に配慮することで，安全性を確保しつつ治療効果を期待できるのです。それに比べてタッピングタッチは，特別なトレーニングを必要とせず，副作用がないことを必要条件としてきました。よい効果がありながら誰にでも安心して役立てられるということがタッピングタッチの大きな特徴です。

　実際，EMDRの治癒的エッセンスを活用することには，理論的なリスクがなかったとは言えません。効果が強いものは，同時に副作用の問題を抱えていることが多いものです。誰がしても副作用などが起こらないか，確認していく必要がありました。

　結果的に，この20年もの間，ごくまれに不快感を体験する人はいましたが，大きな問題は起こりませんでした。日常的な利用と専門分野における実践によって，タッピングタッチは誰がおこなっても安全で，問題や副作用が起こらないことが確認できたと言えるでしょう。安全な利用に関するポイントなどは，第3章の「注意点や利用にあたっての配慮」で説明します。

さて次に，「左右交互」に関連した「ゆらぎ」という治癒的要素について説明します。ここでは，物理学の「1/fゆらぎ」理論に注目します。

「ゆらぎ」は，物理学では「揺動」と呼び，その度合いを周波数で表します。そして，とくに「1/f」という方程式で示される周波数を含んだ「ゆらぎ」は，自然界のあらゆるところに存在し（そよ風のゆらぎ，川のせせらぎの音，小鳥のさえずり，電車の揺れなど），私たちの心身へよい影響を与えることが知られています[10]。また，私たちの脳波や心臓の生体リズムの中にも，「1/fゆらぎ」が存在します。健康なときは適度なゆらぎがあるのですが，過度なストレスや病気のときは，この「1/fゆらぎ」の幅が小さくなる傾向があります。適度な「ゆらぎ」があることで，私たちの健康が保たれているのです。

「ゆらぎ」は，左右交互のタッチを含んだタッピングタッチをしていると，自然に起こる現象です。そして基本形の後半などでは，ゆらぎながらタッチすることを大切にします。この「ゆらぎ」は，赤ちゃんをあやすときの動きにも似ていますし，もっと原初的な体験としては，私たちが胎児として羊水の中でゆらいでいた体験にも重なるようです。

私は，「左右交互」と「ゆらぎ」の体験は原初的なものであり，自然治癒的エッセンスとして，タッピングタッチの本質を理解するためにとても大切だと考えています。

## （4）ケア・ケアリング

タッピングタッチの開発時においては，ケアとしての特性や特徴を十分に把握していなかったため，「ケア・ケアリング」を治癒的要素として含めていませんでした。しかし長年の実践をとおして，ケアの行為自体が大切であり，治癒的であると考えるようになりました。現在では，ケアやケアリングとしての側面を大切にしています。

本書では，「ケア」は「大切にする・いたわる」という意味で使います。そして「ケアリング」は，ケアの動名詞としての利用に加えて，「ケアしあう・お互いのケア」という意味合いで使います。

さて，幅広い利用と意味のある「ケア・ケアリング」についてですが，ここでは「身体的・非言語的なケア」と「心理的・言語的なケア」に分けて考えて

みます。まず「身体的・非言語的なケア」ですが，これは原初的な体験でもあります。私たちは，まだ幼く言葉が発達していなかった頃，ケアされながら育ってきました。私たちの健全な成長にとって，身体的なタッチやケアはとても大切です。成長とともに言葉によるコミュニケーションが可能になるにつれ，心理的・言語的ケアの割合が多くなっていきます。とくに日本のように身体接触が少ない文化では，ある程度の年齢からは，心理的・言語的ケアが中心になる傾向が見られます。

タッピングタッチをとおして見えてくることは，私たちの成長と健康にとって，身体的・非言語的なケアと心理的・言語的なケアの両方が大切であるということです。身体的・非言語的なケアが基礎にあり，それが十分に満たされることで，心理的・言語的なケアが充実するのではないかと考えられます。現代では，効率を求める結果として極端に忙しくなり，身体的・非言語的なケアはもとより，言葉によるケアリングさえままならない状態です。私は，このことが個人や家族，社会の問題の根源にあるのではないかと考えています。

次に，ケアの行為自体が治癒的な効果を持ち，私たちの健康や幸福感にとって大切であることを示す，興味深い研究を紹介したいと思います。

カリフォルニア大学のネルソン＝コフィ氏（Katherine Nelson-Coffey）らは，向社会的行動が心身に与える影響について，様々な研究をおこなっています。あるリサーチでは，159名の参加者（成人）を無作為に4つのグループに分け，4週間にわたって，向社会的行動などをおこなってもらいました。

グループ1：毎日3回，人に対して親切なことをする。
グループ2：毎日3回，社会に対して役立つことをする。
グループ3：自分に対してよいことをする。
グループ4：統制群。とくに何も変わったことをしない。

このリサーチでは，白血球の遺伝子発現の変化を測定しました。白血球は，細菌やウイルスから体を守る大切な役割をしています。その結果として，グループ1だけに，白血球の遺伝子発現に関する有意な変化が見られました。これまでに向社会的行動が心身の健康によい影響を与えることが知られていましたが，このリサーチでは，人に親切をすることが遺伝子レベルの変化を起こし，免疫

力を高める効果があることが示唆されたのです。加えて，「社会全般への親切な
行為」や「自分自身をいたわる行為」に関しては，変化がなかったことが注目
されています。他の同じようなリサーチ結果をふまえ，研究者たちは，他者へ
の向社会的行動の大切さを強調しています[11, 12]。

　このリサーチの条件にある「人に対して親切なことをする」は，「相手をケア
する」と同じ意味合いで理解してよいでしょう。このリサーチ結果は，ケアす
る側にとっての健康促進効果に加え，ケアという行為自体の効用を示している
ように思われます。

## 3.　癒し・気づき・関係性への働きかけ

### (1)　心・体・スピリチュアリティの癒し（治癒的効果）
#### ①心と体への働きかけ（治癒的効果）について

　タッピングタッチによる心（心理）と体（身体）への働きかけに関しては，前述
の東邦大学名誉教授の有田秀穂氏とおこなった共同研究を紹介します。

　研究の発端としては，まずセロトニン神経の健康には，「リズム性運動」「日
光」「必須アミノ酸」「ふれあい・グルーミング」などが大切なことがわかって
います。次にタッピングタッチには，左右交互という「リズム性運動」と「ふ
れあい・グルーミング」が含まれるうえ，セロトニンが活性化したときの心身
の状態に似ていることから調査することになりました。

　このリサーチでは，19 名の健常者を対象に，タッピングタッチの前後に採血
と採尿をおこない，高速液体クロマトグラフィ（HPLC）を使ってセロトニン
神経活性化の指標（5-HT）の変化を測定しました。結果は予想通りで，タッピ
ングタッチをしあった後では 5-HT が有意に増加しました（図 2-2）。また，同
時に測定した心理アセスメント（POMS 短縮版）では，不安，抑うつ感，敵意な
どの心理的指標が有意に低下していました（図 2-3）。これらの結果から，タッ
ピングタッチをしあうことで，セロトニン神経が活性化し，心理的にもよい状
態になることが示唆されたのです。

　セロトニンは脳内物質のひとつで，ノルアドレナリン神経やドーパミン神経
などに対して指揮者のような働きをすると考えられています。例えば，ストレ

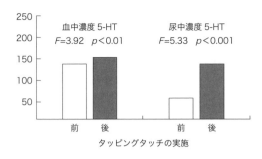

**図2-2 タッピングタッチ実施によるセロトニン濃度の変化**

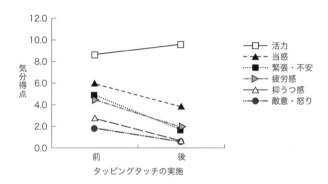

**図2-3 タッピングタッチ実施による気分の変化**
注：活力は肯定的な気分を，それ以外は否定的気分を表す。

スを受けると，ノルアドレナリン神経が興奮します。正常であればストレスへの適度な反応を起こし，バランスをとり戻すことができます。しかしながら，ストレスが強すぎたり慢性的になったりすると，ノルアドレナリン神経の暴走によって心身に不調を来してしまいます。セロトニン神経が健康であると，ノルアドレナリン神経やドーパミン神経の暴走を抑え，心のバランスを保つ働きをするのです。現在，抗うつ剤や抗不安薬として，SSRI（選択的セロトニン再取り込み阻害薬）が処方されることがあります。この薬は，脳内に分泌されたセロトニンの再取り込みを阻害することで，セロトニンの働きを正常にしようというものです。うつ的症状，不安，痛みなどを軽減する効果があります。

　タッピングタッチは，これまでの実践とリサーチをとおして，不安，緊張，抑

うつ，心身症，不眠など，様々な症状を緩和することが確認されてきました。タッピングタッチは治療薬のようなものではありませんが，そのタッチとケアによって，セロトニン神経を活性化するのではないかと考えられるのです。

　このリサーチ結果によって，タッピングタッチによる心身への働きかけとそのメカニズムについての理解が深まりました。セロトニン神経の活性化は，全体的な変化の一部だと思われますが，主要な影響を与えていることがわかります [6, 13]。

### ②スピリチュアリティへの働きかけ（治癒的効果）について

　まずは，本書の序章で写真とともに紹介した家族のことを思い出してみてください。ボランティアさんに教えてもらい，娘さんがお母さんにタッピングタッチをしてあげた様子です（p. 2）。そこではわかりやすくするためにスピリチュアルな側面は省きましたが，ここで改めて説明したいと思います。

　医療・看護には，「スピリチュアルペイン」と言われるものがあります。死を間近にしたときなどに感じる心理的苦痛で，意味の消失，死への不安，無価値，自責の念，空虚感などが含まれるといわれています [14, 15]。例えば，病気で余命が短いことを知ったようなとき，パニックになり，不安に苛まれることがあります。自分の人生はどうだったのか，何も意味がなかったのではないかなど，自分の人生を肯定できなくて苦しむこともあります。そのような心の痛みがスピリチュアルペインです。スピリチュアルペインは主観的なものであるため，その痛みをとめるような薬がありません。看護にも「スピリチュアルケア」という概念はありますが，その人の長い人生や生き方につながるものであるだけに，ケアしにくい領域の痛みと言えるでしょう。

　さて，この病室のお母さんは，スピリチュアルペインを体験されていたでしょうか？　どんなことがスピリチュアルケアにつながったでしょう？　人生の終わりを身近に感じている人にとって，不安で孤独になりやすい時期に，家族や親しい人と一緒にいる時間はとても貴重です。よい関係性とともに，ゆっくり，やさしくケアされたり，共感しながら話を聞いてもらったりすることが，スピリチュアルケアにつながります。

　そしてこのような時間は，娘さんにとっても同じような意味合いを持つこと

になります。彼女にとっての癒しは，少しでも大切なお母さんを楽にしてあげることであったり，一緒によい時間を過ごせたりすることでしょう。そうすることで，一緒にいる時間を大切にでき，亡くなった後にもよい体験が記憶に残ります。生前に何もしてあげられなかったことを悔いて，長い間，つらい思いをしたり，抑うつになってしまう家族の方がよくおられますが，そのようなことが起こりにくいのです。

　タッピングタッチは，いつでも簡単にできるので，気軽に会話しながらすることができます。病気による痛みや不快感が和らぎ，楽しい時間を過ごしやすくなることもあるでしょう。ケアによるやさしさやあたたかさを感じることで，相手への感謝の気持ちが湧いてくることも多いものです。亡くなられるしばらく前にタッピングタッチをして，感謝されたことがとても心に残ったと話してくださった方が何人もおられます。相手に対しての深い感謝の気持ちはなかなか言葉にならないものですが，ケアとふれあいによって，思いが言葉になったのでしょう。私はこのような素朴な時間や体験が，スピリチュアルケアにつながっていくのだと思います。

### ③自己治癒力とケアする能力について

　もとよりタッピングタッチがホリスティックケアであり，他の多くの技法と違うのは，それが単なる癒しの技法（治療法）ではなく，人がやさしくふれてケアしあうことをサポートするところにあります。タッピングタッチによって人が治ったり元気になったりするのではなく，ケアの行為によって，人の中の自然治癒力とケアの能力が活性化するのです。これは，ホリスティック医療が重視する「自然治癒力を大切にして，その人自身が健康をとり戻す」といった視点に合致します。具体的には，私の関わらせていただいた筋ジストロフィーの患者Cさんとの体験から見てみたいと思います。

　筋ジストロフィーとは，筋繊維の破壊と変性などを繰り返しながら，次第に筋肉の萎縮と機能の低下が進行していく遺伝性筋疾患です。進行性で，根本的な治療法はありません。私が在宅看護師に紹介されてお会いしたとき，Cさんの病状はずいぶん進行していて，すでに気管切開を伴う人口呼吸器が必要になっていました。筋肉の萎縮もあって，1回1回の呼吸さえもとても苦しい状

態です。

　Cさんに許可をもらってタッピングタッチをすると，彼の心身はリラックスし，呼吸が楽になりました。VAS（主観的感覚尺度）のアセスメントによって，とても高かった「不安」「落ち込み」「罪悪感」「痛み」なども，ずいぶん軽減したことがわかりました。私は，彼を訪れるたびに，タッピングタッチ（ケアタッピング）をさせてもらいました。そして，タッピングタッチによるセルフケア法（セルフタッピング）も学んでもらい，自分自身をいたわりケアする時間を持つように勧めました。

　数回の訪問後，Cさんの気持ちは大きく変化していきました。「明日起きたら生きているんやろうか」と死を恐れていた気持ちから，「生きてやるんや」という前向きな気持ちに変化していったのです。Cさんは，悪くなるばかりの現状に，うつ的になり絶望感でいっぱいでした。進行的に体が衰え，息ができなくなることへの不安と，えも言われぬ孤独感。そして何もできなくなっていくことで家族のみんなに負担をかけているという罪悪感も背負っておられました。そんな中，タッピングタッチを体験し，やさしくケアされることで，元気をとり戻していかれたのです。病気の症状がとくによくなったわけではありません。でも彼の中に，できる限り生きてやろう，家族とのよい時間を持つようにしよう，という気持ちが芽生えたのです。

　あるときCさんは，家族のみんなにタッピングタッチをしてあげたい，と言われました。うまくできないだろうけれど，少しでもみんなに心地よいことをして，お礼を言いたいとのことでした。彼にとってタッピングタッチは，自分自身のケアに加えて，家族に何かしてあげることができる手段になったのです。

　私はCさんとの貴重な体験をとおして，人が人をケアするという行為が，その人の生きようとする内なる力に働きかけること，そして，ただケアされるだけでなく，自分自身をケアし，また家族とケアしあうことで家族関係や生活の質をよくしていけることを学びました。Cさんの現実はとても厳しいものでしたが，本来の明るさや，やさしさをとり戻し，支えあいのある豊かな家族への一歩を踏み出されたことが，とても感動的でした。

## （2）気づき・マインドフルネス

　タッピングタッチを体験すると，散漫だった心が静まり，素朴な気づきが生まれます。この「素朴な気づき」は，一見あたりまえのようで，とても大切なことが多いのです。いつもそこにあったのだけれども，そのことの大切さに気づく，といったことも含まれます。

　そして，タッピングタッチによる「気づき」は「マインドフルネス」とも重なります。マインドフルネスは，タッピングタッチを理解するうえでとても大切な概念ですので説明します。

　「マインドフルネス」とは，sati（サティ）という仏教用語の英訳で，「意識をとどめる，自分をとり戻す，思い出す」といった意味合いがあります。伝統的な仏教では，心をマインドフルな状態に保つことで，執着する自我に気づき，過去や未来，思考や感情などにとらわれない平穏な心を育てようとしてきました。

　欧米では 1970 年代後半から，マサチューセッツ大学のカバットジン氏（Jon Kabat-Zinn）が，マインドフルネスを基礎にした「マインドフルネス瞑想法」を開発し，病院の患者を対象に実践してきました。宗教性を取り除き，ヨガなどの身体的なアプローチも取り入れたことで，高い有効性が確認され，現在は「マインドフルネス・ストレス低減プログラム（mindfulness-based stress reduction program）」として世界各地で活用されています[16]。

　近年では，数多くのリサーチもおこなわれ，マインドフルネスをベースにした新しい治療法やプログラムがたくさん開発・実践されています。主だったものに，セルフコンパッション，ハコミ療法，アクセプタンス・コミットメント・セラピー（ACT）などがあります。さらに，ストレスを軽減し，集中力や記憶力などを高める，といった効果が確認されることで，ビジネスの領域でも，ストレスマネジメント，自己啓発，セルフケアとして積極的に取り入れられています。

　次に，タッピングタッチとマインドフルネスの関係を理解するうえで大切な3つのポイントを説明します。

　1つは，デフォルト・モード・ネットワーク（DMN）と呼ばれるもので，特定の脳回路（意識的な活動をしていないときに働く脳のベースライン活動）です。近年の研究をとおして，私たちの脳（マインド）は，常に働き続けることで

疲れてしまっていることがわかってきました。それは，自己保存のため，常に解決すべき問題がないかを見つけようとする脳の傾向によるもので，それが過剰になると脳疲労を起こします。マインドフルネスは反対に，DMNの活動を抑え，脳疲労を軽減する効果があることが確認されています。呼吸法などによるマインドフルネスの実践によって，脳の活動が静まり，不安や緊張，そして否定的な思考（マインドトークなど）が減るのです[17, 18]。リサーチはまだおこなえていませんが，体験的に，タッピングタッチによって同じ状態が起こっていることがわかります。

　2つ目に大切なことは，「マインドフルネス」とは，特別な治療法や瞑想方法ではなく，特定の意識の持ち方またはマインド（脳・心）の状態をさしていることです。様々な説明や定義がありますが，マインドフルネスの共通した要素としては，①今この瞬間の体験に意識を向ける，②こだわらず，そのままを受け入れる，が含まれるとされています。カバットジン氏は，「マインドフルネスとは，物事をあるがままに受け容れ，現在の瞬間に，価値判断をせずに注意を向けることによって現れる意識＝気づきのこと」と定義しています[19]。タッピングタッチには，このようなマインドフルネスの共通要素が含まれます。そして，相手を治したり変えたりしない姿勢は，相手や物事をそのまま受けとめる姿勢や能力の開発にもつながると思われます。

　3つ目は，マインドフルな状態は，特殊な状態ではないということです。仏教がルーツで病院などでも使われていると聞くと，難しく特殊な体験のように思いがちですが，実は誰もが日常的に経験することなのです。ひとりゆっくりと音楽を聞きながら，コーヒーやお茶を楽しんでいるようなとき。ふと気がつくと，そこに素敵な花が咲いていて，その美しさに目を奪われるようなとき。子どもたちと散歩しているとき，その何気ない時間がとても貴重に思えるようなとき。私たちは様々な体験をとおして，今この瞬間に意識を向け，そのままを受けとめています。ゆっくり，やさしく，ていねいにタッピングタッチをするとき，自然にマインドフル（気づきのある静かな状態）になるのです。


　私にとって，マインドフルネスとの出会いは，まだカリフォルニアに住んでいた頃に戻ります。その頃，米国へ仏教を教えに来ていたベトナムの老師，ティ

ク・ナット・ハン氏（Thich Nhat Hanh）のリトリートに何度も参加することで，マインドフルネスの教えにふれました。長年の実践をとおして，そのマインドフルネスの教えは私にとっても大切なものになり，タッピングタッチの開発や実践にも影響を及ぼしました[20, 21]。

　マインドフルネスの実践には，呼吸法を基礎にした瞑想法がよく使われます。とてもシンプルなのですが，私たちは常に多くの情報や刺激を処理し，マインドトーク（内なるつぶやき）で忙しいため，マインドフルになりにくいのです。長年実践されてきたカバットジン氏も，シンプルだが一番難しい，と表現されています。

　それに比べて，タッピングタッチには，身体性，一定のリズム，ケアリングなどが含まれています。ケアしあう体験によって意識が「今・ここ」に向き，マインドトークが静まることで，自然にマインドフル（気づきのある静かな状態）になるのです。

## （3）関係性とコミュニケーションへの働きかけ

　タッピングタッチをすると，相手への信頼や親しみを感じます。講座などでは知らないもの同士がしあうことがほとんどですが，タッピングタッチをし終わってみると，互いになんだか親しみを感じて，前から知っていたような気分で話が弾むことが多いのです。

　やさしさや思いやりの気持ちを感じることもよくありますが，それは必ずしもケアの相手に限らず，そこにいない人への思いを呼び起こすことも多いのです。ある講座の高齢の受講者は「帰ったら妻にしてやりたいです」と言われ，皆さんから拍手を受けました。小学生の女の子が「お母さんにしてあげたくなりました」というのを聞いて，なんだかじんときたこともあります。

　また，ゆっくり，やさしく，ていねいにタッチすることで，非言語的なコミュニケーションをとおした肯定的なメッセージが伝わります。「大丈夫だよ」「それでいいよ」「あなたは大切ですよ」といったようなものです。

　タッピングタッチをしあうと，互いに癒され，相手への信頼や，やさしさを感じることがわかります。相手への不安や警戒心が解かれることで，お互いを大切に思う「ケアの関係性」が生まれるのです。

## ①脳科学の視点から考える：タッピングタッチとオキシトシン

なぜケアしあうことでよい関係性やコミュニケーションが生まれるのか，ここでは脳科学の視点から考えてみたいと思います。

まずは，「愛情ホルモン」とも呼ばれる「オキシトシン」との関係を見てみましょう。オキシトシンには，「安心感や信頼感を高める」や「関係性を深める」などの作用があります。それらは，タッピングタッチの体験から感じられる「相手へのやさしさや思いやりの気持ち」と重なります。

オキシトシンは，脳内の視床下部で生成され，脳下垂体から分泌される神経ホルモン（ペプチドホルモン）です。このホルモンは，妊娠期の子宮筋収縮作用や授乳期の射乳反射を促すことで知られ，陣痛促進剤としても利用されています。母子間の愛着形成にも重要な役割があることがわかっています。

さらに1990年代から盛んになったリサーチで，オキシトシンは，周産期の母親に限ったホルモンではなく，性別に関係なく，多岐にわたる働きをしていることがわかってきました。主なものとしては，①抗ストレス効果，②他者との関係性や信頼感の向上，③向社会行動の促進，④社会性記憶の向上，⑤健康感・リラクセーション，などが含まれます[22, 23, 24]。

反対に，オキシトシンの分泌が悪いとどうなるかについて，オキシトシン受容体の遺伝子を欠損させたマウスを使った研究で調査されてきました。主な調査結果としては，社会行動障害（攻撃性の上昇），母子関係異常，個体認識機能の低下などがあげられています。そのほか，人を対象としたオキシトシンのリサーチでは，自閉症，対人不安，感情障害などとの関連も示されています。最近では，オキシトシン・スプレーを使った自閉症の治療も試されています。

オキシトシンは，愛着や信頼関係の形成などに関して，とても重要な役割を果たしています。成長期の乳幼児にとっては，人を愛することができる人間に成長するための基盤と言えるでしょう。大人にとっても，オキシトシンが正常に分泌することは，調和のある関係性を築くために大切です。オキシトシンの分泌を促進するものには，身体接触，性行動，グルーミング，人との肯定的であたたかい関わり，ペットとのふれあい，食べる行為など，日常的なものも含まれます。ゆっくりとソフトにふれることによっても分泌が促進され，心身の癒しと親密な関係性につながることが指摘されています[25]。

　ここでとくに注目したいのは，「身体接触」「グルーミング」「人との肯定的であたたかい関わり」そして「ゆっくりとソフトにふれること」です。タッピングタッチには，これらの要素がたっぷり含まれています。タッピングタッチによる関係性への効果は，オキシトシンが関与していることが推測できます。ゆっくり，やさしく，ていねいにケアすることで，オキシトシンが分泌され，よい関係性と支えあいの社会が育つことでしょう。

**②ポリヴェーガル理論から考える：タッピングタッチと迷走神経**

　別の角度からも考えてみましょう。ここでは，イリノイ大学教授のポージェス氏（Stephen W. Porges）が 1994 年に提唱したポリヴェーガル理論（多重迷走神経理論）をあてはめて考察してみます。ポリヴェーガル理論は，これまでの自律神経に関する理論に，神経系の進化的な視点を加えることで理解を深めた画期的な理論です。この理論で大切なのは，3 つの迷走神経経路です。

　1 つ目は交感神経です。これは，従来の理解とほぼ同じで，危険や危機を察知するとコルチゾールやアドレナリンなどが分泌され，闘争・逃走反応を起こします。2 つ目は，副交感神経の一部である「背側迷走神経系」と呼ばれるもので，従来の副交感神経の働きに近いものです。ふだんは消化や休息などの基礎代謝的な活動に関与していますが，緊急時などにはシャットダウン（不動化）なども起こします。進化的には一番古くからある神経系です。そして 3 つ目が，「腹側迷走神経系」と呼ばれるものです。これも副交感神経の一部ですが，ケアしあうことの大切さを理解するうえで大切な鍵になるものです。進化的には一番新しく，哺乳類だけに発達したもので，他者との関わりに関与する神経系だとされています。

　この腹側迷走神経系は，他の 2 つの神経系に対して「指揮者」のような働きをします。正常に働くと，交感神経の「闘うか逃げるか」の二者択一的な反応や，背側迷走神経系による「不動化」などの防衛反応を制御します。この神経回路は，健康，成長，回復などとも関連しています。また，この神経系は安全を察知すると活発になる傾向があります。そして，「安全である」という融和の合図を送り，関係性を作るための大切な働きをすると考えられています。この状態のときは，内臓も「快」を体験し，迷走神経が安定し，心身ともに安定し

た状態を保つことができるのです。

　ポージェス氏によると，安全や危険の評価は内臓感覚や身体的な体験に起因するものが多く，脳幹などの古い皮質によってなされるとしています。そのため，腹側迷走神経系が健全であるためには，理性的な働きよりも，身体的な「快」の体験が必要なのです。ですから子どもの発達には，親や保護者からの心身の心地よいケアが必要であることがわかります。やさしくふれられ，ケアされることで，腹側迷走神経系が正常に発達して，関係性や社会性の基礎が築かれるのです。

　タッピングタッチでやさしくケアしあう体験と重ねるとどうでしょうか？タッピングタッチは，人との関係性の中で，安心と安全を身体的・心理的に体験することができます。ポリヴェーガル理論で言えば，腹側迷走神経系がとても活発になる状態です。タッピングタッチで相手と「快」を共有することで，人間関係を促進する腹側迷走神経系が活発になり，安心と支えあいのある関係性を築くことができると考えられます。


　このセクションでは，オキシトシンと多重迷走神経から，タッピングタッチの関係性への働きかけを見てきました。そこからわかることは，私たちの中には，お互い仲良く生活するための神経生理の仕組み（システム）が備わっているということです。タッピングタッチは，ちょうどそのシステムにやさしく働きかけることで，私たちが仲良く生活することをサポートしてくれるように思われます。

　人類学的には，私たちホモ・サピエンスにとって，仲間との関係を保ち，協働することが生存的にも重要であったことがわかっています。そのため，より多くの仲間たちとよい関係性を保つために脳が発達し，言語能力を獲得していったと考えられています。ここでは，タッピングタッチの神経生理的な側面を探ることで，私たちが獲得した「仲間と仲良く生活する身体の仕組み」と，それを活性化する方法としてのタッピングタッチがとても有効であることが確認できたと思います。

## TT セルフケア：ネコの足ふみ・簡易版

　まずは楽に座り，両手を軽く丸めて，腿（もも）の上に置きましょう。右手は右の腿の上，左手は左の腿の上です。

　そして子ネコが足ふみするかのように，ソフトにゆっくり，左右交互にタッチしていきます。心地よさを大切にしながら，手を腿の上へ軽く置くような感じでタッチしましょう。

　そうしていると，自然に体が左右にゆらいでくる感じがあるでしょう。その感じを活かして，軽くゆらぎながら左右交互にタッチを続けます。時々，ため息をつくような感じで深呼吸をしてみるといいでしょう。

　しばらくしたら，体のゆらぎを保ちながら，お腹を左右交互にタッチしていきます。ゆっくり，やさしく，ていねいにセルフケアしながら，自分自身と一緒にいる時間を大切にしましょう。

　しばらくできたら，手と体の動きをとめて，両手をお腹に重ねて置き，深く一息つきましょう。リラクセーションやマインドフルな状態を味わいたければ，そのまましばらく時間をとるのもよいでしょう。

　最後は，リフレッシュするために何度か深呼吸して，体を動かすようにします。重ねた手でお腹を丸くさすりながら，自分自身に「よしよし」とか「大丈夫だよ」といった言葉をかけてあげるのもよいでしょう。

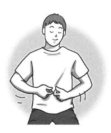

音声ガイダンスは
こちら

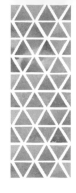

# 第3章

## タッピングタッチの理解を深め,
## よりよく活用するために

## 1. タッピングタッチの特性

### (1) セルフケアと相互ケア

　現存する方法論の多くは,「相手を癒す・相手を治す」といった治療的アプローチか,「自分自身をケアする・自分自身を成長させる」といったセルフケア・アプローチかのどちらかです。その背景には,西洋思想からの影響があると思われます。西洋では,治癒や治療という視点に加えて,自分自身をどうケアするのか,自分をどう成長させるのか,自分自身の可能性をどこまで実現していけるのか,そういったことに重点が置かれてきました。

　それに比べて東洋では,農耕による生活が主であったことも影響して,お互いを支えあうということが重要視されてきました。このアプローチには,自分らしさを感じにくい,自己実現がしにくいなどのデメリットもありますが,支えあいの力によって,不安や孤独感の軽減と,楽しみや喜びの共有といったメリットもありました。

　タッピングタッチの大きな特徴は,セルフケアに加えて,お互いをケアする「基本形」があることです。タッピングタッチでは,「自分自身を大切にケアすること」と「お互いをケアし支えあうこと」の両方を大切にします。そういう意味では,西洋と東洋のアプローチの「良いとこ取り」と言えるでしょう。「自分自身をケアし成長させること」と「相手をケアし支えあう関係を作ること」,この両方のニーズを満たすことで全体的な健康(ウェルネス)を促進することができます。

## (2) 3 つの側面：「方法・技法」「ケアリング」「生活・生きかた（日常性）」

　タッピングタッチには，「方法・技法」としての側面，「ケアリング」としての側面，「生活・生きかた（日常性）」としての側面があります。それらは，タッピングタッチの開発とその進化の過程に沿うようにして現れてきました。

　初期の頃のタッピングタッチは，治癒的要素を統合して開発した「技法」でした。この技法を使えば，何々がよくなりますよ，とか，効果がありますよ，といった具合でした。従来の「治療パラダイム」が基礎にあって，タッピングタッチは「技法」や「療法」として効果を期待するものでした。

　その後タッピングタッチが様々な場面で使われるようになり，有機的なものへと変化する中で，ケアリングの要素が強まっていきました。相手をケアする（大切にする，いたわる）というニュアンスが強くなり，タッチもよりソフトになりました。そして，「ゆっくり，やさしく，ていねいなケア」と，そこから得られる気づきを大切にすることで，より生活に密着したものになっていきました。結果的に，タッピングタッチは，これらの 3 つの側面・特徴を持ったホリスティックケアになりました。

## (3) 作業モードと存在モードが含まれた「ケアモード」

　タッピングタッチには，作業モード（doing mode）と存在モード（being mode）が含まれています。作業モードとは，「何かに働きかける」「何かを変化させる」「何かを治す」といったモードのことです。効率的に物事にとりかかったり，何かを成し遂げたりするようなことも含まれます。一方存在モードには，能動的なことは含まれず，「そのままいる」「一緒にいる」「今を大切にする」といった状態をさします[1]。この両方が含まれたタッピングタッチのケアの状態を「ケアモード（caring mode）」と呼んでいます。

　タッピングタッチのケアモードには，作業モードと存在モードの両方が含まれているので，バランスが大切です。何かを治そうとか，よくしよう，と一生懸命になることで，作業モードに偏ってしまい，うまくいかないことがあります。タッピングタッチには，「一緒にいる・一緒に楽しむ」といった心の持ちよう（存在モード）がとても大切です。つらい気持ちを楽にしてあげたい，苦しさをとってあげたいとがんばってしまわずに，タッピングタッチでケアしながら

一緒にいることを楽しむようなとき，お互いが癒され，豊かな時間になることでしょう。

## （4）「治療」ではなく「ケア」である

　現代は，効率性や結果を求めがちです。健康や病気ということに関しても，「治る・治らない」「効果がある・効果がない」などの二元論的な視点で考えられていることが多いようです。

　一見当然のようにも聞こえる考え方ですが，タッピングタッチをしていると，私は違う視点が大切なことに気づいていきました。タッピングタッチが私たちのやさしさや思いやりの表現であるとしたら，それ自体が尊く大切なことなのではないか。結果にこだわらず，ゆっくり，やさしく，ていねいにケアしていくことそのものが大切だと理解していきました。

　このことが，タッピングタッチを「治療・施術・療法」ではなく，「ケア・ケアリング」として位置づけていくことにつながっていったのです。様々な実践をとおして，ケアのプロセスを大切にするようになりました。人が人をケアする，という行為自体が尊く価値あることに気づき，その行為によって得られる効果や結果は「副産物」として捉えるようになりました。

## （5）シンプルで安心

　現代の生活においては，人との関係性が希薄になり，ふれあう機会が減っています。そのために，人にふれたりふれられたりすることに抵抗を感じる人が増えているようです。しかしながらタッピングタッチには，セルフケアの方法もありますから，人との関わりや接触なしでおこなうこともできます。そして基本形は，互いに向き合うのではなく，同じ方向を向いて座り，背中からやさしくタッチしていきます。必要に応じてタッチする場所を限定したりすることで，たいていの人が安心して体験することができるのです。

　タッピングタッチは，そのシンプルさによって，子ども，高齢者，障害のある方も体験することができます。そして，やさしいタッチによるコミュニケーションは，哺乳類にとっての共通言語なのでしょう。ペットや動物へのケアとしても利用することができます。

## （6）必要なのは手とハートだけ

　講座などで，「手とそれを差し伸べるハートさえあれば，タッピングタッチはできますよ」といった説明をすることがあります。器具などを必要としないので，突然の出来事や災害時などにも重宝します。タッピングタッチの仕方を知っている人がいれば，一緒におこなうこともできます。障害などで片手しか使えない場合でも，少しの工夫でおこなうことができます。これまでも，その簡便さを活かして，様々なボランティア活動で活用されてきました。いつでも，どこでも，何も用意せずにおこなえることもタッピングタッチの大きな特徴です。

## （7）生涯をとおしてのケアが可能

　「ゆりかごから墓場まで」という表現は，タッピングタッチの利用のあり方にもあてはまります。例えば，妊婦さんがタッピングタッチをしてもらったり，セルフケアをすると，気持ちよくなり，お腹の中の赤ちゃんが動いたりします。その有効性を活かして，妊婦さんや出産のサポートにも活用されています。家族のケアとして，幼い子どもや子育て中のお母さんにも役立ちます。

　また，様々な境遇や健康状態の人がおられますが，ほぼどんな状況にも利用することができます。健康な人のストレスのケアや，家族の日常のケアとして役立てると，よりよい対人関係を築くことができます。病気が増え，ケアがより必要になりがちな高齢期においても，タッピングタッチは役立ちます。高齢者自身のセルフケアにも使えますし，お互いのケアや交流にも活用できます。施設での利用に加えて，家庭での認知症のケアにも有効です。

　人生の終わりは誰にも訪れます。看取りにおいてもタッピングタッチは役立ちます。専門的に病院やホスピスでも活用できますし，家族での利用も可能です。ゆっくり，やさしく，ていねいにケアすることで，大切な時間を共有することができます。

## （8）日常生活に加えて，専門領域でも利用が可能

　多くの技法や方法論は，専門的な利用に限定されています。しっかりしたトレーニングや資格が必要なことが多く，それ以外の人たちは使ってはいけない，

または使うと危ない,というものが多いのです。しかしながら,タッピングタッチにはそのようなトレーニングや資格は必要ありません。専門的な知識があればよりよく利用できるという利点はありますが,誰にでも簡単におこなえます。家族でしあうのも,看護師が患者さんにするのも,すること自体は基本的に同じです。この特徴によって,ケアする側もされる側も同じ体験を共有することができるなど,柔軟で幅広い利用が可能です。

### (9)コンフリクト・フリー (融和的・調和的)

「コンフリクト・フリー」という表現があります。ビジネスの世界では,誰かが犠牲になっていたり,そのことで紛争などが起こったりしないような経営のあり方を言います。私は,タッピングタッチが融和的であることを説明するのに使っています。

タッピングタッチがコンフリクト・フリーであることは,他の技法との関係においても見られます。例えば,タッピングタッチとTFT(思考場療法)の両方を学び,クライエントの状況に応じて使い分けているカウンセラーは少なくありません。融和性が高いので,他の技法などと一緒に使われることも多いのです。

ケアの専門分野での利用で言えば,タッピングタッチを利用することで専門性がそがれたり,葛藤を生んだりすることがありません。それぞれの領域で工夫して利用されることで,心身のケア,ストレスの軽減,関係性の改善などの利点が働き,よりよい仕事につながることが多いのです。

## *2.* 心のケアとしてのタッピングタッチ

### (1)自然とそろう心のケアの条件

人間中心アプローチの開発者であり,人間性心理学の創始者のひとりとしても有名なロジャーズ氏(Carl R. Rogers)によると,心のケアにとって最も必要な条件は,「受容」「共感」「一致」です。人が自分自身の気持ちや行動を一致させ,相手をやさしく受けとめ,共感を示すとき,心が癒され成長することができると理論づけています[2,3]。

　タッピングタッチをしていると，自然にこの3つの条件がそろってきます。ケアしていると，心身が楽になり，相手へのやさしさや思いやりの気持ちが高まります。これは，「受容」と「共感」と言えるでしょう。そして，相手をケアしていると，素直な気持ちになり，落ち着いた自分をとり戻す感じがあります。これは「一致」と言えるでしょう。

　タッピングタッチをしている間，とくに話す必要はありません。してもらう人は，ただ静かにしていてもいいし，話したくなったら自由に話してもいいのです。心静かな状態でなされる会話は，心に響き，お互いを癒すことが多いものです。タッピングタッチは，やさしいタッチと言葉によって，人の心を癒す働きがあります。

　私たちは，やさしくふれられたり，抱きしめてもらったりすることが，何よりもありがたいときがあるのではないでしょうか。「ふれてケアする」という自然な行為に「受容・共感・一致」が含まれ，そこに癒しの原点があるように感じられます。

### （2）「身体性のある心のケア」としてのタッピングタッチ

　タッピングタッチが，心理職や心のケアに携わる方々から注目されたのは，東日本大震災のときでした。震災が起こって約1か月後，NHKの「ためしてガッテン」という番組で，被災者支援として有効な方法のひとつとして取り上げられたのがきっかけです。この番組は，続く余震の中，ストレスや不眠で苦しんでいる被災者の方々に役立つものを取材して紹介しよう，というものでした。全国放映の人気番組でしたから，多くの方が興味を持たれ，その中に心理職の方々も含まれていたようです。

　その頃，被災地では，派遣されたカウンセラーたちが支援活動を始めていました。しかし，カウンセリングや心のケアというものに慣れていない被災者も多く，うまく支援ができないどころか，関わりを持つことすら難しいということが多かったのです。そんな中，気軽にできて心身のケアになり，関係性までよくなるというタッピングタッチに興味を持つカウンセラーは少なくなかったようです。

　この頃から，タッピングタッチ協会への問い合わせも多くなりました。イン

ストラクター養成講座にもたくさんの専門家が申し込んでこられました。後ほ
ど、東京臨床心理士会が企画した研修会では（2013年8月，11月），200人ほ
どの定員がじきにいっぱいになるほどの反響でした。それまで、心理の分野で
は理論が重視され，方法論や技法的なものは軽視されていたように思います。
しかしながら、いくらよくできた理論や学問であっても，実践で役立たなけれ
ば意味がありません。大規模な災害において、そのように感じた心理職の方も
多かったようです。それがきっかけになり，理論を大切にしつつも，役立つ方
法や技法を身につける必要性を実感することにつながったのです。

　タッピングタッチを心理臨床の視点から見ると，「身体性のある心のケア」と
位置づけることができるでしょう。その特徴や利点を見ていくことで，言語や
理性などに偏らない心のケアのあり方が見えてきます。身体的アプローチの臨
床的・倫理的な課題を十分に考慮しながら，現代人の課題やニーズに沿うよう
にすることによって，さらに自然で新しい形のカウンセリングが生まれてくる
ように思います。

## （3）「言葉に依らない心のケア」としての特性と利点

　従来のカウンセリングや心のケアでは，話すことが中心です。人に自分の悩
みを聞いてもらい，理解してくれたり親身に考えてくれたりすると元気が出て
くるのは誰もが持つ経験です。カウンセリングでは，リスニング（傾聴）するこ
とで共感や理解を深めることを大切にします。そのためカウンセラーには言語
的なコミュニケーションの能力が求められます。子ども相手のカウンセリング
には，遊戯セラピーといったものもありますが，やはり最低限の言葉の理解が
必要です。

　タッピングタッチは，先に述べたように，話しても話さなくてもいいのです。
ゆっくり，やさしく，ていねいにふれてケアすることで，非言語的なコミュニ
ケーションが起こります。やさしくふれられることで，あたたかさや思いやり
が自然に伝わります。ですから，タッピングタッチには「言葉に依らない心の
ケア」としての特性があり，幅広い応用が可能なのです。例えば，従来のカウ
ンセリングの手法では，赤ちゃんの心のケアは難しいでしょう。しかしながら，
原初的なコミュニケーションであるタッチを中心としているタッピングタッチ

は，赤ちゃんへの効果も期待できます。これまでに，NICU（新生児集中治療室）でケアされている赤ちゃんたちにも活用されてきました。

　他に，知的障害や言語障害がある方々への利用も可能です。障害による社会の偏見や家族内でのトラブルなど，様々な理由で心理的な支援を必要としている場合が少なくありません。そのような状況に，言語能力や理解力が限られていてもできるタッピングタッチは有用です。学校や施設などでの利用に加えて，家族でタッピングタッチをしあうことで，つらい感情が緩和されたり関係性がよくなったりしたというような事例はたくさんあります。

### （4）深層心理への治癒的な働きかけ

　身体的なアプローチと聞くと，心理的には「簡易なレベルの心のケア」といったイメージがあるかもしれません。しかしながらタッピングタッチの実践から見えてくるのは，非言語的な深層心理への治癒的な働きかけの可能性です。

　私たちが，意味のある単語を使えるようになるのは1歳頃からです。もちろん，十分な意思の疎通ができるようになるには，さらに時間がかかります。言葉よりも身体的なコミュニケーションが主である時期に，私たちは重要な体験をたくさんします。心理学的にも，幼い頃の体験は私たちの人格形成に大きな影響を与えることが知られています。従来のカウンセリングや心理療法は，言葉（言語的なコミュニケーション）を介しておこなわれますから，心の深い部分（深層心理）へは届きにくいという一面があります。言語能力が発達していない時期を含む幼児期の体験やトラウマを癒すことは，時間もかかり難しいのです。

　それに比べてタッピングタッチでは，長期にわたる心理療法や精神分析などでさえもまれにしか思い出されないような記憶や感覚が，簡単に思い出されることがあります。ゆっくり，やさしく，ていねいにふれられる体験は，乳幼児期にあやされた体験にも重なります。それが私たちの非言語的な記憶にアクセスし，意識化されるのだと思われます。

　またこれらの経験は，トランス（変性意識）状態で起こるのではなく，ふだんの意識下で起こります。そのため，深く心地よい体験とともに涙が込み上げてくるようなことはあっても，臨床的な対応の必要なアブリアクション（解除反応）などはなく，これまで特別な対応が必要になったことはありません。

　タッピングタッチでは，過去の大切な体験が思い出され，心身両面でケアされることによって深い癒しがもたらされます。タッチとコミュニケーションによる深層心理への働きかけとその効果を調べることによって，さらに安全で有効な心理療法が見えてくるように思います。

## （5）「誰でも日常的にできる心のケア」としてのポテンシャル

　私たち人間は，話しあいによってお互いをよく理解し，支えあってきました。それは，私たちが本来持っている能力であり，伝承されたケアの知恵ではないかと思うのです。しかしながら現代社会においては，そのような相互支援的な関係性が希薄になり，ケアしたり支えあったりすることが難しくなっています。ケアの知恵が伝承されず，ケアの能力が失われていっているかのようです。

　そんな中，タッピングタッチには，これまで説明したように，①シンプルで誰でも安心してできる，②自然にカウンセリング（心のケア）の条件がそろう，③身体性のある心のケアとしての利点，④言葉を必要としない心のケアとしての利点，などが含まれています。そのことによって，タッピングタッチは，誰でもが日常的にできる心のケアとして役立っていくと感じています。

## （6）ケアする側（ケアラー）にとっての心のケア

　タッピングタッチの心のケアとしての利点には，ケアする側への効果も含まれます。人をケアする専門職には，医療・看護，福祉・介護，心理，教育など，様々な分野が含まれます。そのような専門職の方々は，私もそのひとりでしたが，どちらかというと相手のケアはとても上手ですが，自分のケアは怠りがちです。

　もうしばらく前のことになりますが，NICUで働く看護師さんがタッピングタッチの専門講座を受け，メールでその感想を知らせてくれたことがあります。そこには「立ちっぱなし，緊張しっぱなし，頭の中までパンパン……」で，「いつの間にか心までがカチコチ」になっていた自分やスタッフの現状について書かれていましたが，タッピングタッチの体験をとおして，自分やスタッフに対するケアの必要性を感じたとのことです。彼女は，多くの専門家がそうであるように，仕事と患者のために研修を受けられたのですが，研修中のケアの体験

によって，自分自身やスタッフのケアの必要性を痛感されたのです。そのうえ
で，彼女は次のようにも書かれています。

　　人を助けるために必要なことのひとつとして大切なことは，自分が幸せを感
　じていてリラックスしていることだと思います。私たち看護師がカチコチでは，
　患者さんをよい方向に導くことは難しいと思います。さっそく，［タッピング
　タッチを］スタッフへ実行したいと考えています。赤ちゃんには，いつ頃から，
　どのような子に実施可能であるかを検討したいと思います。そしてお母さんた
　ちには，迷うことなく次々に実施したいと思います。

　別のセクションで述べたように，タッピングタッチは素朴で大切な気づきを
生みます。この方の体験にも，大切な気づきがあったことがわかります。そし
て，カチコチだった彼女の体と心が少しほぐれたことで，仕事への熱意や前向
きな姿勢が戻ってきたようです。

## 3. タッピングタッチによるセルフケアについて

　タッピングタッチは，二人でタッチしあう「基本形」を基礎としたホリス
ティックケアです。そのため，お互いのケアと支えあう関係作りが何より大切
と感じて，セルフケアをあまり重要視してきませんでした。しかし，新型コロ
ナウイルスの感染とその予防措置によって，私たちの生活は大変厳しくなりま
した。この状況下でタッピングタッチを役立てようとしたとき，セルフケアの
活用がとても重要になりました。直接会うことを避けなければならない状況の
中，どのようにタッピングタッチを活かすのか？　その答えが，タッピングタッ
チのセルフケア（以下，TTセルフケア）をオンラインで提供する，ということ
でした。その結果として，コロナ禍においても活動を継続することができまし
た。そして，今まであまり重要視してこなかったTTセルフケアが大きな飛躍
を見せることになったのです。

　具体的には，コロナ禍における試みのひとつとして，「タッピングタッチ・セ
ルフケア・プログラム」を始めました。3 回の講座の受講に加えて，2 週間の
間，毎日 20 分ほどのセルフケアをしてもらうというオンライン・プログラム

です。医療，心理，福祉などの専門家も含め，毎回 20 人程度の方が熱心に参加してくださり，とても充実したプログラムになっています。

　このプログラムの実践で，TTセルフケアが不眠の軽減などにもとても効果的であることがわかりました。またグループで参加することで，オンラインでの限られた時間でありながらも，対人関係へのよい効果もあるようです。（詳しくは第 6 章のエビデンスを参照）

　まだ推測のレベルですが，TTセルフケアの効果の要因は，それが単なるリラクセーションではなく，「タッチによるケア」を含んでいることでないかと考えています。これまでの流れとして，ベンソン氏（Herbert Benson）のリラクセーション反応（relaxation response）にしても，カバットジン氏（Jon Kabat-Zinn）のマインドフルネス瞑想法（mindfulness meditation）にしても，呼吸やイメージを使って心身を落ち着かせる，ということが大切にされてきました。自律神経の副交感神経が優位になり，ストレス反応が軽減し，心身が癒されるという効果を利用したものです [4, 5]。TTセルフケアにも同じ治癒的要素は含まれていますが，それに加えて「タッチによるケア」が大切な働きをしていると思われます。「自分にふれてケアする」というシンプルな行為が，私たちの心身を癒し，さらには対人関係へのよい効果までありそうなのです。

　自分自身を大切にする時間をとり，セルフケアできることは重要です。ストレスが多く，ケアしてくれる人が身近にいないことも多い現代の生活においては，タッピングタッチによるお互いのケアとセルフケアを両輪のようにうまく活用することが，健康な生活をとり戻す助けになるでしょう。

## 4. 注意点や利用にあたっての配慮

　タッピングタッチの開発当初から，誰でも気軽にできて安全であるということを大切にしてきました。ですから，思わぬ問題が起こったりしないように，実践と検証をとおして安全性を確認してきました。このセクションでは，「一般的な利用」と「専門的な利用」に関して，より安全で効果的に利用するためのポイントや注意点について説明します。

## （1）日常的な利用における注意点

　個人や家族など，日常的な利用に関する注意点をリストにします。

・無理にしない，押しつけない，しつこくしない
・気楽に，楽しく，軽やかに
・マッサージにならないように
・相手の心地よさを確認しながらおこなう
・のんびりと，ゆったりとした時間を楽しむように
・病気などを治そうとせず，ケアとして利用する

## （2）専門的な利用における注意点

　専門的な利用における全般的な注意点について説明します。それぞれの専門分野における注意点や配慮に関しては，第5章を参照してください。

　①**事前にふれることの承諾を得る**：あたりまえのようでありながら，とても大切なポイントです。やさしくふれられることは心地よいものですが，時と場合によっては嫌な体験になることもあります。よいことをするのだからと勝手にふれたりせず，承諾をとってからおこなうようにしましょう。後で問題にならないようにするためにも大切です。

　②**「治療」ではなく「ケア」として利用する**：上記の一般的な注意点にも含まれているように，専門的にも大切なポイントです。病気を治そうとしてタッピングタッチをすると，過剰にしてしまうことで予期せぬ問題が起こるかもしれません。ですから，「タッピングタッチは，治療法ではなく，ケアである」ということをよく認識することが大切です。正しくおこなえば，治療行為として誤解されることもないので安心です。

　③**各自の専門性を活かして安全に役立てる**：それぞれの専門的な知識や能力などを活かし，安全性などを確保しながらおこなうことが大切です。

## （3）タッピングタッチをしないほうがよい状態

　下記の状況での利用を避けることでより安全な利用につながります。

　①**身体接触が不適切な場合（TTセルフケアなどの利用を考慮する）**：状況によって身体接触が不適切なことがあります。例えば，カウンセリングでは，クライエントと個室で会うことも多いので，身体接触は避けるほうがよいとされてい

ます。また，身体的接触に関して過敏な方もおられますから，十分に配慮することが大切です。よいものだからと無理にしないようにして，可能であれば，TTセルフケアを活用しましょう。

②**精神的な病気により，妄想や幻覚などの症状がある場合：**これまでの実践からすると，病気や障害があっても，たいていの場合は支障なくおこなうことができます。しかしながら，妄想や幻覚などの症状がある場合は，精神的に不安定なため，どのような反応が起こるかわかりません。そのような場合は，治療的な利用にならないためにも，タッピングタッチはおこなわないほうが賢明です。

## （4）ネガティブな反応への対応の仕方

まれにイライラなどの不快感を体験する方もおられます。このようなときの対応の仕方を3つのステップで説明しておきます。

①イライラするなどの不快感があった場合，タッピングタッチによって心身が反応して，必要な変化を起こしていることが原因かもしれないことを知らせるようにします。

②そのうえで，もし部位や方法を変えてできるようであれば，反応を聞きながら別のタッチをおこないます。もちろん無理に続けないことが大切です。

③もし継続することが厳しい場合，できればTTセルフケアの「腕だけ散歩」を一緒にするとよいでしょう。しばらく続けることで，途中になったプロセス（反応）が処理されて，落ち着くことと思います。

## （5）感染予防に関する配慮と工夫

地球規模で環境が悪化する中，感染予防への配慮の必要性が高まる可能性があります。ここでは，タッピングタッチを講座や職場などでするときの工夫や配慮に関して説明します。

・基本的な感染対策としては，飛沫感染や接触感染を予防するために，適切な手洗い，咳エチケット，十分な換気，発熱などの確認が大切です。

・そのうえで，タッピングタッチの基本形（またはケアタッピング）をおこなうときは，次のポイントに配慮します。①タッチする前と後に，手洗いやアルコール消毒などをする，②対面で話さないようにして，マスクをつけたまま

おこなう，③肌には直接ふれないようにして，服の上から，またはタオルケットなどを使ってタッチするようにする。基本形をしている間は人との距離が近くなりますが，同じ方向を向いて座り，マスクをつけたままますることで，飛沫感染の予防になります。

・ふれあうことを避けたほうがよい状況においては，TTセルフケアを推奨します。3つのバリエーションがあるので，様々な応用が可能です。直接ふれあわなくても，一緒にセルフケアすることで「ケアしあう体験」を共有することができます。また遠隔でも，オンライン通信を使って一緒にすることで，孤独や孤立感を軽減することができます。

## （6）より安全に，より多くの人たちに役立てるためのガイダンス

　安全性を確保しながら，より多くの人たちに広めることを目的として，タッピングタッチ協会では，下記のようなガイダンス（注意点）を明記しています。これらは，タッピングタッチがより多くの人に知られ，認定インストラクターによる活動が活発になってから明文化されたものです。乱用を防ぎ，タッピングタッチが安全でよい形で利用（社会貢献）されていくための必要最低限のルールです。

・タッピングタッチに関する営利的な利用は禁止しています。これには，団体や施設などへの勧誘や販売の促進など，間接的な営利活動も含まれます。
・タッピングタッチはケアの方法ですので，治療法や施術として，治療を目的とした利用は避けてください。
・タッピングタッチ協会の活動を妨げたり，タッピングタッチの教育・普及・研究に関する活動や運営の支障になったりするような行為は謹んでください。
・公式に人に教えたり，講座や研修会などを開催したりできるのは，タッピングタッチ協会から認定されたインストラクターのみです。

## 5. 一般的・専門的利用について

　タッピングタッチの用途は広く，想像力を働かせれば日常生活でもいろいろな応用の仕方があります。また，医療・看護，教育，心理，福祉・介護など，様々な専門分野での利用も可能です。ここでは，タッピングタッチの利用の例

をまとめて表にしました。年齢，健康度，障害の有無などの影響を受けにくく，
様々な応用が可能ですので参考にしてください。

**【一般的利用】**

- 日々のセルフケアや心のケアとして
- 身近な人とのお互いのケアとして
- 子育てや家族のケアとして
- 心身の疲れや気分の改善に
- 家族の介護や認知症のケアとして
- リラクセーションや睡眠の改善に
- ペット（イヌやネコなど）のケアとして
- 職場でのストレスケアや関係性の改善に
- 自然災害などでの家族のケアとサポートに

**【心理・カウンセリングにおける利用】**

- 対人不安，うつ気分，不眠などの緩和に
- カウンセリングや心理療法への応用（相互ケア・セルフケア）
- 身体性のある心のケアとして
- 言葉に依らない心のケアやコミュニケーションとして
- セルフケア（自分を大切にする方法）として
- リラクセーションやマインドフルネスの体験として
- 家族療法やカップル療法などでの利用
- グループワークやグループセラピー等での応用
- 学校臨床（スクールカウンセリング）での利用
- 生徒，保護者，教諭対象の講座や体験会での利用

**【福祉・介護における利用】**

- 不安，緊張，孤独感などを和らげる
- 施設入所時などの心理的ストレスの軽減に
- 認知症に関する心理的ケアや不穏行動などの軽減に
- 高齢者の集いなどでの利用
- 介護家族へのサポートや家族間の関係性の改善に
- 介護者自身のセルフケアやストレスマネジメントに
- 高齢者介護施設（デイケアやグループホーム）での利用
- 児童養護施設などで利用
- 重症心身症・利用者のケアに
- 職員の相互ケア，関係性の改善，ストレスケアとして

**【医療・看護における利用】**

- 病気，治療，入院などに関する心理的ストレスの軽減に
- 不安，緊張，孤独感，痛みなどを和らげる
- 事故や治療によるトラウマの軽減に
- セルフケアとして，自主性や自己治癒力の向上に
- 緩和ケア・ホスピスなどでの利用
- 周産期ケア（助産師など）における利用
- リハビリ（理学療法士，鍼灸師などによる利用）
- 病院などでのボランティアによる利用

- ・ 家族間でのお互いのケアとサポートに
- ・ 職員の相互ケア，関係性の改善，ストレスケアとして

**【学校・教育における利用】**

- ・ 教室におけるケアの体験学習として
- ・ ケアの感性や相手をいたわる気持ちの育成に
- ・ 生徒の気分を切りかえ，衝動性を軽減し，集中力を高める
- ・ 自分を大切にすること（セルフケア）を教える
- ・ 生徒の心のケアや支えあう関係作りに
- ・ 特別支援・障害者支援での利用
- ・ 養護教諭による保健室での利用
- ・ スクールソーシャルワーカーによる利用
- ・ 生徒と保護者に教えて，家族でのお互いのケアとして
- ・ 教職員の相互ケア，関係性の改善，ストレスケアとして

**【被災者・地域支援における利用】**

- ・ 避難所などでのセルフケアや相互ケアとして
- ・ 災害時においての心のケアや支えあう関係作りに
- ・ 仮設住宅や避難所における心身のケアとして
- ・ 不安，緊張，落ち込み，不眠などの緩和に
- ・ 無力感，自責感，孤立無援感などの緩和に
- ・ 孤立や自殺予防のための地域活動に
- ・ コミュニティの集いなどでの利用
- ・ 地域の交流や支えあう関係作りに
- ・ ボランティアのトレーニングや活動への利用
- ・ 支援者のストレスケアや燃え尽き予防に

**【その他】**

- ・ 平和活動
- ・ ペットや動物のケアに
- ・ パフォーマンスの向上などに役立てる
- ・ 集まりなどでのアイスブレーキングに使う

## TT セルフケア：腕だけ散歩

　このエクササイズは，立った姿勢でおこないます。まずは，ひざを軽く曲げて，足を肩幅くらいに開いて立ちます。

　そして，ふつうに歩くときの要領で，腕を「ぶーら，ぶーら」と前後に振り始めます。足の裏は床につけたまま，散歩しているような感覚で，楽しく動きましょう。

　腕の振りは，振り子のようにイメージして，小さめに振るようにします。そして，だんだんと自分にとってちょうどよい振り幅を見つけていきましょう。

　しばらく，ゆっくり，やさしく続けましょう。穏やかな音楽をかけて，好きな散歩道やハイキングをイメージしながらすると楽しいです。

　このエクササイズは，セルフケアとしてひとりでもできますが，誰かと一緒に話しながらすることもできます。あくびやため息が出てきたら，自然にまかせるとよいでしょう。

　最後は，腕の振りをだんだんと小さくしていって，振り子がとまるような感覚で動きをとめます。そして手を重ねてお腹におき，丸くさすって心身を整えて終わります。

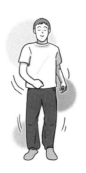

► ポイント ◄

　腕を振ると関節が痛い場合は，腕を少し曲げて，小さめに振ると無理なくすることができます。主に上半身の動きになりますが，椅子に座った姿勢でもおこなえます（詳しくは，p. 89 参照）。

音声ガイダンスはこちら ≫

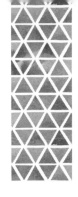

# 第4章

## タッピングタッチの
## 基本動作と方法

　方法・技法としてのタッピングタッチには，お互いをケアする「基本形」，自分自身をケアする「タッピングタッチによるセルフケア」，そして相手をケアするときの「ケアタッピング」があります。タッピングタッチによるセルフケアは「TTセルフケア」とも呼び，3つのタイプがあります。

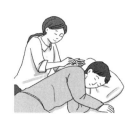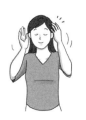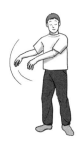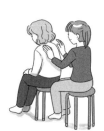

　タッピングタッチは，座りながら，寝ながら，そして立った姿勢でもおこなえます。様々な形があることで，広範囲での利用が可能です。柔軟に応用できますから，身体が不自由な方や病気の人にも，無理なくおこなうことができます。

　タッピングタッチの基本は，ゆっくり，やさしく，ていねいな，左右交互のタッチです。好みの強さや場所などを尋ねながら，相手にとって心地よいようにケアします。一緒にひなたぼっこをするかのような，のんびりとした感覚も大切にしましょう。

# 1. 全ての動作に共通するポイント

## (1)速さ・リズム

　タッピングタッチには，2つのリズムがあります。そのひとつは，「1.5秒間に左右1回ずつくらいの速さ」でおこなう「タッピング」です。「1.5秒間」と文章にすると難しく感じるかもしれませんが，だいたいの目安です。慣れるまでは，わらべ歌や唱歌などをハミングしながら，ゆったりとした4拍子のリズムでおこなうとよいでしょう。

　もうひとつは，左右交互にゆらぎながらのゆったりとしたリズムです。「ネコの足ふみ」「コアラの木登り」「ソフトタッチ」などで役立てるリズムです。ゆらぐことで，「タッピング」よりも少し遅めになります。

　どちらのリズムにしても，ゆっくりと左右交互にタッチすることが大切です。あわただしいようなタッチになってきたら，深く息をついて，「ゆっくり，やさしく，ていねいに」をとり戻すようにしましょう。そうすると，内側からゆっくりと変化が起こってきます。

　音楽はなくてもできますが，タッピングタッチのインストラクションCD[1,2]も役立ちます。適切なリズム感を身につけながら，素敵な音楽との相乗効果も得ることができます。

## (2)強さ

　それぞれのタッチによって異なりますが，基本的には，力を入れずに，やさしくタッチするようにおこないます。とは言っても，弱すぎてタッチを十分に感じられないとよくないので，「強すぎず，弱すぎず」が基本です。

　一般的には，ソフトにタッチしているつもりでも強くなりすぎる人が多いようです。なかなか力が抜けないようなときは，準備運動のように腕をぶらぶらさせてみるとよいと思います。反対に，相手に気を使いすぎて，ソフトになり

---

[1]　『タッピングタッチをより楽しく，より深く体験するために―基本型インストラクション&ミュージック』（CD）ナレーション：中川一郎，音楽：福井幹，タッピングタッチ協会
[2]　『タッピングタッチによるセルフケアー―リラクセーション・癒し・よい眠りのためのCD』ナレーション：中川一郎，音楽：福井幹，タッピングタッチ協会

すぎることもあるので気をつけましょう。

　また，マッサージなどの強い刺激に慣れている人にとって，タッピングタッチのソフトな体験は，もの足りなく感じることが多いようです。そんな場合には，タッピングタッチは心と体のケアであってマッサージとは異なることを説明し，必要であれば，初めはほんの少し強めのタッチでおこなうとよいでしょう。

### （3）位置

　タッチする位置は，体の正中線（背骨）を挟んで左右対称が基本です。場所や姿勢によっては左右対称になりにくい場合がありますが，あまり厳密に考えず，できる範囲で左右対称にタッチするようにしてください。

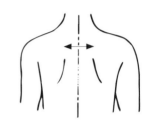

### （4）時間・長さ

　タッピングタッチの時間は，約15分間が目安です。基本形で交代しておこなう場合，倍の時間がいりますから，30分くらいは必要になります。少し長いように思えるかもしれませんが，実際にしてみるとさほど長い時間ではありません。お互いにとって，楽しく心地よい体験になり，もっとしていたくなることが多いものです。

　「忙しくて，そんなに時間がとれない」と感じる人も，あえてそういう時間をとってみることをお勧めします。私たちは，日々の忙しさに流されて，大切な人と一緒にいたり，お互いをケアする時間を失っていることが多いものです。家族や身近な人と一緒にケアする時間を持つことで，本当に大切なものをとり戻すことができるでしょう。

## 2. タッチの仕方

　タッピングタッチには，いくつかのタッチの仕方があります。どれも実践をとおして生まれてきたもので，それぞれに違った特徴，感覚，効果などが見られます。わかりやすく，親しみを持ちやすいように，動物の名前やイメージも

活用してあります。

## （1）タッピング

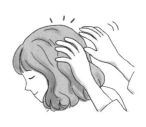

　タッピングタッチでは，子どもをあやすときのような，ゆるやかに開いた，やわらかく丸みのある手の形を大切にします。コツとしては，手を一度しっかり開いてから，ふっと力を抜いてみると，ちょうどよい形になっていると思います。

　体にふれるところは，指先の硬いところではなく，指先から少し下がったところ，丸くてやわらかい「指の腹」です。この指の腹を使って，トントンと軽く弾ませるように，左右交互にやさしくタッチします。

　指の腹でリズミカルにタッチするつもりでいると，感覚がつかみやすいと思います。全部の指でタッピングしてもよいし，親指を除く４本の指でも構いません。マッサージや肩たたきのように，強く叩かないように気をつけましょう。

## （2）ゾウの鼻

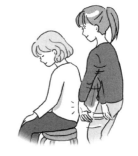

　「ゾウの鼻」タッチは，主に基本形で相手の腰のあたりをタッチするときに使います。相手の後ろに立ち，腕をだらんと下げ，両腕を左右交互に振り，手の甲を腰のあたりにポンポンとあてるようにします。体の力を抜き，ゾウの鼻で相手にふれているようなイメージでおこなってみてください。

　手のあたる高さは，ひざを曲げる角度を変えながら，背中の真ん中から腰のあたりまでをタッチします。前屈するよりも，ひざを曲げて高さを調整するほうが，腰に負担がかかりません。ブランコで遊ぶように，ぶらぶらと楽しくおこないますが，相手にとって心地よい強さであることが大切です。

## （3）ネコの足ふみ

　子ネコはお乳を吸うとき，母ネコの体の上にのせた前足を交互にゆっくりと

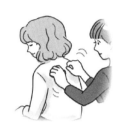

足ふみ（フミフミ）します。それによって，母ネコがリラックスしてミルクが出やすくなるそうです。大きくなっても毛布の上などでこの動作をすることがあるので，ネコにとってのはセルフケアのひとつなのでしょう。この動作をまねたわけではないのですが，タッチがとても似ているので，「ネコの足ふみ」という名前がつきました。

　具体的には，手を軽く丸めて，やわらかく置くような感じで，左右交互にタッチします。叩いたり弾ませたりせずに，子ネコがやさしく足ふみするようなイメージでおこないます。このタッチは，少しゆっくりと，上体を軽く左右にゆらしながらおこないます。軽くゆらぐことで，リズムがゆったりして，心地よいタッチになります。

### （4）コアラの木登り

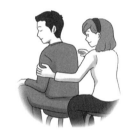

　腕や足など，体のカーブしている部分に効果的なタッチです。腕のあたりにタッチしている様子を横から見ると，コアラが木を登っているように見えるので，「コアラの木登り」という名前がつきました。

　基本は，強く握らず，手のひらで相手の体（のタッチしている部分）を軽く包むようにタッチします。ここで

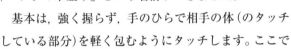

もタッチは軽く，マッサージのようにならないように気をつけます。それ以外は「ネコの足ふみ」と同じです。ゆったりとしたリズムで，左右交互にゆらぎながらおこないましょう。

### （5）ソフトタッチ

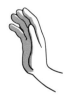

　「ソフトタッチ」は，手をやわらかく開き，手のひら全体でそっとふれるタッチです。このとき，さすったり強く押したりせず，左右交互にやさしくふれるようにします。肩などの丸みのあるところは，体に沿うように手もカーブさせて，手のひら全体を使ってやさしくふれるようにしましょう。

　ソフトタッチは，安心や落ち着き，やさしくケアされている体感をもたらします。健康な方にもよいですが，病気や痛みのある人へのタッチとしても重宝します。このタッチも，ゆったりとしたリズムで，左右交互にゆらぎながらおこないます。

## 3. 3つの形：基本形，TTセルフケア，ケアタッピング

### (1) 基本形：お互いをケアする

　タッピングタッチの相互ケアで，人のあたたかさ，やさしさを体感していくことで，対人的な安心感や信頼感が高まることと思います。さらに，相手をケアして喜んでもらう，そしてケアされて心地よくなる。このようなケアの体験によって，相手を思いやる気持ちが育まれ，よりよい対人関係を築くことにつながるでしょう。

---

| インストラクション | 基本形：お互いをケアする |

#### *1*　ペアになって座る

基本形の場合，2人1組で同じ方向を向いて座り，後ろに座っている人がタッチします。

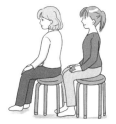

　▶ポイント◀
　背もたれのある椅子に座ってする場合は，背中をタッチできるように，背もたれが脇にくるように座ってもらいます。

#### *2*　準備体操《約10秒》

腕をぶらぶらさせて準備体操をしたら，タッチを始めます。

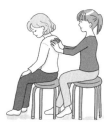

#### *3*　肩甲骨の内側に軽く両手を添える《約5秒》

相手の首から少し下がったところの，肩甲骨の内側のあたりに軽く手を添えます。「こんにちは，これから始めま

すよ〜」と相手の体に知らせるような感じで，ソフトにふれてください。

## 4 背中を「タッピング」《約2分》

手を添えていた肩甲骨の内側のあたりから，ゆっくり，やさしく，ていねい
に，左右交互にタッチしていきます。タッチの位置は，背骨の両側を走行し
ている筋肉の上のあたりです。指先の腹を使って，軽く弾ませるように，左
右交互にタッチしていきます。タッチの位置を少しずつ下げていって，背中
の真ん中のあたりまでタッチするようにします。

> ► ポイント ◄
> 目安として1.5秒間に左右1回ずつくらいの，ゆったりとしたリズムでおこない
> ます。強く叩いたり，力を入れたりしないように気をつけましょう。

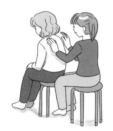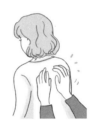

## 5 腰のあたりを「ゾウの鼻」《約2分》

相手の後ろに立って，ゾウの鼻のように，腕を
ぶらんと垂らして左右交互に振りながら，手の
甲を相手の腰のあたりにポンポンとあてるよ
うにします。

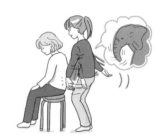

> ► ポイント ◄
> ひざを曲げる角度を変えることでタッチの位置
> を上下させます。床に座っている場合は，ひざ
> 立ちでおこないます。腕をぶらんぶらんとさせ
> ながら脱力しておこなうと，楽しく効果的です。

## 6 肩と腕をタッピング《約2分》

立ったままで，肩へタッピングします。しばらくしたら，肩
からひじのあたりまでタッチの位置を下げていき，また
戻ってくるような感じでタッチしていきます。振り子のよ
うに左右交互にタッチします。

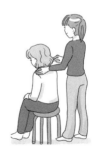

▶ポイント◀

肩たたきのように強く叩いたり，マッサージのような刺激にならないように気を
つけましょう。

## 7　首と頭をタッピング 《約2分》

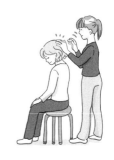

首と頭をやさしくタッピングしていきます。他のところ
よりも繊細ですから，相手に「首と頭もしてもいいです
か～」と聞いてからおこなうようにします。

▶ポイント◀

こめかみのあたりも気持ちよく，頭の疲れに
効果的です。

## 8　背中に「ネコの足ふみ」《約2分》

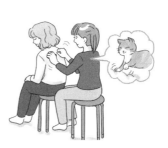

ここで再び相手の後ろに座り，ふんわりと丸
めた手のやわらかい部分で，肩甲骨の内側の
あたりを左右交互にタッチします。しばらく
したらタッチする位置を少しずつ下げていき，
背中の真ん中のあたりまできたら上に戻って
いくようにします。

▶ポイント◀

ネコがその場で足ふみをするような感じで，フ
ミフミと左右交互にタッチします。タッピング
よりゆっくり，左右に体を揺らしながらタッチ
することを忘れないようにしましょう。

## 9　肩と腕を「コアラの木登り」《約2分》

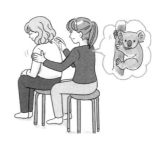

ゆったりとしたリズムや左右のゆらぎは，先
の「ネコの足ふみ」と同じですが，手のひら
で相手をやさしく包むような感じでタッチし
ます。

▶ポイント◀

力を入れて肩や腕を握らないように気をつけま
しょう。

## 10　リクエストタイム 《約2分》

ここで一区切りし，相手に好みの部位とタッチを尋ねておこないます。相手

にとって気持ちがよいと感じるところを多めにすること
で，効果が高まります。

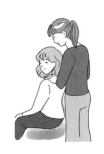

> ► ポイント ◄
> 注文をとりながらすることで，交流が生まれ楽しくなります。

## *11* 背中に「ソフトタッチ」《約1分》

相手の後ろに座り直し，背中にソフトタッチをします。や
わらかく開いた手のひら全体で，左右交互にやさしくふれ
ましょう。

> ► ポイント ◄
> ゆっくり，左右に体を揺らしながらおこないます。

## *12* 手を添えて一緒にいる《約10秒》

終わる前に，もう一度肩甲骨の内側あたりに，軽く手
を添えて静かにします。あたたかさや安堵感が広
がって，とても気持ちよいひとときです。

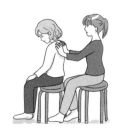

> ► ポイント ◄
> 余韻を味わえるように，そっとふれながら一緒にいるこ
> とを大切にします。

## *13* 背中や腕をさすってリフレッシュ《約15秒》

背中や腕を何度かさすり下ろして，リフレッシュして
終わります。「よし，よし」と，やさしく言いながら
さするのも楽しいです。

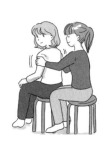

> ► ポイント ◄
> さするときは，軽やかに下へ流すようにタッチするとよ
> いでしょう。このときも強すぎないようにして，相手が
> 心地よく終われるようにしましょう。

## *14* 感想を聞いて交代する

全体を15分くらいかけて，ゆったりとおこなうのが理想的です。終わった
ら，少し感想などを聞いてから，できるだけ交代しておこなうようにしま
しょう。ケアする側とされる側の両方を体験することで，より深い癒しを得
ることができるでしょう。

## （2）TTセルフケア：自分自身をケアする

　タッピングタッチはお互いにしあうことを基本とし，「人と人がケアしあう」という，私たちが健康で幸せに生きるために欠かせない行為をとり戻していこうとするものです。しかし現代の生活においては，しあう相手がいなかったり，病気でひとり寝ていなければならないような状況も多いものです。そんなとき，また日々のケアとしても有効なのが，ひとりでもできる「タッピングタッチによるセルフケア」（以下，TTセルフケア）です。

### ①TTセルフケアの基本

　TTセルフケアの仕方は，基本形とほぼ同じです。相手にすることを自分自身におこないます。自分でしながらも，安心できる人がやさしくしてくれているような感じでおこなうとよいでしょう。

　自分ですると，タッチが速くなってしまったり，マッサージのようになってしまったりすることもあります。気持ちがよいから，または早く心身を楽にしたいからと，急いでしたり，しすぎたりしないように気をつけましょう。

　また，ゆっくりとしたリズムにイライラを感じるようなときは，心が疲れてせっかちになっているサインかもしれません。自分を大切にする時間として，ゆっくり，やさしく，ていねいにセルフケアしているうちに，心身がほぐれて心地よい体験になるでしょう。

### ②ふれあうことができないときのケアとして

　TTセルフケアは自分でできるので，ふれあうことが適切でないときにとても便利です。例えば，カウンセリングや心理療法では，倫理的な理由などから，カウンセラーはクライエントにふれないことが基本です。TTセルフケアは，クライエントにふれることなく，タッチとケアの効用を活かすことができます。（第３章で紹介されているように，十分な配慮や工夫をすることで基本形を取り入れることもできます。）

　また，新型コロナウイルスなどの感染予防のために，ふれあうことを避けるほうがよい場合もあるでしょう。そのようなときも，TTセルフケアを一緒にすることで，ふれあわずにケアの体験を共有することができます。

### ③睡眠促進：眠れないときのケアとして

　私たちの頭は，疲れすぎたりストレスを感じすぎたりしていると，暴走しがちです。そんなときに起こりやすいのは睡眠障害で，寝つきにくくなったり，うまく眠れなくなったりします。うつ病の兆候であったり，原因のひとつだったりします。

　TTセルフケアは，睡眠障害や寝つきが悪いようなときにとても有効です。エクササイズの「よい眠りのためのTTセルフケア」（p. 230）を参照してください。

---

インストラクション

## TTセルフケア：セルフタッピング

### *1*　あごをゆるめてリラクセーション

楽に座って，あごの筋肉を指で軽くほぐしましょう。あごの筋肉は強く，ストレスや感情に影響されやすいので，硬くなっていることがあります。少し口を開けて，下あごを左右に動かしてみると，緊張がほぐれてあくびが出てくるかもしれません。

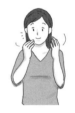

### *2*　あごへのタッピング

指の腹のあたりを使って，左右交互にあごのあたりをタッピング（軽く弾ませるようにタッチ）します。明るい笑顔をとり戻すためにも楽しい気分でおこないましょう。基本形と同じように，ゆったりとしたリズムで左右交互にタッピングしてください。

### *3*　頭や首などへのタッピング

しばらくしたら，あご ⇒ 頬 ⇒ こめかみ ⇒ 額 ⇒ 頭 ⇒ 後頭部 ⇒ 首，という順序で，左右交互にタッピングしていきます。

### *4*　肩と腕へのタッピング

首から肩のところに降りてきたら，手を交差させて肩を左右交互にタッピングします。しばらくしたら，手をそのまま降ろしていって，手を交差さ

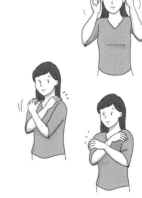

せたまま腕にもタッチします。

## 5　胸やお腹へのタッピング

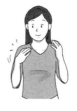

しばらく腕をタッピングしたら，手のクロス
を解いて，鎖骨の下のくぼみのあたりを左右
にタッピングします。その後，胸のみぞおち
のあたりから，軽くタッピングしながらお腹

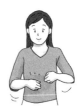

まで降りていきます。気持ちのよさを基準にして，お腹を
タッピングしましょう。内臓に負担がかからないよう，強く
しないように気をつけます。ここではタッピングに加えて，
「ネコの足ふみ」のタッチも試してみるとよいでしょう。

## 6　腰へのタッピング

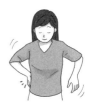

手を回して，腰もタッピングしておきましょう。このとき
は，指先でタッピングしても，手の甲を使って軽く叩くよ
うにしても構いません。

## 7　足にタッピング

腰へのタッチが終わったら，腿にタッピングします。ここでは，好みで「ネ
コの足ふみ」タッチをするのもよいでしょう。

## 8　好みのところをタッチ

一通りの動作をおこなったら，もう少ししたいところや心地よいところを見
つけながら，左右交互にタッチします。心地よいところに自然に手がいくよ
うな感じで，好みのタッチでおこなうとよいでしょう。自分を大切にケアす
る時間を楽しみましょう。

## 9　自分と一緒にいる時間を楽しむ

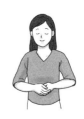

しばらくしたら手を重ねてお腹のあたりに置き，軽く目を閉
じて，2〜3回ゆったりした深い息をします。そして自然な
息に意識を向けながら，ゆっくり，やさしく，ていねいに，
自分と一緒にいる時間を楽しみます。雑念が出てきたら，気
づいて，受けとめ，手放すようにしていると，マインドフル
ネス（静かな今ここの状態）が深まるでしょう。

## *10* ほほえみと安心感でリフレッシュ

終わる前に，重ねた手で，お腹を丸くさするようにすると，安
心感が深まります。何度かリフレッシュするような息をしなが
ら，少しほほえむようにして，楽しい感じで終わるようにしま
しょう。自分に対して「よしよし，大丈夫」と声をかけると元
気が出ます。

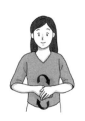

インストラクション

# TTセルフケア：ネコの足ふみバージョン

## *1* 胸を開く深呼吸

①椅子に楽に座り，息を吐きながら前屈します。
②息を吸いながら，腕を左右に広げながら，体を
　起こしていきます。
③息を吸いきったとき，少し上を向くような感じ
　で，胸をしっかり開きます。
④息を吐きながら，腕を閉じていき，前屈します。
⑤この呼吸（②〜④）を3回繰り返します。
⑥体をゆっくり起こして，楽に座り，心身が落ち着いたのを感じ
　ましょう。

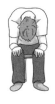
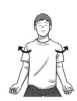

　▶ ポイント ◀
上記の③で息を吸いきったとき，手のひらを外へ向けるような感じ
で，胸をしっかり開くようにします。

## *2* 首の回転ストレッチ

①体は起こしたままで，首だけを前へだらんと傾
　けます。
②脱力したまま，頭をゆっくり右回りで回してい
　きます。
③ゆっくりと10数えながら半周し，さらに10数
　えながら後の半周を回します。
④回りきったら，今度は左回りで回します（同じよ
　うに10で半周，10でもう半周）。

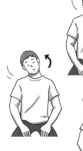

⑤初めの位置に戻ったら，ゆっくりと頭を起こして一息つきましょう。

　　　▶ポイント◀
ゆっくり，やさしく，ていねいに，無理をせずにおこないましょう。痛いところ
は，力を抜いて，よりゆっくり動かすとよいでしょう。

## *3*　全体のリラクセーション

腕や肩などを自由に動かして，全身をリラックス
させるようにします。それから深く一息ついて，
心身を整えながら「今・ここ」に落ち着きましょ
う。

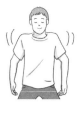
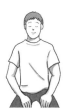

　　　▶ポイント◀
リラックスし始めてあくびが出てきたら，自然にまかせておきましょう。

## *4*　腿の上にネコの足ふみ 《1～2分》

軽く丸めた両手を，腿の上にのせて，基本形と同
じように，左右交互にタッチしていきます。ゆっ
くり，やさしく，ていねいに，上体を左右にゆら
しながらおこないます。

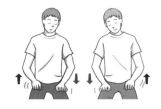

　　　▶ポイント◀
叩くのではなく，腕の重みを使うような感じで，やさしくタッチしましょう。

## *5*　お腹にネコの足ふみ 《1～2分》

両手をお腹に持っていって，4と同じようにタッチします。
ゆっくり，やさしく，ていねいに，体は左右にゆらぎながら
おこないます。

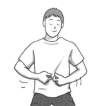

　　　▶ポイント◀
叩いたりせず，やわらかく押しあてるようにタッチします。

## *6*　首にコアラの木登り 《1～2分》

体の左右のゆらぎを保ちながら，手を首のところへ持ってい
きます。首の筋肉に，指の腹を左右交互に押しあてるように
タッチします。

　　　▶ポイント◀
強く握らず，ゆっくり，やさしく，ていねいにおこないます。

## 7  頭にソフトタッチ《1～2分》

体の左右のゆらぎを保ちながら，手を頭へ持っていきます。
そして，やわらかく開いた手のひらで，ソフトに左右交互
にタッチします。

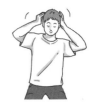

► ポイント ◄
目と額の上を軽くおおうようにタッチすると，眼精疲労などの
改善にもつながります。

## 8  好みのところをタッチする《1～2分》

一通りの動作をおこなったら，もう少ししたいところや心地よ
いところを見つけながら，左右交互にタッチします。心地よいと
ころに自然に手がいくような感じで，好みのタッチでおこなう
とよいでしょう。

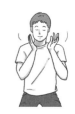

► ポイント ◄
自分を大切にケアする時間を楽しみましょう。

## 9  お腹にソフトタッチ《1～2分》

終わる前に，もう一度お腹に戻り，ソフトタッチで左右交互に
タッチします。しばらくしたら動きをとめて，手を重ねてお腹
に置いて，静かに座ります。そして深く一息ついて，今ここに
いる大切な自分を感じましょう。

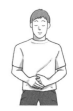

► ポイント ◄
ゆっくり，やさしく，ていねいに，自分と一緒にいることを大切に
します。

## 10  深呼吸とリフレッシュ《1～2分》

体によい空気を取り入れるような感じで息を吸いましょう。
そして，いらなくなったものをすっと大地に手放すように息
を吐きましょう。何度かそんな息ができたら，重ねた手でお
腹を丸くさすって安心感を深め，リフレッシュして終わりま
す。

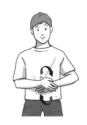

► ポイント ◄
安心感に加えて，ほほえみと自分らしさをとり戻しましょう。最後に，「ヒーリ
ングクリーム」を加えてもよいでしょう（p. 90 参照）。

## TTセルフケア：腕だけ散歩5ステップ

下記に5つのステップを説明します。基本的なガイドとしては,

- 動きは，どれも小さく始めて，だんだんと自分にとって心地よい大きさにしていきます。
- 軽い運動の効果もありますが，心身のリラクセーションと癒しが主な目的です。ゆっくり，やさしく，ていねいにおこなうようにしましょう。
- 時間は目安ですので，体調や体力に応じて無理なくおこなってください。

### 基本の姿勢

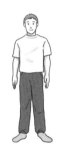

- 両足を肩幅くらいに開き，脱力して立ちます。
- 両ひざは軽く曲げて，自然な感じでゆるめておきます。
- 立つことが難しい場合，椅子に座った姿勢でもおこなえます。

### *1* 上下に弾む動き（ゆっさ，ゆっさ）《約30～60秒》

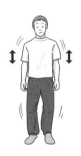

- 体をやわらかいバネかゴムにイメージして，腕は脱力したまま，ひざの屈伸を使って上下に軽くバウンスします。
- 「ゆっさ，ゆっさ」とバウンスしながら，体の重心を右や左に移動させたりして，心身がゆるんでいくのを味わいましょう。
- しばらくしたら，ゆっくりと動きを小さくしていって，楽に立った姿勢に戻ります。

　　▶ポイント◀
　動きをとめて静かになったら，深いため息をついてみましょう。

### *2* 体をゆする動き（ふる，ふる）《約60秒》

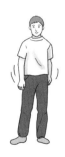

- 脱力して立ち，背骨をやさしくほぐすような感じで,「ふるふる」と体をゆすります。
- がんばらず，やわらかい動きをしながら，心身がゆるんでいくイメージでおこないましょう。
- しばらくしたら，動きを小さくしていって，やわらかく立った姿勢に戻ります。

　　▶ポイント◀
　子どもがイヤイヤをするときのように，腰を小きざみに左右交互にひねるようにするとうまくいきます。

## *3* 体をひねる動き（ぷら〜ん，ぷら〜ん）《約60秒》

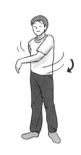

- 脱力して立った姿勢で，腰をゆっくりと左右交互にひねります。
- 腕は脱力して，「ぷら〜ん，ぷら〜ん」と，体に巻きつくような感じでおこないましょう。
- 強くひねらないように気をつけて，心地よく，のんびりとおこないましょう。
- しばらくしたら，動きを小さくしていって，やわらかく立った姿勢に戻ります。

▶ ポイント ◀
でんでん太鼓をイメージしながらおこなうとよいでしょう。ひねったほうの反対の足のかかとが少し上がるようにすると，ひねる動きが楽になります。

## *4* 左右の振り子の動き（ゆ〜ら，ゆ〜ら）《約60秒》

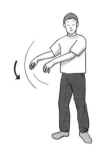

- 振り子をイメージして，両腕を左右交互にゆらすような動きです。
- 脱力しておこなうと，体全体がゆらいで，とても心地よい動きです。
- ブランコを楽しむような感じで，「ゆ〜ら，ゆ〜ら」と楽しみましょう。
- しばらくしたら，腕の振りをだんだん小さくして，振り子がとまるような感じで動きをとめます。

▶ ポイント ◀
自分の好きな動きなどをイメージしながらおこなうと楽しいです。フラダンス，盆踊り，波，風など，いろいろと試してみてください。

## *5* 腕だけ散歩の動き（ぶ〜ら，ぶ〜ら）《約60秒〜心地よい時間》

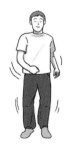

- 足の裏は床につけたまま，「ぶ〜ら，ぶ〜ら」と，腕だけで散歩するような感じで，腕を前後にふっておこないます。
- 自分の好きなところを，のんびりと楽しく散歩する感じでおこないましょう。
- 季節に合わせて，ハイキングやクロスカントリースキーのようなイメージでおこなうのも楽しいです。

▶ポイント◀
足は床につけたままできますが，好みで，足のかかとを少し上げながらしてもよいでしょう。肩が痛いときは，腕をぶらぶらさせず，ひじを軽く曲げてすると楽にできます。

リフレッシュ＆ヒーリングクリーム

- だんだん動きを小さくしてとまったら，お腹に両手を重ねて，静かにします。
- そして，よい空気やエネルギーを全身に取り入れるような感じで 3 度ほど深呼吸して，心身を整えながら「今・ここ」に落ち着きましょう。
- 最後に，リフレッシュする感じで深呼吸を 2 〜 3 度して，重ねた手でお腹を丸くさすって終わります。
- イメージでヒーリングクリームを作り，体全体に塗るようにするとよいでしょう。

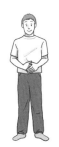

▶イメージによるヒーリングクリーム◀
まず両手をこすり合わせ，架空のヒーリングクリームを作ることをイメージしましょう。そのクリームを全身に，特に痛いところや疲れているところにたっぷりと塗ります。クリームが足りなくなったら，また両手をこすり合わせて作りましょう。イメージで，好みの漢方やアロマなどを加えてみたりすると楽しくなります。

## （3）ケアタッピング：相手をケアする

　ケアタッピングは，寝た姿勢の相手をケアするときの方法です。看護や介護での経験が活かしてあり，病気やケガなどで座ることが難しい相手にもおこなうことができます。健康な人にもおこなえて，横になった楽な姿勢で受けられるため，より深いリラクセーションや癒しを得ることができます。

　タッピングタッチは，施術や治療法ではなく，その人自身が健康な状態をとり戻していくことをサポートするものです。相手の痛みやつらさをとろうとがんばったりせず，ゆっくり，やさしく，ていねいにふれて，ケアするようにしましょう。

## ①基本の姿勢

基本形と同じように，お互いにとって楽な姿勢でおこなうことが大切です。床でするかベッドでするかによっても変わりますが，枕やクッションなどを上手に使って，無理のない姿勢でおこないましょう。

する側の姿勢に関しては，手の角度を相手の体に合わそうとして，体が極端に斜めになってしまうことがあります。そうすると姿勢を保つのがつらくなりますから，手と腕は相手の体に沿わしながらも，体はあまり斜めにならないように工夫しましょう。

寝る前にするようなときは，そのまま眠りに入れるように準備して，ベッドや布団の上でおこなうとよいでしょう。

## ②病気やケガの場合

基本の流れとしては，次のページのインストラクションにあるように，横向きに寝てもらって，背中のタッチから始めます。しかしながら，病気やケガの場合はとれる姿勢が限られていますから，してもらう人にとって楽な姿勢でおこなうようにしましょう。病院のベッドの場合は，許可を得て柵を外し，縁に座って横からすると楽におこなえます。同じ姿勢が続くとつらいことも多いので，適度に姿勢を変えながらするとよいようです。

## ③タッチの仕方

ケアタッピングは，基本形のバリエーションですから，タッチの仕方などは同じです（p. 78 を参照）。でも，横になると副交感神経が優位になり，心身がリラックスして繊細になりがちですから，基本形のときよりも，ゆっくり，やさしく，ていねいにタッチするようにします。

とくに病気などで弱っている人は，最初からソフトタッチでするほうがよい場合があります。どこをどのようにタッチするのか伝えながら，痛みや不快感がないかなど，ていねいに確認しながらするとよいでしょう。タッチが強すぎたり速すぎたり，またよかれと思って長くしすぎたりして，相手にとって負担にならないように気をつけましょう。

## ケアタッピング：相手をケアする

### *1*　基本の姿勢

枕をあて，横向きに寝てもらいます。少しうつ伏せ加減で，背中がやや天井を向くような姿勢がとれれば理想的です。上側の足を少し曲げて，クッションや座布団のようなものをひざの下に敷くと，姿勢が安定して楽になるでしょう。

> ► ポイント ◄
> 病気やケガなどの場合は，横向きの姿勢にこだわらず，本人にとって楽な姿勢をとってもらうようにします。

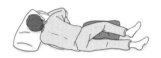

### *2*　横に座って，背中のタッピング 《2～3分》

相手の背中側に座り，肩甲骨の内側あたりに手を添えてから，やさしくタッピングを始めます。基本形と同じように，背骨を中心に左右対称にタッチしながら，少しずつ腰のあたりまで移動していきます。「ネコの足ふみ」タッチも心地よいでしょう。

> ► ポイント ◄
> 強さや場所などを尋ねながら，相手に負担にならないタッチでおこなうようにしましょう。座ってする場合は，横になった人の頭に向かって座るとしやすいです。ベッドで寝た人にするときは，ベッドの縁に腰かけてすると楽にすることができます。

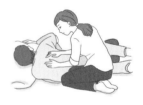

### *3*　背中 ⇒ 肩 ⇒ 腕 ⇒ 首 ⇒ 頭へのタッチ 《各1～2分》

背中が終わったら，基本形と同じように，背中 ⇒ 肩 ⇒ 腕 ⇒ 首 ⇒ 頭の順でおこないます。楽にできるように，仰向けになってもらうのもよいでしょう。基本の「左右対称」を意識して，できる範囲でおこなってください。

> ► ポイント ◄
> 「ゆっくり，やさしく，ていねいに」の基本を大切にしましょう。

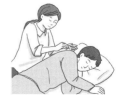

## 4　足へのタッチ《2～3分》

上半身が一通りできたら，ひざから下のふくらは
ぎ，足首，足の甲などをタッチしていきます。こ
こでは「コアラの木登り」タッチが心地よく，安
心やリラクセーションが深まります。

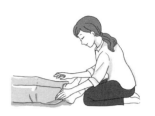

　　▶ポイント◀
　　足にする場合，タオルケットなどをかけるとしやす
　　くなります。

## 5　リクエストタイム《約2分》

ここまでで一通りできたので，好みのタッチと場所に関するリクエストに応
えます。気持ちがよいと感じるところを多めにすることで効果が高まりま
す。

　　▶ポイント◀
　　病気などの場合，患部や痛いところはふれないようにして，お互い安心できると
　　ころを確認しながらおこないましょう。

## 6　手を添えて一緒にいる《15～30秒》

全身が十分におこなえたら，相手の体に軽く手を添えます。場所は適当と思
われるところでOKです。余韻を味わえるように，そっとふれながら，しば
らく一緒にいるようにします。ケアされた充実感や安心感が広がって，心地
よいひとときです。最後は，相手の体をやさしく上から下へ，流すような感
じでさすって終わりましょう。

　　▶ポイント◀
　　ケアタッピングの場合，深くリラックスして眠ってしまうことも多いです。あた
　　たかくして，そのまましばらく眠ってもらうとよいでしょう。

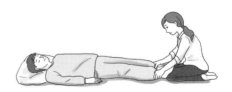

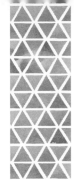

# 第5章

## 臨床・専門領域における
## ケアとしてのタッピングタッチ

........................................................................
........................................................................

　本章では，タッピングタッチの実際の利用について，様々な専門性や深い知見のある人たちが紹介します。その領域は，学校，福祉・介護，子育て・家族，心理，医療・看護，と多岐にわたり，現場に長く携わってこられた方ばかりです。また，ほぼ全員がタッピングタッチの認定インストラクターでもあり，熟練した専門性とホリスティックケアの深い理解を基礎に，貴重な事例と具体的な利用のあり方を提示されています。

　現場での複雑で立体的な体験を文字で伝えることは難しく，限界があります。しかしながら，執筆者の深い体験や専門性に裏づけられた，誠実であたたかい眼差しを感じながら読んでいただければ，大切なことがたくさん見えてくることと思います。また，タッピングタッチの利用は，ここに含まれている領域に限定されるものではありません。本章の事例や説明を活かし，他の専門領域や状況においても適切に活用していただければと思います。

# 学校における実践 1
## スクールカウンセラーによるタッピングタッチ

白鳥志保（公認心理師，臨床心理士）
伊藤美知代（公認心理師，臨床心理士）

## （1）はじめに

　タッピングタッチで生じる安心感は，とても深いところで感じる原初的なものであるように思います。関係性やコミュニケーションを改善する技法は数多くありますが，それらの多くは，どちらかというと「学んだり教えられたりして身につけていく」というものです。タッピングタッチの場合は，もともと私たちが持っているものを「思い出させ，育む」というものだと感じています。

　私（伊藤）がタッピングタッチを初めて体験したとき，仕事のストレス，不安，緊張などで縮こまっていた自分を，ふわっと等身大に戻してもらえたような感覚になりました。タッピングタッチの特徴として，心身の不調を和らげるだけでなく関係性やコミュニケーションの改善に役立つことを知ったとき，直感的に「学校でタッピングタッチを活用したい！」と思いました。

　生きていくうえで，人とよい関係を築いていくことはとても大切です。私たちがスクールカウンセラーとして関わってきた多くの子どもたちは，友達や親との関係に悩み，孤立感や無力感，場合によっては怒りや嫌悪，不信感などを抱え込んでいます。一方，保護者の方々は子どもとの関係に苦慮していました。関係性で生きづらさを感じている子どもたちに，「自分に対する信頼感」「相手への信頼感」「思いやりの心」を育む体験的な心理教育がますます必要とされているのではないかと感じ，タッピングタッチを活用するようになりました。

　学校でタッピングタッチを幅広く活用することは，子どもたちのみならず，先生方や保護者，地域の方々全ての関係性をよりよいものにし，学校全体，地域全体をエンパワメントすることとなり，より充実した教育につながっていくのではないかと思っています。

## （2）学校現場の現状とタッピングタッチ

　学校は，子どもたちを中心に，教職員，保護者，地域の人々など様々な人間関係が縦横無尽に交錯する場です。これらの人間関係が円滑であることは，子どもたちの健全な心身の発達を促します。スクールカウンセラーから見た学校現場の現状とニーズを，子ども，保護者，教職員に分けて示し，タッピングタッチの利用のあり方を紹介したいと思います。

### ①子どもを取り巻く現状

　科学技術が進歩し，私たちの生活は便利になった反面，何かにせかされているかのようにとても忙しいものになってきています。子どもたちも塾や部活動，習い事などいつも何かに追い立てられて，ゆっくり家族と話したり，自分と向きあったりする時間が奪われているようです。家庭で安心して過ごす時間と居場所を失っている子どもたちは，成長していくうえで大切な「自分に対する信頼感」と「相手への信頼感」を育む時間を持ちづらく，安心感のある関係性を築くことができないつらさを抱えています。社会状況の変化から，経済的に厳しく多忙な保護者が多くなり，子どもにゆとりを持って接することができず，虐待や不適切な養育につながってしまうような状況も少なくないようです。ヤングケアラーの問題も聞こえることが多くなりました。経済的に豊かな家庭であっても，「心の居場所がない」と訴える子どもたちも増えています。

　近年は，子どもたちの遊び方も大きく変化しました。かつては外で子ども同士が集団でふれあいながら体を動かす遊びが中心でしたが，今はひとりでゲームをしたり，動画を視聴したりするオンラインでの遊びが多くなってきています。お互いの表情や文脈を確かめながらの相互性のあるやりとりが少なくなってきているように思います。

　下記の事例は，タッピングタッチを母子のカウンセリングに取り入れることにより，友達関係に不安を持っていたAさんが，徐々に自分をとり戻していく様子を示したものです。

### 事例1

　小学3年生のAさん。仲のよかった3人組のちょっとした行き違いをきっか

けに，学校に行きづらくなってしまいました。とても心配した母親は少し感情的になり，学校の対応を責めるような状態でした。Ａさんはこのことをきっかけに対人的な不安を持つようになり，「教室に入るのが怖い」といい始め，欠席が増えていきました。

　母親への感情的なサポートとともに，Ａさんへのカウンセリングが始まりました。最初は母と一緒でないと面接に来ることができず，スクールカウンセラーの問いかけにも母の顔を見るだけで答えなかったＡさん。硬い表情で母の服の袖を持ち，話しづらそうにしていました。言葉によるカウンセリングは難しいと感じた私は，Ａさんが腹痛や頭痛を訴えていたことから，心身両面の不調を和らげられるかもしれないと考え，タッピングタッチを提案しました。

　椅子の位置を変えて準備している間，２人は，いったい何が始まるのだろうと少し不安そうにしていました。そして，母親の見守る中，Ａさんにタッピングタッチを体験してもらいました。体験後「ほっとする。気持ちよかった」と小さな声でＡさんは感想を言ってくれました。

　そして，母親にもタッピングタッチを体験してもらいました。母親も我が子のことをなんとかしたいと悩み，とても疲れているようでしたが，ソフトなタッチでケアされることでリラックスされたようでした。

　その後Ａさんは，カウンセリングのたびにタッピングタッチをリクエストしました。した後のほっとほほえむＡさんの表情に，私自身の気持ちも和み，２人でしばしほほえみあって面接を終えたものです。

　その後，廊下でばったり出会うようなときにも，Ａさんは笑顔を向けてくれるようになりました。その笑顔から，ともに相手に対して安心感を抱くことができ，関係性が深まったことを感じることができました。

　やがてＡさんは，徐々にひとりで面接に来られるようになり，クラスの中で困っていることや，友達とのやりとりを自分の言葉で話してくれるようになっていきました。家でも母親に時々タッピングタッチをしてもらっていたようです。

　紆余曲折はあったものの，５年生になる頃にはほぼふつうに登校できるようになりました。６年生になると面接に来る回数はめっきり減りました。６年生の最後の面接では，「私は私でいいんだね」という言葉を残して卒業していきま

した。

　タッピングタッチが，相手と自分自身への信頼をとり戻すことに役立ったのではないかと感じた一例です。


### ②保護者を取り巻く現状

　保護者は，長引く不況や世の中の利便性のために，長時間労働や深夜勤務などでとても忙しく，子どもたちとゆっくり過ごす時間が少なくなっています。保護者自身が心身ともに疲弊し，子どもと過ごす時間が少ないことで自分を責めたり，反対に子どもにあたったりしてしまうこともあるようです。

　忙しさのため，親同士の交流も減っています。子育ての不安をネット上で解決しようと様々な情報を集めて，子どもに過剰な負担をかけたり，過干渉になったりしている場合もあります。

　保護者自身が心身の不調を抱えながら子育てをしていることもあります。また，自分自身の幼少期の親子関係を振り返り，子育てに対してつらい思いを抱いている方もおられます。

　今，保護者が求めているのは，ゆっくり，ていねいに話を聴いてもらうこと，そして安心と信頼の感じられるつながりだと思います。

　下記は，心身ともに疲弊していた母親にタッピングタッチを体験してもらい，ほっと一息つくことで安心され，家でもタッピングタッチをおこなうことで子どもたちとの関係が改善した事例です。


### 事例2

　発達障害と診断されたB君（小3）のお母さんはシングルマザーです。B君は，毎朝お母さんと一緒でないと登校できません。お母さんは，B君を送った後に弟を保育園に送り，その後に仕事に行きます。いつも職場に着くのは時間ギリギリとのことでした。

　お母さんは，B君が「もうひとりで行けるよ」と言うまで登校をサポートしていくと決めていました。実家の両親に助けてもらっているものの，両親にも病気があり，あまり頼れないとのことでした。家に帰ると2人の子どもがお母さんのとりあいっこでけんかを始めるそうです。面接でお話を伺っていて，仕

事と子育ての両立が本当に大変そうでした。

　ある面接で，疲れて見えるお母さんに「よく眠れていますか」と尋ねたところ，夜中に何度も起きてしまうとのことでした。おそらく息をつく間もなく仕事と育児をめいっぱいがんばっておられたのでしょう。私は，一度ゆっくり一息ついてもらいたいと心底感じて，「体と心が少し楽になると思うんです」と，お母さんにタッピングタッチを提案しました。タッピングタッチを体験したお母さんは「はぁ〜」と深くため息をつかれ，余韻を味わうかのようにしばらくのあいだ無言でした。そして，「なんだか元気になりました」と，少し明るい表情でいわれました。私は，子どもたちを寝かしつけるときに，順番にタッピングタッチをしてはどうかと提案して面接を終えました。

　2週間後にお会いしたとき，お母さんからは「前回の面接の後，3日間ぐっすり眠れました。子どもたちには，布団に入って下の子から背中をトントンしてあげるとすっと寝てくれました。Bともゆっくり話をして，背中をトントンしてやるとすぐ寝てくれるようになりました」との報告を受けました。

　お母さんの子どもを大切に思う気持ちが，タッピングタッチをとおして子どもたちにストレートに伝わったようです。左右交互にやさしくふれるというシンプルな行為をとおして，子どもたちは母を感じ，安心して眠りにつくことができたのだと思います。

### ③教職員を取り巻く現状

　学校で過ごす先生方は毎日非常に忙しく，子どもを理解するための情報共有の時間の確保が難しくなっています。学習指導や生徒指導といった本来の業務の他に，保護者への連絡や会議，研修会，行事の準備，PTAや地域との連携など，多くの仕事に追われて慢性的な疲労を抱えている先生も多くいらっしゃいます。クラス全体を見ながら，一人ひとりに寄り添った支援を考えて，子どもたちをていねいに見ていこうという気持ちの強い先生ほど大変な思いをしておられるようです。

　スクールカウンセラーは，先生方に負荷がかかりすぎていないか気を配る一方で，先生方をエンパワメントしていくことも必要です。また，個々の先生方とよい関係を構築するとともに，先生同士の関係性もよりよいものになるよう

働きかけていく必要があると考えます。

　下記は，教職員対象の研修でタッピングタッチを紹介したときの事例です。

**事例3**

　中学校の教職員対象の研修会でタッピングタッチを紹介し，基本形を体験していただきました。ふだん自分のことよりも目の前の子どもたちのことを最優先に考えていらっしゃる先生たちです。トントン，トントンと左右交互に背中をタッチしていく一定のリズムから，ふだんとは異なる時間の流れを感じられた様子でした。「あ〜，久しぶりにゆったりできるなあ」という声があちこちから聞こえ，顔の表情も体も和らいでいるように見えました。

　10分ほどで，30名ほど集まっていた会議室がとても静かになり，首を垂れて眠っていらっしゃる先生もいました。相互タッピングを終えてペアで感想をシェアしあう場面では，あちこちから笑い声が起こり，明るいトーンで「温泉に入ったみたい。体がぽかぽかする」「やさしい気持ちになれます」「疲れがとれました」などの感想が聞こえてきました。

　全体でのシェアリングでは，「いつも時間に追われている感じがしていたが，今日は同じ学校の中にいるとは思えないほどゆったりしている。こういう時間を時々でも持てたらいいと思う」「気持ちが落ち着く」など肯定的なフィードバックが多くありました。

　また印象的だったのは，子どもたちからは厳しいイメージの生徒指導担当のC先生が，「あまりに心地よすぎて思わず顔がゆるんだ。こんな様子を子どもたちに見られたら恥ずかしい。でも本当はいつも穏やかでいたいんですよ」と笑いを交えて話されたことです。その感想を聞いた他の先生が「ふだん，いつも私たちの先頭に立って厳しく子どもたちへの指導にあたってくれているC先生が，そのような感想をここで話してくれたことがとても嬉しい。C先生の新たな一面を知ることができました。ありがとうございます」と話されました。

　タッピングタッチをしあうことによって，先生方の雰囲気があたたかく和やかになり，お互いをねぎらいあうひとときになっていました。ゆったりと心身のケアがなされたことで「また子どもたちのためにがんばろう」と思えたそうです。

## （3）教育現場における様々な用途

　タッピングタッチは，以下のような教育現場の様々な場面で活用されています。

### 校内の相談室で活用
・個人，個別カウンセリング
・小グループでのピア・サポート体験

### 保健室での活用
・養護教諭による児童・生徒の心身のケアとして
・学校保健委員会等でセルフケアや家族同士のケアの手法として

### 集団での活用
・ケアの体験学習として
・学級内の雰囲気作りとして
・教職員の相互ケアとストレスマネジメントとして
・親子関係をよりよいものにするための保護者へのサポートとして
・災害時における心身のケアおよび支えあう関係作りとして

## （4）学校におけるホリスティックケアとしてのタッピングタッチ

　私（白鳥）は，スクールカウンセラーとしてたくさんの子どもや家族にお会いしてきました。ここでは，タッピングタッチというホリスティックケアを活用することで，個人の内面と外とのつながりやバランスが互いに関連を持ちながら全体的によりよいほうへと変化していったと思われる事例を紹介します。

　中学2年生のDさん。活発で人前に出ることが好きな反面，授業となると教室を抜け出してしまう困った子，と先生方から聞いていました。

　ある日，Dさんが相談室のドアをガラッと勢いよく開けて「○○（担任の先生を呼び捨て）に連れて来られたんだけど〜」と言いながら相談室に入ってきました。ソファーに座り「だる〜い」と，うなだれるように，上半身ごとテーブルにのせて，顔を伏せていた様子が印象的でした。かなり疲弊しているようで，無気力な様子。話しかけてよいものか，躊躇してしまうような雰囲気をDさんの背中から感じました。

　私は思いきって，小さめの声で話しかけながら近くに寄ってみました。応答がなく，話したくないのかもしれないと思ったのですが，Ｄさんの体からは断固拒否しているような感じがなかったため，そっと横に座り，静かにただ見守るようにしました。

　しばらく経ってＤさんがぽつりぽつりと，勉強がわからず教室にいたくないという気持ちから途中で抜け出していることが多いこと，そのことを担任が家庭に連絡してしまうこと，母親は学校に不信感を持っていること，早退してしまう日も多いけれど，帰宅してからの習い事のダンスは楽しみにしていることなどを話してくれました。

　翌週Ｄさんは，授業中に相談室に来ました。前回と同じようにテーブルに顔を伏せて座り，「イライラする～」と言いながらも，居場所ができたことにほっとしているようにも見えました。突っ伏した状態のまま，習い事のダンスのことだけは自ら話すＤさんの様子から，私はＤさんには体へのアプローチを含めた心身両面のケアが適しているのではないかと思いました。

　Ｄさんに「このあたり（背中）にトントンってすることで，心と体が元気になる方法があるんだけど，してみてもいいかなあ」とタッピングタッチについて簡単に説明すると，うなずいてくれたため，うなだれているＤさんの背中にタッピングをしてみました。

　しばらく経ってもＤさんからストップがかかりません。さっきまで「だるい」「帰りたい」「めんどくさい」と言っていたＡさんの声が聞こえなくなったので様子を見ると，目をじーっと閉じていました。眠ってはいなかったのですが，深くゆったりとした呼吸をしている様子がじんわりと伝わってきました。穏やかなＤさんの表情を見ていたら，私自身もＤさんに対して，「本当にお疲れさま。いろいろ大変だったのでしょう」といういたわりの気持ちや，まるで母親がトントントントンと，ゆったりとしたリズムで子をあやすような感じを，私の体にも体験していたように思います。

　10分間くらいでしょうか。Ｄさんと私は何も言葉を発することはなく，ただただ穏やかな時間を，ともにゆったりと過ごしているように感じられました。もうしばらくＤさんとこんなゆったりとしたやさしい時間を過ごしていたいという気持ちでしたが，チャイムの音で終わりが告げられました。Ｄさんは，

「……何これ，なんかいいね」と一言だけ残して，そっと相談室を後にしました。担任の報告によると，Dさんは相談室を退室した後まっすぐ教室に向かい，授業に参加していたとのことでした。

　後日，養護教諭がカウンセリングルームに来られ，次のように言われました。「Dさんが，カウンセラーとおもしろいことをした。あれ（タッピングタッチ）を先生にもしてほしい，と私に言ってきました。どんなことでしょうか。なんだか嬉しそうだったので。私にもできますか？」

　私はさっそく保健室へ行き，養護教諭にタッピングタッチについて説明し，デモンストレーションをして体験してもらいました。すると「わ～，これ，なんだかとてもいいですね！　落ち着きます。こういう時間をずっと持てなかったことに気づきました」との感想。そして「ちょっと待ってて」と，職員室へ行き，もうひとり他の先生を連れて来られたのです。タッピングタッチを誰かにしてあげたくなったとのことでした。

　翌週，養護教諭から「Dさんが保健室に来たときに，タッピングタッチをしてほしいと言ってきました」という報告がありました。養護教諭は，Dさんの背中にタッピングタッチをしながら，彼女が多くを話してくれたのは初めてのことで，自分を含めた教職員がDさんについて十分に理解していなかったように感じたそうです。そして，保健室に来室した他の生徒に「そういうときはね，これをしてあげるよ」と，Dさんがタッピングタッチをしてあげた様子についての話もありました。

　その後，Dさんと相談室で会うことは少なくなっていたのですが，相談室に初めて来室したときのことを一緒に振り返る機会がありました。母親の健康状態が思わしくないこと，学校で友達がいないと感じていること，勉強がわからないと感じていることなど。そして，抱えていた不安や寂しさ，自信をなくしていたことなども言葉にしてくれました。

　Dさんは，常に不安な気持ちを抱えながら学校で過ごしていたのでした。学習や行事などを楽しむどころではなかったのでしょう。大きなものを背負ってがんばってきたDさんは，タッピングタッチをしてもらいながら少しずつ安らぎを感じ，抱え込んでいた思いを言葉にしてくれるようになっていきました。その後Dさんは，母親にタッピングタッチをしてあげたところとても喜んでも

らえたと，嬉しそうに話してくれました。

　またDさんの担任は，彼女の母親の体調が思わしくないことを養護教諭から聞き，Dさんの思いも知ったことで，家庭全体を気遣いながら学習支援について話しあう機会を作りました。その後，母親の体調も少しずつ回復し，担任との連絡も以前より明るい声でのやりとりに変わっていったそうです。Dさんは，学習においてもサポートを受けられるようになり，次第に自信と笑顔をとり戻し，クラスでも友達と楽しそうに話す様子が見られるようになりました。

　上記の事例からもわかるように，タッピングタッチは，シンプルで簡単なケアの手法であるため，学びたい，してみたいと思い立った養護教諭に，その場ですぐ学んでもらうことができました。そしてDさんは，養護教諭にケアされることで，学校や家庭で抱えていた誰にも打ち明けられなかった思いを，安心感を持ちながら他者に話すことができました。

　このことがきっかけとなって，養護教諭から担任をはじめとする学年教員へと情報が伝わり，これまで問題行動のように見えていたDさんの内なる声を理解することにつながったように思います。Dさんにとって，校内で日常的に安心して話せる人と場所が増えたことや，心から大切にされていると実感できたことは，大きな支えになったのではないでしょうか。

　また校内でタッピングタッチを体験したDさんの中に，同級生や母親にしてあげたいという気持ちが湧き起こりました。そして養護教諭にタッピングタッチを教わり，友人や母親にしてあげたところ，喜んでもらうことができました。このような体験をとおして，Dさん自身も安心感や他者との関係性が揺るぎないものだと実感することができたのではないかと思われます。

　以下，スクールカウンセリングにおけるタッピングタッチの有用性をまとめてみました。

　・シンプルで道具を必要とせず，安心してふれあうことができるので，学校教
　　育に導入しやすい。
　・お互いへの信頼や安心をとり戻し，相手を思いやるような関係性を育てるこ
　　とで，よりよいクラス作りにつながる。

- 生身の人間同士，安心してふれあい，お互いをケアする体験が，自分や相手を大切にすることにつながる。
- ホリスティック（統合的）なものであるため，個人相互の関係性にとどまらず，よい変化を波紋のように広げることができる。

## （5）学校臨床における活用の際の配慮について

　ふれあうことやお互いをケアすることは，私たちの生活において必要不可欠なものです。それを十分に得ることのできない子どもたちへのアプローチとして，安全にやさしくふれるタッピングタッチは有効だと思われます。しかし，今はふれること自体を避けるような社会状況となりつつあります。そのため，十分な考慮と配慮が必要です。

　カウンセラーが基本形をおこなう場合，導入に際してはタッピングタッチの説明をていねいにおこなうこと，そして承諾を得ることが重要です。承諾を得ても，途中で不快になったりしたら，いつでもやめられることを伝えることも大切だと思います。

　身体的虐待や性的な被害に遭っている子どもに対しては，より慎重な配慮が必要となります。中には，嫌だと感じても言い出せない子どももいます。とくに，初めて導入するときは，相互性のあるやりとりの中で相手の思いを最優先し，無理におこなわないことが大切だと思います。相手の感じ方や主体性を尊重することが最も重要な点であると考えます。

　学校で用いる場合は，先生方にも研修などで体験してもらい，留意点を伝え，安全なケアの体験であることを理解してもらうとよいでしょう。タッピングタッチ自体は，安全にふれあえるよう十分工夫されたものです。しかし，ふれること自体を避ける昨今の社会状況を考慮して，スクールカウンセリングにおいては，カウンセラーと相手が同性であることが望ましいでしょう。相談室では，第三者のいるところでおこなうなど，誤解を生じないようにする配慮が求められます。

　また，タッピングタッチには，相手にふれないセルフケアの方法もあります。相手がふれられるのを不快に感じる場合や，異性のクライエントと面接する場合などに役立ちます。コロナ禍において，オンラインでの使用を含め，セルフ

ケアの有用性が数多く報告されています。

## （6）おわりに

　学校臨床における実践と調査から，タッピングタッチは，カウンセラーによる相談室での利用に加えて，教職員や保護者のサポートにも有効であることがわかってきました。また，スクールカウンセラーが教職員と協働でおこなうクラス作りなどにも活用することで，学校全体へのホリスティック（統合的）なケアを提供できることが，複数の事例から報告されています。

　とくに最近は，タッピングタッチのセルフケア（腕だけ散歩やセルフタッピング）を有効に取り入れることで，児童・生徒と教職員，家族，地域をエンパワメントし，学校コミュニティ全体が健康なあり方をとり戻すためのサポートになることを改めて実感しています。

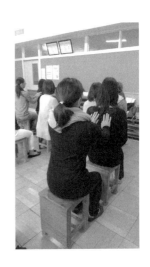

# 学校における実践 2
## スクールソーシャルワーカーによるタッピングタッチ

中川祥子（スクールソーシャルワーカー）

　私がタッピングタッチと出会って 20 年が経ちます。その間，臨床社会福祉を専門とし，高齢者福祉，女性支援，そして学校での心理支援などの分野でタッピングタッチを使ってきました。スクールソーシャルワーク事業として福祉的支援が学校現場に導入された 2008 年からは，スクールソーシャルワーカーとして働き始めました。子ども支援のために，ようやく学校と家庭や地域をつなぐ回路ができた，と嬉しかったのを覚えています。以来 14 年間，様々な状況にある子どもの支援にタッピングタッチを活用し，その有用性と必要性を感じてきています。

　この節では，学校を足場に子どもたちを支援するソーシャルワーカーとして，①タッピングタッチがとても有効な対人支援ツールであること，②学校がタッピングタッチを活用することで，ケアを大切にしたコミュニティになること，そして③タッピングタッチをとおして気づいたことをお伝えしたいと思います。

## （1）タッピングタッチはとても有効な支援ツール

　私の仕事は，教育委員会から学校に派遣され，先生方から「この子どもについて，どうしたらいいかわからず困っている」と話を聞くことから始まります（図 5-1）。子どもたちもかなり困っています。子どもたちの困った表情の裏には強い不安があり，その不安がうまく解決できないために，気になる言動や不適切な行動をとってしまい，それが問題になっていることが多いように思います。

　そのような子どもたちの中には，生活保護

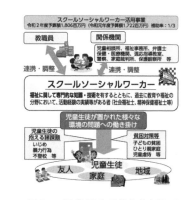

**図 5-1　平成 28 年子供若者白書**[1]

など福祉制度を利用して家庭経済を安定させることや，児童相談所などと連携して虐待を防ぎ，安全で安心できる環境を調整するというスクールソーシャルワーカーの専門である福祉的支援が必要な場合もあります。けれども，友人関係，家族関係，クラブ活動，学業，先生との関係等々，子どもたちの不安の材料はとても多様で複雑にからみあっています。

　そんな状況において，タッピングタッチを活用した例を2つ紹介します。

## ①学校や教育委員会にクレームを言い続ける保護者

　1つ目は，小学校の頃のいじめの被害から，中学校での友達関係もうまくいかなくて不登校気味になっていたA君のケースです。彼の親が，学校はもとより，教育委員会にも連日クレームの電話を入れて，担任も管理職もヘトヘトになっていたことから派遣要請がありました。

　親との面談は数時間に及びました。いじめがあった小学校の対応への怒り，そのことを考慮していない中学校への怒り，そして教育委員会への不信感など，つらい思いを誰も理解してくれないという強い訴えでした。ともかくその思いを受けとめて聞いていくと，親として精一杯子どもを守ろうとしてきたことが浮かび上がってきました。その親としての思いを肯定し，そのがんばりをねぎらうことでようやく怒りが静まっていきました。そのうえで，中学生になった子どもの成長の力を信じて，一歩引いて見守ることも親にしかできない大事なことだと提案しました。難しい面談でしたが，子どものがんばろうとしている様子にも気づいておられたので，成長に合わせた親の関わりが大切だと理解され，なんとか面談は終わりました。

　数日後，予定していたA君との面接をしました。最初は暗く怒った顔で小学生のときの嫌な体験を話していましたが，本当は中学校では忘れてがんばりたいという気持ちも聞くことができました。そこで「心と体がゆるんで楽になり，自分の中にある元気の素に働きかけるタッピングタッチをしてみない？」と提案し基本形をしてみました。しばらくすると緊張していた体から力が抜け，クスクスと笑い出し「何これ，おもしろいね」「なんか笑えてくる」と雰囲気がガラリと変わりました。その明るい笑顔や前向きな感じを「それはあなたがもともと持っているいい感じの自分だね」と認めて面談は終了しました。

　1回きりの面談でしたが，その後の学校からの報告では，生徒は嫌な相手をうまく避けながら登校することができ，母親からのクレームもとまったとのことでした。A君は，母の過剰な保護から抜け出すきっかけを待っていたのでしょう。過去の出来事を断ち切って，変わりたいという気持ちを，スクールソーシャルワーカーとタッピングタッチをすることで確認し，一歩前に踏み出すことができたように思います。

　また母親は，クレームを続けることにかなり疲れてきていたのでしょう。子どもの成長を見守る大切さに気がつかれたことで，子どもとの関係がよくなり，結果的にA君の変化につながったかと思います。また面接要請があれば，母にもタッピングタッチを提案しようと思っていましたが，2回目の面接要請はありませんでした。学校として，A君が自分でがんばる姿を見守ることにされたようです。

## ②スクールカーストで気分が落ち込む女子グループ

　2つ目は，4人の女子高校生からの相談事例です。同じクラスの強い女子グループに嫌な思いをさせられているということでした。相手グループの様子や，何が原因だったかと少し聞き始めたのですが，何かの事件や事象がきっかけだったわけではなく，自然と定まっていった強者と弱者の位置関係は変えようがない様子でした。

　話を続けても重い雰囲気が変わりそうになかったので，「つらいときお互いにケアしあって，励ましあえるタッピングタッチというものがあるんだけど，してみる？」と基本形を紹介して，互いにしあってもらいました。彼女たちは，「私ら弱いもんね〜」「どうせ勝てないし」「無理やわ」と暗い声で言葉数少なく話していたのですが，タッピングタッチが始まると，5分もしないうちに，「あ？　何これ」「気持ちいい」「なごむ〜」「えー感じ」「元気出るね」などと，ほろほろと気持ちがほぐれていくように，笑い声と前向きな発言が出てきました。先ほどの暗さはどこかへ行ってしまい，とても楽しい場になりました。チャイムが鳴ると「え〜，もう時間？」「よかったね〜」「ま，がんばるわ。ありがと」と完全に雰囲気が切り替わって教室に戻っていきました。

　自分たちはおとなしくて，気の強い女子に歯向かっていくことはあきらめて

いたようですが，自分たちなりにがんばっている，自分たち自身は大丈夫なんだ，と感じることができたようでした。グループの 4 人が，タッピングタッチでケアしあうことで，互いの存在と信頼も確認できたように思えました。

　このようにタッピングタッチを活用していく中で，子どもたちがストレスに感じていた関係性に対して前向きになる，という効果を何度も目のあたりにしました。子どもに潜在するさまざまな能力や可能性，そしてレジリエンス（適応し成長する力）に驚かされました。そんな子どもたちの隠れている思いや考えをタッピングタッチが後押しし，抑圧されていた力を解放するエンパワメントになるのだと思います。

　それに加えて，共通して見えてくることは，タッピングタッチの不安を緩和する効果が絶大であることです。背中からトントンと，ゆっくり，やさしく，ていねいにタッチしてもらうことで自分のことを大切にしてもらう体験をし，それをとおして安心感を得，それが十分に高まると，外へ，前へと向かっていく力（やる気，好奇心，生きる力）が湧いてくるようです。

## （2）学校現場における「ケア」のニーズの上昇

　先生方は，寄り添う姿勢（カウンセリングマインド）を大事にする教育相談や，発達の課題や特別な課題をていねいに支援する特別支援教育などを取り入れることで，厳しくなりがちな生活指導や生徒指導だけでないアプローチをとってきています。しかし心身のケアを求めて保健室にやってくる子どもたちは減っておらず，加えて，虐待，貧困，DV など学校現場だけでは解決が難しく，改善にも時間がかかる家庭背景も増えています。授業観察や子どもとの面接，また学校の様子から見えてくる子どもたちは，表情が乏しかったり，人間関係がうまく作れなかったり，物事への関心が薄かったりと，「親密な他者からの不適切なケア，またはケアの不足」が現実的な問題とからんで背景にあるように感じます。

　そのうえ，過呼吸やリストカットなど，精神的な不安定さを学校で繰り返す子どもが珍しくなくなっている現状があります。自傷，他害のリスクが高く生死に関わる状況では命を守ることが最優先です。その次に，人との関わりがちゃんとできるかどうか，それからようやく学業や進路となり，教師はアプロー

チの軌道修正を余儀なくされます。自殺企図の発覚，リストカット・過呼吸の頻発，医療（児童精神科）の受診拒否または受診しても通院の場合は，学校での不安定な言動が継続する場合も多いです。また自暴自棄や暴力的になって児童福祉施設に保護され，その後学校に戻ってくる場合も，学校としてどんなアプローチをとればよいのか，先生たちは毎日が手探り状態で本当に困っています。みんなと一緒に勉強なんてできる状態じゃない，と感じている先生も多いのです。

　そんな現場へスクールソーシャルワーカーとして何度も派遣されると，家庭の福祉向上の必要性に加えて，学校という場が子どもたちにとって「安全で，安心でき，ケアされる場」になる必要性が見えてきます。とくに大変な状況にある子どもたちにとって，学校に関わる大人を信用できること，そして学校が社会や将来に希望を持たせてくれ，自分の力を伸ばしてくれる場であれば，自分や他人を傷つける行為に及ばずとも済むのではないかと感じます。ケアされることで自他を肯定する可能性が生まれれば，後の人生が大きく変わっていくのではないかと思うのです。

　そういう経緯から，ケアを大切にしたコミュニティを，学校を中心に作ることが急務ではないかと思うようになりました。そのために子どもの不安を軽減し，関係性をケアするタッピングタッチの有効性を教職員に伝え，活用を促進していくことが必要だと思っています。

### （3）タッピングタッチでケアした中学2年生の事例

　さてここからは，学校でタッピングタッチを使ったケアを中心に据え，チームで支援した事例を紹介したいと思います。内容は個人が特定できないように変えてあります。

### ①スクールソーシャルワーカー介入背景

　ひとり親家庭で暮らしていた中学2年生のKさんは，小学5年生のときに突然の事故で母親を亡くしました。その後，高校受験を控えた兄と一緒に，祖父母と暮らすようになりました。

　Kさんは，大きな喪失感を抱えながらも気丈にがんばっていたようですが，中

学２年生の年末から学校での自傷行為が始まりました。担任の先生に「３年生の秋に死にたい」と予告めいた話をしたことで，学校での「命を守る」対応が必要となりました。スクールカウンセラーとはうまくつながらなかったため，家族への働きかけも視野に入れて，スクールソーシャルワーカーが介入することとなりました。

　Ｋさんの気持ちの根底には，母親を救えなかった強い自責感がありました。兄は優秀だけれど，自分は母親以外の人には愛されず迷惑をかけるだけの子どもだ，という劣等感も強くありました。また，自分は必要でないという思いに駆られながらも，学校での活動や友人関係は大事だから，秋の文化祭までは死ねないとの葛藤がありました。その葛藤が膨らむことで自傷行為，自殺願望が表出したようでした。

　Ｋさんへの支援は１年間にわたりました。リスクアセスメントは都度ていねいにおこない，ほとんど毎週おこなった個人面談に加え，管理職と教育委員会を含む関係教職員とのケース会議を頻繁に開きました。大目標は「３年生の秋の自殺」の予防とし，中目標には，母親を亡くしたグリーフケア，家族関係の修復支援，進路決定支援が含まれました。

### ②心身をほぐし，落ち着きをとり戻す「腕だけ散歩」

　Ｋさんは，いろいろな気持ちと考えで頭が一杯で，言動にも突発的なところがありました。面接ではよく話しましたが，頭の中でいろいろ考えてしまい落ち着かない印象でした。まずは落ち着く方法として，体ほぐしや漸進的筋弛緩法，呼吸法など日常的にできるセルフケアの方法を紹介し練習していきました。

　タッピングタッチのセルフケアである「腕だけ散歩」は，面接のスタートに一緒によくおこないました。「腕だけ散歩」は導入がしやすく，簡単であまり抵抗なくできること，また面接者と向きあって動作を同調させ，楽しく気軽に，かつ落ち着いていけるよう口頭でのガイドもすることで，体の緊張はもとより，気持ちのこだわりもほぐれるように思います。

　Ｋさんと腕だけ散歩をしながら，行ってみたい場所や景色を想像してもらうと，小さい頃に母親と見に行った景色も出てきました。ところが彼女は，嘆き悲しむ気持ちに浸ることもなく，楽しく心地よく散歩している状態を味わうこ

とができました。自分にとって心地よいイメージという導入と，楽しく無理な
く体を動かすことにより肯定的な状態の自分を感じること，前に向かって歩い
ているという感覚は，悲しみや否定的な思いにとらわれない練習にもなったと
思います。落ち着いていく中で，母親の死について「本当はこうしたかったけ
れど，できなかった，わからなかった，今もわからない」という混沌とした思
いを持っていることや，その思いで一杯になりながらも学校生活をがんばって
きた，という話がしやすくなったようでした。

　校内ケース会議では，動きながら落ち着きをとり戻せる「腕だけ散歩」の利
用に関して説明しました。そして，深い胸の内を話してくれたKさんの気持ち
を共有し，学校で必要な支援は何かを検討していきました。さらに，Kさんに
は先生方から理解されているという安心感，何かあったら守ってくれる安全感，
そして相談できる大人への信頼感が必要であることも確認しました。関係する
教員が意識してKさんに声をかけること，また日々の学校生活の中でKさんの
話を聞く体制をとっていけるように支援していきました。

### ③タッピングタッチで安心感と存在の肯定

　Kさんとの面接では，タッピングタッチの基本形もおこないました。初めて
のときは，「あなたの背中をトントンして，緊張やがんばりをほぐして気持ちが
落ち着く方法があるけど，してみてもいい？」と言うと，驚くほど素直に同意
してくれました。でも体験した後の感想では「気持ちいい，なんかあったかく
なる」と言ったくらいで，ふだんおしゃべりなKさんにしては言葉少ない感じ
がありました。それで，あまり気が向かなかったかと思いましたが，その後の
面接で「今日はどうする？」と尋ねると「お願いします」との返事が返ってき
ました。とても素直な反応で，まるで母親からの無償のケアを受けている子ど
ものようでした。それ以降は毎回することになりました。

　その後，ケアされることへのKさんの反応について校内ケース会議で意見交
換したところ，小学生のときに亡くした母親への喪失感を，やさしくケアされ
ることで埋めているのではないだろうか，という話になりました。周囲の大人
がちゃんと自分のことを見守り，大事な存在であると思ってくれていることを，
体をとおしても感じられるようにすることは効果的だと思われました。

そこで養護教諭や女性教員は，Ｋさんが涙していたりつらそうに話すようなときには，寄り添って話を聞く，背中をさする，肩にふれる，頭をなでるなど，「よし，よし大丈夫」といった感じの，さりげないボディタッチでケアを伝えてみることになりました。Ｋさんの日常で発生する友達とのこと，部活動のこと，家族内での出来事など，教員たちは否定や批判をせずに聞くようにし，自分で考え決められるようサポートしていきました。

#### ④自分で自分を認めるためのセルフタッピング

　教員からのケアが増えることで改善は見られたものの，勉強が兄ほどできないとか，祖父母に望まれていない，いらない子だといった自己否定感はＫさんの中に続いていました。そこで今度は，自分自身をケアする「セルフタッピング」を紹介することにしました。

　自己否定感が湧いてきたら，「あぁ悲しい，つらいと思っている自分がいるなぁ」「こんなにもつらいと思っているんだなぁ」「つらいけど結構，がんばってるよなぁ」と自分でその気持ちを聞いてあげ，自分にやさしくしてあげることを提案しました。セルフタッピングは短くてもいいし，好きな体の部位だけでもいいことを伝えておくと，夜寝る前や勉強に集中できなくなったときなどに試してみたとの報告がありました。「そうすると結構すぐに気持ちが切り替わって，勉強が続けられた」とのことでした。

　彼女の話からは，とても短い時間のセルフケアであるようでした。心の中では，もう少し長くしたほうがいいのではと思いましたが，自分の気持ちに気づき，今すべきことに意識を戻す，そして，こうありたいという自分をとり戻すことに，とても有効だったようです。

#### ⑤ブレイクスルーとしての出来事

　母親の命日のある月は落ち込むとのＫさんの話から，悲しみを避けるのでなく意識して母親のことを思い出し「自分の悲しみをケアする特別な月」とする提案をしました。タッピングタッチを毎回の面接でおこない，教員にはとくに気にかけてもらうようにしました。またこの時期，祖父母に感情をぶつける大げんかをして，我慢していた感情を言葉で表現することができました。そのこ

ともあってか，家が居心地よく，落ち着けるようになり，受験へ気持ちが切り替わっていったようです。

　そんな夏休みのある日，突然「なんで死にたいって，思っていたんだろう。そんなことばかりでは人生の無駄ではないか。私は生きなければ。母のために精一杯生きるしかない！」と「脳内サミットが起こった」と休み明けに話してくれました。教員からは，Kさんが「私は生きます！」とわざわざ宣言しに来た，と嬉しい驚きの報告がありました。

### ⑥大丈夫な自分を維持するセルフタッピング

　面接では，不安定そうだったり，疲れて見えるようなときに基本形をおこない，勉強中や登校前の時間にはセルフタッピングをしてもらいました。また不安を感じている自分に気がついたら，セルフタッピングをしながら言葉にしてみることも提案しました。人に話せるようであれば教員に話すことも勧めました。これらのことは，静かで落ち着いた自分，大丈夫な自分を確認したり，ありのままの自分を否定せず受けとめたりする練習となったようです。そのためか，徐々に保健室への来室がなくなっていきました。教員への相談も減り，必要なことを前向きに話す程度で，文化祭を楽しく過ごしている様子がありました。

　冬休み前の面接では，この一年を振り返りました。自分がとても変化し成長したこと，周囲の支えがあって生きていること，母もしっかり生きていくことを望んでいると思えるようになった，とのことでした。それでも「めげそうになったときはセルフタッピングして，これだけしたら寝よう，ってしています」と話してくれました。その後，無事に卒業し希望の高校に進学していきました。

### ⑦タッピングタッチを使ったケアの体制作り

　このようにKさんの自殺の予告とリストカットから始まったチーム支援でしたが，関係教員とスクールソーシャルワーカーがケア体制を作り，タッピングタッチを使った関わりを学校で継続したことから，Kさんが「自分は大切な存在である」ということを体感できたように思います。また自分の思いや考えを日々の学校生活の中で聞いてもらえたことで，負の感情を抱え込まず整理でき，

自殺念慮・企図が消滅していったと思われます。

　またセルフケアを一緒に実施し，家でも実践していくことで，落ち着きが増し，自分の感情を肯定できるように変化していき，マイナス思考の断ち切りが起こりました。そして生きる意欲（今現在への関心，人への関心，自分への信頼）が上昇し，「今・ここ」の学校生活に注力できるようになったように思います。

## （4）チームが「ケアを大切にした場」を作る

　この事例では，学校自体が生徒をケアする場となったことで，崖っぷちに立っていた生徒が救われたように思います。ケアすることを重要視したことで，心身ともに追い詰められている生徒を救う力を，学校が発揮したと言えるでしょう。タッピングタッチを活用することで，生徒の承認欲求やケアのニーズが満たされ，自己実現へのチャレンジを始める変化が起こったようでした。

　この学校のケース会議には，担任，学年主任，生徒指導，クラブ顧問，専科教員，養護教諭が参加し「チーム」としての意識が生まれました。また管理職や教育委員会の担当者も参加したことで，性急に医療につないだりせず，また保護者に過剰な心配をさせずに，思春期の成長と変化を見守りながら，ケアを中心とした支援の継続が実現したと思います。

　またケース会議の都度，タッピングタッチの特徴や効果を教員に説明し，使用の目的や生徒の変化の意味を共有していきました。「ゆっくり，やさしく，ていねいに」接することや，「無理しない」「がんばらない」「自分のペースで」「相手にまかせる」など，タッピングタッチで大切にしているキーワードを，ケース会議で意識して共有するようにしました。そのことで，生徒への関わりの方向性が共有され，連帯感が生まれ「ケアを大切にした学校現場」が醸成されていったように思います。

## （5）まとめ

　先の事例では，多くの教員が参加するケース会議が頻繁に開催されました。「生死に関わる事案」だとの認識が管理職と教育委員会にあったからこそ，これだけの時間がとれたと思います。教員たちがその時間をとることに前向きにな

れたことは重要でした。ひとりの生徒にこれだけの教師と関係者が，これほど
の思いを向けてケアしている，という事実とその充足感に，教員たちは驚きつ
つも満足感を抱いていたようです。

　ケア自体は問題解決の手段ではないですし，解決を期待してするものでもな
いと思います。ですが，タッピングタッチでケアした側もされた側も，その効
果を体感することができます。みんなのケアによって，Kさんはどんどんと前
向きに変化し成長していきました。その様子に関係教員たちは驚きつつ，自分
たちの関わりがあってこそ，と実感していたと思います。

　「問題や課題」は解決したいものですし，素早い対応が必要なときもあります。
しかし「ケアしあう」というベクトルがあれば，その人自身が持っている解決
する力が自然に発揮されていくのだということが，タッピングタッチを活用す
ることでわかりました。また忙しくても，日々のケアを大事にしていると効率
や結果にしばられなくなり，手間暇かけていることから得られものがあること
もわかりました。そのことは実践，体感して初めてわかるものなので，しない
とわからない，しなくなると簡単に失われる脆いものでもありそうです。ケア
しあうことが減った家族・社会は，日々のケアを大切にしないことで，子ども
たちを苦しめてしまっている気がします。

　家族や，医療や，心の専門家から十分に支援が得られない，または得られて
いても，不安定な様子を学校現場で見せる子どもたちは増えています。この状
況は専門職がひとりで解決できるものではなく，今一度，子どもを取り巻く環
境や社会に何が不足しているかを教員とともに見極め，自分たちが持っている
「ケアの力」をとり戻すことが大切だと思います。

　今回の原稿をまとめる中で，スクールソーシャルワーカーは，ケアを実践す
るコミュニティ作りを手伝える立場にある，とタッピングタッチから教わった
ように感じています。ソーシャルワーカーには環境に働きかける役割があり，
大勢の人や機関を相手に忙しく動きます。それらのことは全て，相手を「ケア
する（大切に思う）」がゆえの行為です。ですが，ともするとサービスを調整す
るだけになってしまっていないでしょうか。

　子どもを囲む大人や機関は，子どもにちゃんと届くような方法や姿勢でケア
を実践しているでしょうか。言葉を尽くしても伝わらない「ケアの大切さ」が，

タッピングタッチをとおして見えてきます。その大切さに気づき「ケアを大切にした学校現場」を作るのが，スクールソーシャルワーカーの重要な役割だと思えます。

　ひとりでも多くの人がタッピングタッチと出会い，子どもの笑顔を増やせるよう願っています。

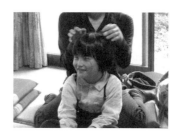

# 児童養護施設における実践
## ケアワーカー，心理士によるタッピングタッチ

山川靖子（ケアワーカー）
高橋ふき（公認心理師，臨床発達心理士）

## （1）つばさ園とタッピングタッチ

　京都市の西の端，竹林を背景にして園舎を構える「つばさ園」は，戦災孤児の保護収容施設として始まり，児童福祉法の成立を経て児童養護施設に改編され，現在に至っています。「子どもの最善の利益を追求する」ことを理念に掲げ，また全ての暴力を否定し，話しあうことを園の活動指針の中心に据えて子どもの支援をおこなっています。

　つばさ園が，中川一郎氏とタッピングタッチに出会うきっかけになったのは，園のスーパーバイザーであった龍谷大学の山辺朗子氏の紹介によるものです。山辺氏の提案で，一度園内研修に中川氏をお招きしたことがあり，それをきっかけに 2008 年からは職員の定例研修の講師を中川氏に務めていただくことになり，現在に至っています。

　つばさ園に入所している子どもは，大多数が虐待を経験しており，身体接触をする際，特別に注意を払う必要があります。そこで安全なスキンシップの方法としてタッピングタッチを取り入れたいという思いがありました。さらに，厳しい環境を生き抜いてきた子どもたちを日々支援している職員がストレスを受け，疲弊することもよくあり，タッピングタッチが職員のメンタルケアに役立つのではとの期待もありました。

　中川氏の研修会は毎月 1 回 2 時間おこなわれますが，その会では，まずタッピングタッチによる相互ケアやセルフケアを実施し，その後，子どもをよりよく理解し，充実した支援ができるように，様々なトピックに関する講義がなされます。小グループや全体でのシェアリングの時間が設けられるので，会場はいつもとても賑やかです。忙しい日常業務の中で，ゆっくり話す機会のない職員同士が，互いの体験や考えを共有し，学びあうことができる時間です。それによって職員自身が自分の心身の状態に気づき，それを言語化することで学び

が深まり，担当している子どもの支援に役立つことがよくあります。

　最近では子どもの生活支援やカウンセリングで，タッピングタッチが利用されることが多くなりました。業務引継ぎや研修の場で，利用事例の報告が増えてきています。長年の研修と体験学習による成果の表れと思われます。

## （2）つばさ園の子どもたちとその支援について

　つばさ園には，乳幼児期から逆境的な環境で育ち，生き延びてきた子どもたちが数多く入所してきます。虐待による心身への影響は大きく，下記のように様々な症状や困難を抱えている子どもがいます。

- ・安心して眠れない，睡眠が浅く何度も覚醒してしまう，長時間眠り続けているなど，睡眠に様々な困難を抱えている子ども
- ・偏食が多く，栄養が配慮された食事を受けつけない，感覚過敏によって食べると痛みを感じてしまう，香辛料や調味料を過剰なほど摂取してしまうなど，食事に関して様々な困難を抱えている子ども
- ・学校に行きたい気持ちはあるが怖いと感じてしまう，学校に行っても落ち着かないなど，登校に非常な困難を抱えている子ども
- ・人の目に対して過敏であったり恐怖を感じてしまったりして，外出することが困難など，重い対人不安を抱えている子ども
- ・感情のコントロールがうまくいかず，気分の浮き沈みが激しく，時に感情爆発を起こしてしまうなど，感情統制がとても難しい子ども
- ・スマホやゲーム機が手放せない，ファストフード，カフェイン入り飲料などを過剰摂取するなど，いろいろな依存傾向を抱えている子ども
- ・強い不安や緊張，怒りなどの感情をそらすために，自傷する子ども

　このような子どもを支援し養育するために，つばさ園では，「子どものニーズに寄り添い応える」「清潔で安心安全な生活空間作りをする」「子どもの話をしっかり聴く」「子どもも大人も様々なことを話しあえる場を作る」などを大切にした「治療共同体つばさ方式」を生活支援の中心に据え，日々の実践を積み重ねています[1,2]。そして，お互いを人として尊重し，ケアしあうことを大切にするタッピングタッチは，園での支援の方針に合致すると思われるので，生活の中に持ち込める安全なケアの方法のひとつとして，園で活用してきました。

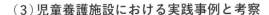

## （3）児童養護施設における実践事例と考察

このセクションでは，①ケアワーカー（山川）が生活支援の中でタッピング
タッチを利用した事例と，②心理士（高橋）がセラピーの中で利用した事例を紹
介します。

### ①タッピングタッチで寄り添う関係作り：ケアワーカーの事例

A君は，私（山川）が最初にタッピングタッチを継続しておこなうことになっ
た子どもです。日々の支援や対応に苦慮することの多かった子どもでしたが，
タッピングタッチを利用することで，支援する側・される側の双方が，穏やか
にその時間を共有できることを初めて実感できた事例でした。

私は，A君が所属するホーム（生活グループ）の担当ではなく，隣のホームの
担当職員でした。つばさ園では，一人ひとりの子どもを全職員で支援すること
を原則としているので，職員は担当を越えて多くの子どもと関わります。そこ
で，担当でない私がA君との関わりを持ったことは，特別なことではありませ
んでした。

A君は，3歳で入所して18歳までつばさ園で暮らしました。家庭で性的虐待
を含めたいろいろな形態の虐待を受けてきたことが入所後の生活の様子からわ
かり，入所後に初めて虐待認定をされました。他者に攻撃的である一方，年上
の子どもに怯える様子が垣間見られました。また，こだわりが強く，家族との
関係で経験した根深い葛藤を抱えていました。そして入所直後の幼児期から退
所までずっと，職員が支援や対応に多くのエネルギーを費やす子どもでした。

中学1年生の頃，A君は不登校でした。口数が少なく，表情も乏しく，一緒
に生活をしている子どもたちとの関係作りもうまくいかないことがしばしばあ
りました。職員は，学校に行けず，何をすることもなく毎日を過ごすA君と，何
か一緒にできることがないかと苦慮していました。小学生の頃には園のグラウ
ンドで野球をする様子が見られたので，野球が得意な職員とキャッチボールを
楽しめるといいねと声をかけてみましたが，変化のない日々が続いていました。

ある夜遅く，A君と他愛のない雑談をしていると，「夜，眠れへん」と，口数
の少ないA君がポツリとつぶやきました。「そうかあ……眠れへんのはしんど
いなあ。それやったらタッピングタッチ，試しにしてみる？」と私が提案する

と，「何，それ……」と少し興味を示してくれました。それで，「心と体がちょっとリラックスできるかもしれへんなあ」といった簡単な説明をして，いつかしてみようということになりました。

　その頃はまだ，毎月の職員研修でのタッピングタッチの体験学習はありませんでした。私は，中川氏を招いて園内でおこなわれた2時間の職員研修で初めてタッピングタッチに出会いました。そして後ほどタッピングタッチ協会企画の講座でより深い体験をしました。タッピングタッチが自分自身の心の健康に役立ち，自分以外の人にも役立つことを実感していた時期でした。

　初めてタッピングタッチをおこなった日，本来居室でないところを居室に転用した飾り気のない部屋で布団にくるまってじっと漫画を読んでいたA君に「タッピングタッチ，しようか」と声をかけると，「うん」と短く無愛想な返事が返ってきました。子どもにタッピングタッチをするのは初めての体験であり，しかもその相手は，むっつり無表情の中学生です。私は少し緊張していました。

　「ていねいに，でものんびりねー。念を入れてはいけませんよー」と，講座でアドバイスされていたことを自分に言い聞かせながら，「始めます」とA君の肩甲骨のあたりに両手を置きました。A君が横になっているので，ケアタッピングの形を15分ほどおこないました。子どもにとって異性である私がおこなうので，部屋の扉を開けておこないました。また性的な刺激にならないよう，ふれる場所への配慮もしました。

　「速さはどう？」「強さは？」と聞くと「それでいい」という返事が返ってきました。最後に背中と腕を「よしよし」とさすって終了しました。その間，言葉を交わすことはほとんどありませんでしたが，丸めた背中を向けたままのA君がボソッと「ありがとう」と言ってくれたので，私の緊張がほぐれました。「また次にする？」と尋ねると「うん」とまた短い返事がありました。タッピングタッチをA君が受け入れてくれたのだなあと思えた一言でした。

　それから不定期ながら数か月間，タッピングタッチをおこないました。言語コミュニケーションが得意ではなく，幼い頃から多くの逆境を体験してきて思春期を迎えたA君が，タッピングタッチからどんな効果または影響を受けていたかを，A君本人に直接聞いたことはありません。しかしながら，自分からおしゃべりをすることのないA君と，就寝前の15分のタッピングタッチの経験

が，A君と支援者との関係によい影響を与えたと考えずにはいられないエピソードがあります。

　中学 2 年生後半になる頃には学校に行けるようになったA君でしたが，学校でじっとしていられず，学校の先生に制止されては暴れることを繰り返していました。中学校から連絡が入ると担当職員が迎えに行くことになりますが，園に戻る途中で車から降りて姿をくらましてしまい，話をするどころではありませんでした。

　そこで，迎えに行く職員を替えてみよう，ダメならどんどん交代すればいいからということで，私が行くことになり，ほどなくその機会は訪れました。女性の先生に暴力をふるったとの知らせでした。私は，申し訳なさで身の縮む思いをしながら中学校に行き，事の次第を先生から聞いて，お詫びして，A君を車に乗せて園に連れて帰り，職員室で話すことにしました。

　「話したいからちょっと来てくれる？」と声をかけると，A君は拒否することなくやってきて，椅子に座りました。暴力をふるったことについて「体の大きい君にやられて，その女の先生，怖かったやろうなあ」と私が話しかけると，「……うん」と，思いがけず素直な反応でした。「一緒に謝ろうか」と投げかけると，「わかった」と言います。あれこれたしなめる材料を準備して臨んでいた私は，予想外の展開にびっくりしました。

　翌日，学校の始業前に校長室で先生方が居並ぶ中で「ごめんなさい」「申し訳ありませんでした」と 2 人で頭を下げ，やれやれと胸をなでおろしたのも束の間です。数日後，相手を変えてまた似たようなことをした彼を迎えに行き，園で話をして，翌日また校長室に行って謝罪する，といった具合でした。

　A君のやんちゃはそれで治まったわけではありませんでしたが，学校や園でその後も何人もの職員や大人を悩ませつつ，園の外でもよい出会いに恵まれ，A君自らが自立することを希望して退所に至りました。

　振り返ってみると，タッピングタッチという方法がなければ，A君が「眠れない」と訴えるのを聞いたときに，彼が困っている気持ちに耳を傾けて受けとめることだけで終わってしまっていただろうと思います。A君が何を考えていたかわかりませんが，彼の困りごとが少しでも軽くなるように手伝いたい気持ちがあることを，具体的に伝えることができたのがタッピングタッチとその時

間だったように思います。

　幼児期に，「いつ殴られるかわからない」という怯えや，父と同居人との性交渉を見ることなどによる性的虐待を体験してきたA君にとって，タッピングタッチは大人が一緒にいて，ふれるけれども，侵襲的でなく，安心していられる体験だったのではないかと思います。10〜15分経ったら終了という時間の見通しが立つことも，安心感につながったのかもしれません。受けた虐待によって性的な課題も少なからず持っていたA君でしたが，タッピングタッチを体験した後，性的な言動を私にも他の人にも向けることはありませんでした。

　その後，何人もの子どもにタッピングタッチを用いた支援をしてきました。例えば，「眠れない」「夜中に目が覚めてしまう」と訴える子どもはよくいて，就寝前にタッピングタッチをすると，15分経たないうちに眠ってしまうのを今もしばしば経験します。

　他にも，タッピングタッチの15分ほどの間，ポツポツと，またはあふれ出すかのように，被害や加害の体験や，そのときに感じていたことを話し続ける子どもたちもいます。またあるときは，言動が荒く，言葉でのやりとりでは「やるかやられるか」のようになってしまうある高校生のことを，私は少し苦手だなあと感じていたのですが，彼の求めでタッピングタッチをした時間は，いつもただ静かに一緒にいることができました。

　まだまだ敬遠している子どもも多いですが，生きてゆく中で抱える様々なつらさに，タッピングタッチというシンプルな方法が役に立つかもしれないよ，という情報提供をしておくことが，支援の幅を広げる一歩になると感じています。

### ②子どもとつながり続けるツールとしての心理療法でのタッピングタッチの活用：心理士の事例

　親からの身体的虐待，心理的虐待，ネグレクト（放任，保護の怠慢）などのさまざまな虐待体験を経て施設に入所してきた子どもの中には，生活支援に加えて，心理的なケアを必要としている子どもがいます。私（高橋）は，児童養護施設に就職して生活支援に携わり，その後心理療法を担当して10年になります。

　私が担当していたB子は，感情の起伏が激しく，心理面接中にも不満や不安，暴言を吐くことがたびたびある当時14歳の女の子でした。怒りや不安の波に

襲われ，感情の爆発を繰り返していました。そんな B 子との 4 年間の心理面接においてタッピングタッチを活用しました。その実際を報告いたします。

　B 子は父親から母親への暴力を目のあたりにし，親からは「悪いのはおまえのせいや」「おまえなんてどこでも嫌われる子や」と罵られ，さらに父親から暴力を受けて育ちました。また，小学校低学年のときに父母が離婚し，母親と生活を始めるが，母親と衝突するたびに父宅へ預けられ，父と衝突すると母親宅に戻されるといった体験を繰り返していました。

　B 子は中学校の入学式の 3 日前につばさ園へ入所してきました。中学校に入学してからの B 子は，ほとんど教室に入れず別室登校が続いていました。心理面接では毎回「お腹が痛い。学校で吐きそうになった」などと体調不良を訴えることから始まりました。面接では，私の応答をきっかけとして，「どうせ私は嫌われものやし。高橋さんもお金のためにやってるだけなんでしょ」と言って不信感と怒りを向けてくる B 子への対応に困惑することもたびたびありました。B 子は，少しあごを斜め上に上げ，大人のような口調で話すのが印象的でした。「大人なんて信用しても無駄。どうせいつかは裏切られる。悪いのは親」というのが B 子の口癖でした。不満や愚痴，暴言を吐くことで，脆弱な自己を必死に守っているようでした。

　7 回目の心理面接では「おまえ（心理士）に言ったところで意味がない。壁に話してるほうがまし」「お金をもらってんねやろう」と強い口調で怒りを表しました。そしてしばらくの沈黙の後，「うちはどうせ嫌われる人間やから」と自分の殻に閉じこもってしまいました。沈黙の中で，私は焦りを感じ，思考がとまるような感覚を抱きました。それでもなんとか B 子に寄り添っていきたいという思いで，タッピングタッチを提案することにしました。

　「タッピングタッチって知ってるかな。B ちゃんにしてみたいと思ってるんやけどどうかな」と声をかけてみました。すると予想外に素直に応じてくれ，「前にも○○さん（ケアワーカー）にしてもらったことあるで」と言いながら，タッピングタッチの誘いかけには表情をゆるませて，私の提案を受け入れてくれました。

　「寝転がってするのがいいわ」と言いながら，B 子は心理面接室の座布団を 2 枚並べた上にうつ伏せに寝転がりましたので，ケアタッピングを試みました。

実施の最初の 15 分ほどは黙っていましたが，それ以降は，少し落ち着いたのか自身のつらい思いを話してくれました。彼女の反応を見て，なんとか怒りと沈黙の泥沼から抜け出せたように思われました。その後自分の思いを素直に話してくれていると感じられました。それから 18 回目の心理面接までの半年間，タッピングタッチを続けることになりました。

16 歳になり大学進学を目指して部活動とアルバイトを始めた B 子は，順調に高校生活をスタートさせ，エネルギッシュな生活を送っていました。しかし，部活動での友人とのトラブルをきっかけに，「大人は私のことを幼い頃から否定的に言い続けてきた。だから私はこんなんになった」と再び，不満や愚痴，暴言を吐くようになりました。彼女は，本当は人との関係を求めており，なんとかしようとがんばるのですが，しばらくすると友人への不満や不信が募ってきて，遂には友人の前で感情を爆発させてしまいます。人を信用したくても信用していいのかどうかわからず，悩み苦しんでいました。

この頃は彼女と私との関係も 1 年を超え，自分から何かを要求してくることが少なかった彼女が，自分から素直に「マッサージをしてほしい」と訴えてくるようになりました。面接中「私はどうせ重たい人間やから，高橋さんも重たいって思うんやろ」「どうせうまいこと言って（話を）まとめてるつもりなんやろ」と怒りを向け続けながらも，私の反応を見ているようでした。

35 回目を迎えた面接時に，不機嫌な様子でやってきた B 子は，「どうせ私のこと負担なんでしょ」と心理面接室の扉の前で 20 分ほど座り込みながら怒ったり，沈黙を繰り返したりしていました。「もうどうしたらいいのよ。学校辞める。どうせ嫌われるだけ」「なあ，ほんまに心配してんの。私のことを本気で心配してくれる人おらへんわ」と私に再び怒りの矢を向けてきました。そして声を出して泣き始めた B 子は，正面に座っていた私からは体を背け，しばらくの間泣き続けていました。そのうち「安楽死したい，どうやったら死ねる」「殺したい」「もう死にたい」と死ぬことを口にし，強い自己否定的な感情と闘っていました。

こんな B 子の様子を見守りながら「B ちゃんは一生懸命にがんばっていると思ってるよ。でも，こんなことになってしまって本当につらいよね。どうしたらいいのかわからなくなるよね。私も何ができるのか考えてたよ。だから，前

にもしたことがあるタッピングタッチをしてみたいと思うんやけど，どうかな」
と問いかけると，彼女は素直に座布団の上にうつ伏せになって寝転がってくれ
ました。

　タッピングタッチをしばらく続けていくと「私って，何が本当の自分なんや
ろう」とつぶやきつつ，「歌を歌ってもいい？」と聞いてきました。背中をさす
りながら，タッピングタッチを終えると，本人は立ち上がって，発声練習を始
め，「私って音域が狭いねん。友達は音域が広くっていいな」と言いながら，好
きな歌を 3 曲披露してくれました。

　この出来事をきっかけに再びタッピングタッチを活用した心理面接を続けら
れるようになり，これまでで 51 回の面接を実施しました。入室したらまずは
タッピングタッチをおこない，B 子の話を聞く，そうして 30 分ほどすると，B
子が好きな歌を私に披露するというのが面接場面で繰り返されました。彼女が
友人とのトラブルや母親との関係に傷つき，やりきれない思いが続くと，「タッ
ピングタッチをして」と要求できるようになりました。B 子にとってタッピン
グタッチはとても大切なものになりました。

　心理面接中に大人への不信感と怒りを全力でぶつける B 子に対して，タッピ
ングタッチという体へのアプローチを試みながら模索した 4 年間でした。感情
が爆発してしまうと，言葉による関わりでは落ち着かせることができず，B 子
に寄り添い続けていく難しさに何度もぶつかりました。そのようなときに体へ
のアプローチであるタッピングタッチが，気持ちを落ち着かせるのに有効で
あったように思われます。

　心理的外傷（トラウマ）に関して，van der Kolk は「トラウマを負った人々は，
自分の体の内部で絶えず危険に感じている。過去が，心を苦しめる内部の不快
感として生き続けているからだ。彼らの体は，内臓の危険信号をひっきりなし
に浴びせかけられ，それを制御しようとするうちに，腹の底で感じるものを無
視し，内部で起こっていることの自覚を麻痺させるのが得意になってしまう場
合が多い」と述べています[3]。さらに，被虐待の子どもの示す症状は多様かつ
身体，脳，精神の領域にまたがった重層的構造を持っており，虐待は発達過程
の子どもの身体と脳と精神に重大な影響を及ぼすと論じられています[2]。

　このような見地は，虐待を受けた子どもたちがいかに厳しいものを抱えなが

ら生きているかということ，そして，このような厳しい内的反応や困難を抱えている子どもたちを支援することの大変さを再確認させてくれます。逆境体験によって人との信頼関係を作れなくなっている子どもとつながろうとするとき，彼らの不信感や怒りを前にして，時として支援者が虚しさや無力感を抱いてしまうことがあります。

　すぐに効果が現れなくても，あきらめずにつながり続ける方法を模索する中で，「ゆっくり，やさしく，ていねいに……ただ，一緒にいるだけ」を意識しながら試みるタッピングタッチが有用であることを実感しています。心身ともに複雑な状態にいる子どもと，安心して過ごせる時間を積み重ねるための体へのアプローチのひとつとして，これからも活用できる機会を模索していこうと思っています。

### （4）まだまだ試行錯誤中：スタッフの体験や感想

　私たちの目の前にいる子どもによりよい支援をするにはどうすればよいのかと，職員の模索は続いています。その中でタッピングタッチが日々どう利用されているのか，利用することで生まれる経験や思いはどのようなものか。それらを知るために，タッピングタッチについての職員の意見を聞きました。その一部を紹介します。

　**C職員の意見**：この子にこそタッピングタッチをしてやりたいと思っていても本人が受け入れない，ふれさせてくれないという子が何人かいる。安全な心のつながりとか，安心して人にふれられる経験を持てずに育ってきた子ども。僕たち職員はタッピングタッチを園で学んできて，それによってリラックスできることや，他にもいろいろな効果があることをわかっているから，そういう子に対しても「いつか君にもタッピングタッチができたらいいと思っている」と伝えている。そう伝えられることが大事だと思っている。それでも実際，担当している子どものひとりになかなかタッピングタッチができず，苦労している。

　**D職員の意見**：年齢が大きくなってから入所して，大人への試し行動を他の子らを巻き込んで繰り返していた子がいた。職員としては「またか……」と思うような挑発的な行動に「疲れるなぁ」と思う一方「あの子も安心の保障のない環境の中でこれまで育ってきて，しんどいよなぁ」と考えたことがあった。その

とき「心がしんどくなったらタッピングタッチや」と思い，さっそくその子に「○○ちゃんタッピングタッチさせてくれない？」と声をかけたら，拍子抜けするほど素直に「いいよ」と私に背中を向けてくれた。それ以来タッピングタッチはその子のお気に入りの支援のひとつになった。それでその子の生活がガラリと変わったわけではないが，本人が必要だと思ったときに「タッピングタッチして」と言えることが大きな変化と思っている。

**E職員の意見**：タッピングタッチに限らず，子どもがすぐに変化していくことを大人は期待してしまう。タッピングタッチのその時間は何かを変えるためとか，何かを職員が期待してとかの場ではないと思う。職員も安心してタッピングタッチしているかどうかが大切だと思う。子どもとただ一緒に過ごせる時間があったらいいな。それはタッピングタッチであってもタッピングタッチ以外でもいい。そういう気づきが職員にあるのとないのとでは違うと思う。つばさ園が大切にしている理念の上にタッピングタッチがあるのがいいな。子どもを変えようとか言うことではなく，その子が何か元気になることを探す。そのことには時間がかかる。

**F職員の意見**：子どもとの関係作りの中で，アタッチメント関係ができてくると「もっとふれたい」「スキンシップをしてほしい」という気持ちが子どもから湧いていくるのはあたりまえではないかと思っています。そのこと自体はよい方向だけど，園で子どもとの関係を作っていく中で，それが性的な関わりにつながってしまうかもしれないというリスクを考えると，大人側が安全のための境界線を引いた状態で子どもとの関係を作っていくのが前提にあるのかなと思っています。子どもから「ふれたい，ふれてほしい」という要求が出てきたときにふれることができるタッピングタッチの方法があるのがいいなと思っています。

**G職員の意見**：長年タッピングタッチの研修を受けていて，正直言うと現場で子どもにタッピングタッチをしたことはほとんどないです。でも，タッピングタッチから教えてもらうことはたくさんあった。この研修の場でタッピングタッチをしてもらうことで，自分の体が疲れていることに気づかされることが何度かあった。タッピングタッチをしてもらうまで，自分の体が疲れていることに全然気づいていなかった。リラックスすることで自分の体の状態を知ることができる。そう言えば子どもはどうかと考えてみると，子どもたちもすごく緊張したり不安を感じていて，防衛している状態なのではないか。それが常態化して

しまっていて，実は子ども自身がそのことに気づいていないのではないか。子どもへの支援のあり方や，難しい子どもが難しい状態にあるときの対応の仕方について考えるうえで，タッピングタッチが役に立っています。

## （5）おわりに

「人を含めてすべての命が本来の健康で調和のとれた状態にもどろうとしている。それが可能になるように手伝いをすればよい」「健康な方向へ向かうプロセスが起きるようにサポートすることがとても大切」[4]というタッピングタッチを支える考え方が，つばさ園の支援のありようとつながります。子どもがしんどそうだな，職員がしんどそうだなと感じたときに「タッピングタッチしてみようか」と声をかけることができる。するかしまいかは本人が決める。「してほしくなったらいつでもどうぞ」と言える気軽さ，「してほしい」といつでも言える気軽さは，子どもと職員が日々をともにする中で貴重です。

つばさ園に入所する子どもは「ふれられること」で被害を再体験することがあるので，職員が子どもにふれることには最大限の注意を払っています。当園では，子どもとの関係を築くためにおこなわれることの多い「マッサージ」「プロレスごっこ」「こちょこちょ」等のような身体接触は，してはいけないことになっています。その中でタッピングタッチは唯一安全に大人と子どもが直接ふれあってケアできる，日々の支援の中で貴重な方法であると考えています。

当然のことながら，ふれられることへの警戒心からタッピングタッチであってもさせてくれない子どももいます。でも，いつでも気が向けばタッピングタッチでケアしてもらえることを伝えておくことが大事だと感じています。そして，これからも職員がタッピングタッチに習熟し，実施していけるよう，研鑽を続けていきたいと思います。

# 重症心身障害児者施設における実践
## 施設職員によるタッピングタッチ

堀江くにこ（重症心身障害看護師）

## （1）はじめに

　私が勤務する重症心身障害児者施設では，2011年からタッピングタッチをリラクセーションや療育活動のひとつとしておこなってきました。この10年間の実践をとおして，重症心身障害児者へのケアとしてとても役立つものであることが確認できましたのでご紹介します。

　「重症心身障害児者」とは「重度の肢体不自由と重度の知的障害とが重複した状態」にある人をいいます。原因疾患には，脳性麻痺，てんかん，脳炎後遺症，染色体異常などが含まれます。障害が重い場合は，自分で体の向きを変えることがまったくできなかったり，瞬きもできなかったりします。呼吸を助けるための人工呼吸器や痰の吸引が必要な人もいます。そしてまた，世の中の流れやニュースについて話ができるくらい知的障害が軽度の方もおられます。

　近年では「医療的ケア児」という子どもも増えています。生まれたときに疾患や障害があり，以前なら生きられなかった赤ちゃんも，医療技術が向上したおかげで生きられるようになってきました。医療的ケア児は，日常生活の中では痰を吸引したり，人工呼吸器が必要だったりという，なんらかの医療的なケアが必要な子どもたちです。そういった子どもたちも，学齢期になると，医療的ケアを受けながら教育や日常生活を送っています。

　重症心身障害児者の多くの人が体を思うように動かすことができません。動かそうとしたり話をしたりしようとすると，全身の筋肉が緊張してしまってとても疲れます。また，障害がない人は意識しなくても呼吸をすることができますが，重症心身障害児者の中には呼吸のひとつひとつに努力が必要な人もあります。そういった人たちは，人工呼吸器で呼吸を助けてもらうこともあります。食べ物や唾液を飲み込む機能に障害がある人もいます。栄養を直接胃に入れる胃ろうや，鼻や口からチューブを入れる経管栄養の人も少なくありません。成

長や加齢がきっかけで，体調を崩す人もいます。ま
た，骨も脆弱な方が多く，骨折予防にも注意が必要と
なります。

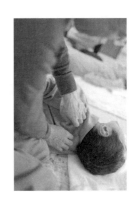

　支援者は，痛みや不快感を訴えることができない重
症心身障害児者の方と関わるときに，細心の注意を
払う必要があります。コミュニケーションをとるこ
とが難しいと感じることも多く，細い手足や体にふ
れることに戸惑いを覚えることもあります。そのよ
うな中，タッピングタッチは骨折をさせる心配もほ
とんどなく，安全で安心感を与える手法です。言葉では意思の疎通がしにくい
方への心身のケアとしても有効です。この節では，私が実際におこなったいく
つかの実践例とリサーチ結果を紹介したうえで，利用のコツと注意点も記述し
ました。このシンプルでやさしいタッピングタッチを重症心身障害児者とその
家族のケアとして，そして支援者のセルフケアなどにも役立ててもらえたら幸
いです。

## （2）重症心身障害児者とタッピングタッチ

　これまで重症心身障害児者の方やその家族，スタッフ，看護学生にタッピン
グタッチを紹介し実践してきました。意思疎通が難しい人からも，リラックス
していることや，ため息をついたり深い呼吸になるなどの反応が伝わってきま
した。ここでは，私がタッピングタッチの手ごたえを感じた 3 名の実践例を紹
介します。

### ① 30 代の A さん（女性・脳性麻痺）の実践例

　A さんは座ることはできますが，側弯があります。強い側弯は，呼吸・消化
管機能に影響を与えます。A さんはお腹が張りやすくて，便秘なので浣腸など
の排便誘導をしますが，それでも空気を呑んでしまう傾向があるのでガスが溜
まりやすい方でした[1]。よく怒ったり泣いたりすることがありますが理由はわ
かりません。どこが痛いのか，何か不快感があるのかなど，観察し，想像しな
がら関わっていました。

　ある日とても機嫌が悪くて，泣きながら手を噛んでいました。思いつく不快感の原因は取り除いているのですが，Ａさんの機嫌は直りません。私はちょうどその頃，愛知県立看護大学で開催された「看護におけるコミュニケーション」という講座でタッピングタッチを習ったばかりでした。そこで覚えたてのタッピングタッチをＡさんにも施してみました。

　しばらくは手を噛んだり声を出したりしていたのですが，5分くらい続けた頃からでしょうか，声が静かになりました。噛んでいた手の動きもとまり，私のタッチを受け入れていることを手から感じ取ることができました。Ａさんの表情はすっかり穏やかになって，次第に床に横になっていきました。しばらくタッチを続けていると，そのうちオナラがたくさん出ました。リラックスすることでお腹の緊張がゆるんだのでしょう。

　言語的なコミュニケーションが難しく，感じたことを表現できる方ではないので感想を聞けませんでしたが，気持ちよさそうなＡさんの表情を見て，コミュニケーションがとれた手ごたえを感じて非常に嬉しく思いました。

### ②40代のＢさん（男性・脳性麻痺）の実践例

　Ｂさんは，子どもの頃から常に上向きで寝ていることが多かったためか，胸郭が薄くなっています。寝たきりで痰がうまく出せないため，肺炎になりやすいので気をつけなければいけません。また，寝たきりの姿勢は胸郭が広がりにくいため，呼吸筋や呼吸補助筋などが大変疲れます。呼吸を助けるための呼吸介助をすることがあります。

　ある時期，Ｂさんの呼吸が苦しそうに見える日が増えてきました。喉に空気の通り道を作る気管切開をするかどうか，決めていかなければなりません。看護師は，姿勢を横向きに変えたり呼吸介助をしたりして呼吸を助けます。でも，その手をとめると体に取り入れる空気が少なくなりSpO₂（経皮的動脈血酸素飽和度）が低くなってしまいます。看護師として，ずっとその方に掛かり切りになることもできず，ジレンマを抱えていました。

　呼吸介助により少し落ち着いてこられたところで，横向きになっている背中にタッピングタッチをしたところ，しばらくして穏やかに呼吸ができるようになられ，そのうちため息をつかれました。私は，この何気ないため息は，「深呼

吸」だと捉えてよいのではと考えました。重症心身障害児者の方に「深呼吸して
ください」と伝えても深呼吸をうまくできない方がほとんどなので，ため息
が見られた瞬間，とても嬉しく感じたことが思い出されます。

　呼吸介助は，効果があり役立つものですが，する側の手技や力量に左右され
ることがあります。また，される側との呼吸のタイミングを合わせることや，骨
折をさせないような力加減にも配慮が必要です。そのうえ，力を入れる方向も
効果的であることが求められます。する側も長時間では疲れてきます。

　Bさんは少しの時間ですが眠ることができました。根本的な呼吸機能の改善
は難しいですが，呼吸が整わなければリラックスはできないこと，リラックス
しなければ呼吸は整いにくい，ということを再確認することができました。
タッピングタッチがBさんの疲れた筋肉をゆるめる助けになり，ゆったりした
リズムがリラクセーションを誘ったのではないかと思います。そして看護は，
「手で見て護る」ことであるということを思い出させてくれました。私はこの経
験から，タッピングタッチのインストラクターを目指すことになりました。

### ③ 40代のCさん（女性・脳性麻痺）

　Cさんは，コミュニケーションがとれて，意思表示もしっかりできる方です。
ある日タッピングタッチをさせてもらったところ，とても気に入ってくれまし
た。感想を聞くと「こんなふうにさわってもらうのは初めて」と言ってくれま
した。

　私はCさんの言葉が嬉しくもありましたが，同時にショックも受けました。
スタッフや保護者を対象に基礎講座をすると「昔，お母さんにトントンしても
らったのを思い出した」といった感想が聞かれることがありますが，この方に
とっては，やさしくふれられることが「初めて」の感覚だったのです。利用者
さんは，食事・清潔・排泄などの介助を必要としているので，常に誰かにふれ
られながら毎日を過ごしています。その方たちに対して，私自身「ゆっくり，や
さしく，ていねい」にふれてきただろうかと反省しました。

　重症心身障害児者の方の多くの時間は，体調を整えるケアや清潔ケアに使わ
れます。タッピングタッチを生活の中に取り入れることで，心身のケアの体験
とリラックスの時間が増えることを実感しています。

## （3）リサーチ結果

　2011 年から 2019 年までに，重症心身障害児者施設におけるタッピングタッチに対するリサーチを 3 つのテーマでおこないました。

　1 つ目は家族に対して，2 つ目は「横地分類 A1」という「寝返り不可」と「言語理解不可」の方を対象にしたもの，3 つ目は重症心身障害児者施設に新規採用となった看護師を対象にしたものです。その内容を簡単に紹介したいと思います。

### ①面会時にタッピングタッチを取り入れて[2]

　2011 年のことですが，入所施設の利用者とその家族の高齢化が問題となってきていました。当時の利用者の平均年齢は 44 歳。その保護者の平均年齢は 71 歳でした。利用者の体調が安定しなかったり，食べることができなくなったり，胃ろう栄養に切り替わる方が増えた時期で，面会に来る保護者にとっては，おやつを食べさせることや，外に散歩に連れ出すことなどがだんだんと難しくなってきました。関わり方に対する戸惑いの声も聞かれるようになりました。

　そこで保護者に関わり方のひとつとしてタッピングタッチを紹介し，時間と環境を設定し，する前と後での感想と意識の変化を知るためのアンケート調査をおこないました。詳しい結果は割愛しますが，印象深い回答の中に「ふだん，さわられるのを嫌がるのにとてもいい顔をしたのでびっくりした」という内容が記載されていたことがありました。また，実践の場面で利用者にふれることに戸惑った様子のあったご家族が，タッピングタッチをとおして職員と会話が弾み，笑顔で実践してくださったこともありました。

　タッピングタッチは，利用者にとっては静かな心地よい時間を得られるひとつの方法であり，家族にとっては面会時の満足度を上げるものということがわかりました。

### ②横地分類 A1 の重症心身障害児者を対象にしたタッピングタッチの評価[3]

　タッピングタッチのよい手ごたえを感じてはいたものの，それはする側の主観でしかなく，最重度の障害がある方にとっても本当に心地よいものであるかどうかは，外見からではわかりません。そこで客観的指標として，脈拍，呼吸数，$SpO_2$，血圧を測定し，主観的指標として，フェイススケール（図 5-2），体

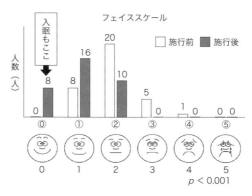

図 5-2　タッピングタッチ実施前後の主観的指標

　動，筋緊張，覚醒状況の合計 8 項目を，タッピングタッチ実施前後で測定しました。

　その結果，血圧以外の 7 項目で副交感神経が有意に変化したことが示唆されました。血圧は上昇する人もいましたが，これはマンシェット（血圧を測るときに腕に取りつける）を巻くときに拘縮している上肢を伸ばしたり，締めつけたりすることで利用者の筋緊張が誘発された可能性があると考えています。タッピングタッチをしていると，手を噛んでいた方が次第に落ち着いていかれるような場面も見られました。この結果から，横地分類 A1 の重症心身障害児者にとっても，タッピングタッチは副交感神経を優位にし，心地よい時間を過ごすことができると確認できました。

### ③重症心身障害児者と関わる看護師がタッピングタッチをとおして感じる思い[4]

　看護学生が臨地実習で重症心身障害児者と関わるとき，変形や拘縮がある体にふれることや，非言語的コミュニケーションに戸惑うことがあります。そのときにタッピングタッチを紹介して実践してもらうと，よい体験になることがよくありました。

　またタッピングタッチは，相互ケアを基本としていて，する側にもよい効果があることが知られています[5]。実際には重症心身障害児者の方が看護師にタッピングタッチをすることは難しいのですが，タッピングタッチをする側の看護師にどのような影響があるのかを明らかにしたいと思い，新規採用の看護

師を対象にして，タッピングタッチをとおして感じる思いなどをリサーチしてみました。方法としては，タッピングタッチを体験学習した後に，担当利用者への実践を 2 回ずつおこなってもらいました。それと同時に，実践前後の変化について，VAS（主観的感覚尺度）を使った測定とインタビュー調査をおこないました。

結果は,「痛み」「不安感」「気持ちの落ち込み」「緊張感」「罪悪感・自責」「ストレス」の全項目に軽減効果が示されました（図 5-3 参照）。さらにインタビューの中でとても印象的だったのは「今日，仕事でミスがあって落ち込んでいたが，（利用者に）タッピングタッチをしているうちに気持ちが落ち着き，自分が癒された」というものでした。利用者にタッ

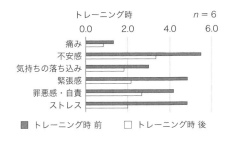

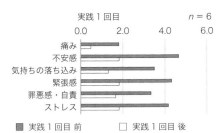

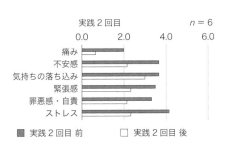

図 5-3　タッピングタッチ実施前後の変化

ピングタッチを施したことで，看護師自身も癒される体験になったようでした。

このリサーチをとおして，タッピングタッチを利用者におこなった看護師にとっての心理的な効果が示唆されました。そして，落ち着いてできる環境を整えることや，継続した技術的指導が必要なことも確認できました。

近年，重症心身障害児者のコンディションを整えるための医療的ケアに多くの時間が割かれるようになりました。医療的ケアによって呼吸などが楽になった後は，安心で安楽な時間や心地よい時間がとても大切です。私は，利用者さんの心地よさそうな表情や笑顔を見ることが大好きで，そこに重症心身障害看護の魅力を感じています。タッピングタッチによってよいケアの体験を得ているからこそ，そのように感じられているのかもしれません。

## （4）エンパワメント

前節では，重症心身障害児者が「する側」に
なることは難しいと書きました。しかし重い障
害があっても，大切にふれられケアされること
で，誰かを大切にしたい気持ちが湧いてきたよ
うな場面を何度も目にしてきました。それをと
おして，タッピングタッチが重症心身障害児者
やその家族のエンパワメントの機会になるこ
とを感じますので紹介します。

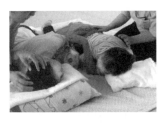
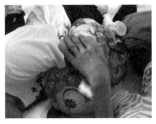

あるとき，広いフロアのじゅうたんの上で寝
ている2人の利用者さんにタッピングタッチを
していると，そのひとりの手が隣の人へ伸びて
いきました（写真参照）。そして相手をいたわるように，微細に指を動かして
タッチしていました。

また，歩くことはできませんが座って移動できる5〜6歳の男の子の例では，
私がフロアで利用者さんの背中をタッピングタッチしていると，私とその方の
間に入ってきて，私の代わりにトントンし始めたのです。その男の子は「どう
だ」と言わんばかりの笑顔を見せ，された人も嬉しそうな笑顔になっていまし
た。

他にも，デイサービスに通う女の子のお母さんにタッピングタッチを教えて
実践してもらったときのことです。その女の子が「お返し」するかのように，お
母さんを片手でトントンして，親子でとても嬉しそうにされていました。でき
る範囲で「何かしてあげられている」という感覚を持てたのではないかと感じ
た場面でした。

また，主に発達障害のお子さんが通う放課後児童デイサービスで，子どもた
ちやスタッフにタッピングタッチを教えたことがあります。みんな熱心に参加
してくれて，スタッフに身をゆだねるようにケアされる子どももいました。そ
の後で交代して，子どもたちがする番になりました。そのとき，低学年の可愛
らしい女の子が，その小さな手で大きな体の施設長さんをタッチしていました。
その施設長さんがとろけるような表情になっていたのが印象に残っています。

　もうひとつの例としては，あるデイサービスでのイベントとして，ご家族や支援者を対象にしたタッピングタッチの体験会をおこなったときのことです。体験会の後，あるお母さんから「学習会や講座はよく参加するのですが，その内容は痰を出すことや吸引すること，口腔ケアなどについてでした。やらなければ肺炎など命に関わる怖いことになるとわかってはいるのですが，吸引などはうまくできているか自信がなくて，いろいろと参加するたびに気が重くなって負担に感じていました。でも，このタッピングタッチはそうではなくてよかった！　私もこの子も気持ちよくて本当によかったです」という感想をいただきました。

　看護師として医療的ケアを家族へ指導をすることもありますが，それが負担になる場合があることを知ったと同時に，タッピングタッチがエンパワメントの機会になったことを感じました。これからもタッピングタッチの手技を多くの人に伝え，元気づけられる機会を増やしたいと思いました。

## （5）まとめ

　重症心身障害児者へのタッピングタッチのコツと注意点をまとめると，次のようになります。

- ・寝たきりの姿勢の方には，第4章の「ケアタッピング」の方法を参考にしてください。車いすの方へおこなう場合には，基本形を参考にするとよいでしょう。
- ・初めてのタッピングタッチでは，何をされているか理解できない人もいます。手を動かしたり声を出したりして落ち着かない感じがしても，根気よくていねいにタッチしていくとよいでしょう。
- ・5〜10分続けても逃げるような様子や，怒る様子が見られたら無理せずに中止しましょう。
- ・ケアされている側が落ち着かないようなときは，する側の気持ちが焦ってタッチのリズムが速くなったり，タッチをする場所があちこちに移ったりしてしまうことがあります。そんなときは，相手に「リラックスしてー」という念を込めておこなわないようにしましょう。自分がゆっくりした気持ちになることを心がけて，焦らずゆっくり，やさしく，ていねいなタッチをしていってください。リズムがとりにくい場合には，タッピングタッチのインス

トラクションCD（p. 74 脚注参照）をかけて，そのリズムに合わせるようにするとよいでしょう。

・タッピングタッチでは「頭は敏感な方が多いので了解を得てからにする」というルールがあります。重症心身障害児者の方は了解が得にくいですし，心地よさを感じているかどうかもわかりにくいかもしれません。私のこれまでの経験からすると，頭へのタッチをしたときにとろーんとした表情で目を閉じていく方が多いです。感想を言える重症心身障害の方3〜4人にいろいろと尋ねながらしたところ，やはり頭へのタッチは好まれているようでした。意外だったのが足へのタッチに対するちょっと否定的な感想です。「感覚が鈍い感じ」「何か変な感じ」がするとのことでした。何度か回数を重ねることで心地よさを感じてくれる方もいました。

・重症心身障害児者の方が感じる心地よさの指標を難しく感じるかもしれませんが，表情，呼吸，手からなどから伝わってくる感覚を大切にするとよいでしょう。パルスオキシメーターなどのモニター機器を装着している場合は，あくまで参考だと思って，モニター画面に気をとられないようにしましょう。初めはうまくできているか自信が持てなくても，回数を重ねるうちに，どのようなタッチが心地よいか，感じ取れるようになっていくと思います。

・施設や病院で実践する場合，周りの様子や次の業務のことなど，何かしらに気をとられて落ち着かない場合があると思います。15〜20分間のタッピングタッチを価値あるよい時間にするためには，「今，ここにあること」を大切にするようにしましょう。支障がなければ，カーテンや扉を閉めるなどして，環境を整えるとよいと思います。私の働く施設では，タッピングタッチの有用性が理解され，タッピングタッチ用の音楽が流れると周りのスタッフが配慮してくれるようになりました。

　重症心身障害児者には，赤ちゃんから高齢者まで幅広い方が含まれます。タッピングタッチはどの年齢にも，どんな疾患にも，安全にしていただけると思います。タッピングタッチは，お互いの大切な一日に「心地いいな」と思う時間を共有できるものです。言語的コミュニケーションは難しくても，手から伝わってくるコミュニケーションを感じ取れたときには，何とも言えない嬉しさがあります。重症心身障害児者の方とのタッピングタッチを楽しんでいただけるとよいと思います。

# 子育て支援・家族のケアにおける実践
## 助産師，ボランティアによるタッピングタッチ

近藤亜美（助産師）
中田利恵（子育て支援ボランティア）

## （1）はじめに

　子育ては，命の成長に関わることのできる最も楽しい事業です。人生において，幸せと希望にあふれ，笑顔いっぱいの時代が子育て期です。しかし実際にその時代を生きている間には，困難に満ち，八方ふさがりで，先が見えない不安だらけの日々も多いものです。会話のできない赤ちゃんは「泣く」という行為で訴え続け，2歳児は自我の芽生えから何に対しても「いや」と言い，3歳にはナゼナゼ星人になります。5歳になれば好奇心と探検心が旺盛になり，ふと気づけば姿を消したりします。親は振り回され，困惑し，疲れ切ってしまいます。そんな子育て期が本来の希望に満ちたものになるために，タッピングタッチはとても役立ちます。この節では，助産師としてたくさんの親子を見てきた近藤亜美，そして家族での利用やボランティア活動などでも長年の経験を積んできた中田利恵が，タッピングタッチによる子育て支援・家族の支援についてお話しします。

## （2）子育て支援とタッピングタッチ

　私（近藤）は，タッピングタッチのインストラクターです。助産師で，産後のママと赤ちゃん，家族のサポートをするための助産院を開業しています。モットーは「今，目の前にいる母子（ははこ）を大切に」という思いです。これは「今・ここ」「ゆっくり，やさしく，ていねいに」を大切にするタッピングタッチの心と共通しています。そしてたくさんの赤ちゃんやママパパたちとのふれあいの中で，タッピングタッチをお伝えすることの重要性を痛感しています。

### ①子育て世代の特徴

　まず最近の親世代の特徴について述べたいと思います。

少子化や核家族はもちろん，子ども時代に母親の就労があたりまえであった人たちが，子どもを持つ世代になっています。自分の子どもで初めて赤ちゃんを抱くという体験をする人も珍しくありません。赤ちゃんとふれあう体験を持たずに育ってきたので，基本的なお世話，だっこの仕方，泣いている赤ちゃんをなだめる方法など，ほとんど知らないまま親になるのです。我が子を大切に思う気持ちは強いのですが，「想像していた覚悟」と現実とのギャップに戸惑い，どのように子育てしたらよいか悩んでしまうことが多いのです。

　また，自身も親の希望に応えようとして成長してきたために，自分で考え自分で工夫し，新しいことにチャレンジしていく力が弱い方もおられます。まじめで一生懸命。なんとか自分ひとりで対処しようとするがんばり屋さんが多いです。一方で自尊感情や自己効力感が低く，人の気持ちに共感することが苦手です。よい子育てをしようと一生懸命なのですが，ストレスに弱く落ち込みやすく，そこから這い上がる精神力も弱いように思います。不安感が強いために，自分自身がしているよいところや，赤ちゃんの可愛らしさや瞳の輝きに気づきにくく，育児を楽しめないでいることもよくあるようです。

　その反面，パートナーと協力して子育てに取り組む姿勢や，自分の人生設計を持っている方が多いことは新しい世代の特徴と言えます。

## ②子どものケアをとおして自分を癒す

　ひとつ目の事例をお話しましょう。

　第2子の産後16日目から母乳の相談で通っていたＡさんですが，2か月を過ぎた頃に電話がありました。「産後うつになったようです。食事はとれますが，いろいろ考えてしまって眠れません。実は伝えていなかったのですが，親戚との間で悩み事を抱えていて，それが今回の気持ちの落ち込みの原因だと思うのです。(……)心療内科の予約をしましたが，日程が先で，その間，何をしたらよいかわからずとてもつらいです」との相談でした。電話では呼吸のリラクセーションのお話をし，「タッピングタッチを体験してみませんか」と提案して赤ちゃんと来院していただきました。

　私からママの背中にトントン。ママは赤ちゃんのお腹や背中にトントン。しあいっこしているうちに，Ａさんは，「あったかいですね。子どもにしているの

に自分の気持ちが落ち着いてくるようです。やり方も簡単ですね」と話され，笑顔が見られました。Aさんには12歳の長女がいます。年の離れた長女は思春期に入り，上手に甘えることもできず，弟が生まれたことで複雑な気持ちでいることを察して心配しておられましたが「これならお姉ちゃんもさせてくれそうです」と嬉しそうでした。

　セルフタッピングの方法もお伝えしましたが，お母さんであるAさんにとっては，我が子にタッピングタッチをすることのほうがセルフケアになるのでは，と感じました。小さな子どもを育てている母親にとっては，子どもと自分自身は一体なのです。

　後日，Aさんは次のように話されました。「つらい気持ちが強かったときに，夫とも相談してすぐに亜美さん（筆者）に電話をしたのがとてもよかったと思います。電話をして話を聞いてもらっただけで気持ちが軽くなりました。話すだけでなく，実際に自分の手を動かし，自分の感覚であたたかさや呼吸を感じられるようになるケアの方法（タッピングタッチ）を教えてもらったことで，心も体も落ち着き，眠れないつらさが半減しました。気持ちが落ち着いたことで，心療内科の受診もなんだかスムーズに終わってしまいました」

　この事例をとおして述べたいことは，クライエントがいつでも気楽に相談できる関係を築くことの重要性です。そのために助産師として心がけていることは以下です。

・相手が話したくなるような態度を心がける。
・どんな様子なのか，考え方なのか，否定せず，評価（ジャッジ）せず，親身になって話を聞く。
・提供する情報はしっかりとした根拠に基づいて。誇張やフェイクはダメ。
・改善策（修正案）の提案は最小限に。
・クスッと笑えるユーモアも忘れずに。

　そのうえで，相手の方に提供できるタッピングタッチというホリスティックケアを持っていることは，支援者としてもとても安心できます。また，相手だけでなく，ケアする側の心身の健康も保つことができるタッピングタッチは，私の宝物です。

### ③深い信頼関係を築けた体験

　もうひとつ，タッピングタッチをとおして深い関係性を築くことができた体験をお話ししましょう。

　妊娠7か月の早産で600gの超低体重児Tちゃんを出産したBさんが，初めて私を訪ねて来られたのは産後5か月が経った頃でした。TちゃんがNICUを退院するまでの3か月間，毎日搾乳を届け面会に通ったそうです。退院してから1か月半が経って，育児に行き詰まりを感じ，相談に来られたのです。

　Bさんの表情は固く，話の内容も堂々巡りで，言いたいことも整理がつかないような様子でした。病院の指示通りに母乳を与え，ミルク量や薬の投与などを守り，生活リズムを作ってきちんとお世話しなければならない，といった感じでした。「ねばならない」という思考でがんじがらめになり，苦しそうでした。

　インターネットで調べてよいと書いてあったことはすぐに取り入れていましたが，赤ちゃんがどのように感じているか，反応を見ることはできていませんでした。時には私の一言に反応し「私たち親子にはそんなに問題があるのですか！」と吐き捨てるように食ってかかるようなこともありました。気持ちが高ぶり涙がとまらなくなることもありました。

　時間をかけてお話を伺いながらご本人の気持ちを受けとめ，どんなに小さな質問にもていねいに応え，赤ちゃんの成長を見守る方法などをお伝えしていきました。そして，少しずつ信頼関係ができてきた頃に，とてもよくがんばっていることに敬意を表し，「もう少しだけ肩の力を抜くことができたら，赤ちゃんのお世話も楽しめるかもしれません。Tちゃんにも気軽にしてあげられますよ。体験してみませんか？」とお誘いして，Bさんの背中にトントンとタッピング

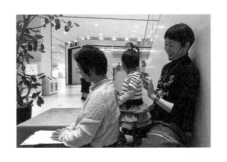

タッチをしました。助産師の私に弱みを見せてはいけないと張り詰めた様子
だったＢさんでしたが，少しずつ私のことを信頼し始めてくれているようでし
たので，もっと楽になってほしいと感じていたのです。

　タッピングタッチをしているうちに，自然に私の頬にはポロポロと自分でも
驚くくらいの涙が流れました。でも隠さずに，そのまま続けました。「600ｇと
いう小さな赤ちゃんを出産し，本当によく今日までがんばってきましたね」と
いう気持ちでした。Ｂさんは早産したことに対する自責の念に苛まれ，心細く
不安になりながらも，子育てへの責任感から必死に不安と戦っているのだ，と
思うと，自分の感情が高ぶり涙になったのです。

　後に聞いたことですが，Ｂさんはこのときの体験で，「赤ちゃんとママはケア
される立場なのだ！」と初めて実感し，その気づきに自分自身がとても驚いた
そうです。この気づきはとても深い意味を持っていると思います。また，NICU
入院中に，「赤ちゃんにたくさんさわってあげるとよい」と聞いたけれど，タッ
ピングタッチはまさにそのことだと実感したそうです。

　この出来事をきっかけに，Ｂさんと私の関係はガラリと変わったように感じ
ました。思っていることを自分の言葉で話されるようになりました。私の前で
も表情が自然でとても穏やかで，Ｔちゃんへの眼差しがやさしく愛に満ちた様
子になり，「Ｂさんは本当にお母さんになったのだ」と感じました。そこにはも
う，小さな子どもを産んだという負い目はないようでした。それまでのＴちゃ
んは，キーキーと甲高く泣くことがありましたが，表情も穏やかになり，笑顔
でおしゃべりもたくさんしてくれるようになりました。Ｔちゃんが１歳半を過
ぎた頃，「トントン，トントン」と言いながら，自宅でタッピングタッチをして
いる様子をビデオに撮って送ってくれたことがありました。とても可愛らしい
様子で「家でもしていてくれていたんだ！」と，大感激しました。

　今でも時々連絡をとりあっているＢさんは，「あの頃の自分は身構えていて
尖っていた」と振り返っているそうです。Ｔちゃんは５歳になり，「大きくなっ
たらプリンセスになりたい」そうです。これからもＴちゃんの成長を見守らせ
ていただきたいと思っています。

## ④親子へのタッピングタッチ体験会の運営

　さて，私はタッピングタッチの体験会の講師として，ほぼ毎月子育て支援セ
ンターや児童館のような施設に伺っています。ここでは簡単に体験会運営のポ
イントを述べたいと思います。


### 事前準備：スタッフとの打ち合わせ

・先方のスタッフにタッピングタッチの基礎講座を受講してもらう
・参加者の情報確認（人数，子どもの月齢）
・会場の情報（広さ，マイク，音楽の設備の確認）
・必要があれば，タッピングタッチボランティアを募る。

### 当日準備：会場設営

・安全第一の環境を整える
・室温，調光，音量（音楽，マイク），アロマなど

### 実際：60分体験会の場合の構成の目安

　2分　　挨拶

　10分　ごく簡単な説明とデモンストレーション

　5分　　ママのセルフタッピングで，リズム，強さを確認

　5分　　ママから子どもにタッピングタッチ

　30分　ママの背中にタッピングタッチ

　　　　（1人5分程度。参加者の人数，タッピングタッチできるスタッフの人
　　　　数により調整が必要）

　5分　　説明とまとめ

　3分　　主催者側の挨拶。アンケートなど

### ポイント

・説明は最小限にとどめ，ゆっくり，やさしく，ていねいに，等のキーワード
　を利用する
・子どもへのタッピングタッチはママがおこなう
・子どもの動きは妨げない
・全てのママの背中をトントンする（速さ，強さ，心地よさを体感してもらう）
・気楽に参加していただくため，アセスメントシートは作らない

### 私が気をつけていること

・笑顔

第5章　臨床・専門領域におけるケアとしてのタッピングタッチ

・タッピングタッチの本質が伝わったら十分！　とし，欲張らない
・自分自身がタッピングタッチを楽しむ
・声のトーン，話し方の間
・時間厳守

## （3）家族支援とタッピングタッチ

　私（中田）はタッピングタッチインストラクターです。我が家にタッピングタッチがやってきたのは，2009 年。3 番目の子どもが入学した学校（東京の自由学園）で，生徒の心の成長とよい関係性作りのために，タッピングタッチが取り入れられていたのです。私も保護者としてタッピングタッチを体験できるチャンスがありました。トントンしてもらうと，心地よくて幸せを感じ，自分がお相手にしたときは「私，こんなにていねいに，相手を大切にできるんだ」と自分を肯定するような気持ちになりました。お相手は「ありがとう」と涙を浮かべておられました。とても感動して，2010 年にインストラクターになりました。タッピングタッチの活動の中で，私自身がたくさんのことを教えてもらいました。そのお話をしたいと思います。

### ①復職の不安に

　復職間近のママの赤ちゃんに，タッピングタッチをしたときのことです。ママは，これから始まる新たな生活と赤ちゃんとの関係の変化に不安でいっぱいのようでした。私は「こんなふうに，赤ちゃんの頃からタッピングタッチをしていると，思春期になっても自然にスキンシップができるからいいのよ」と話しながら，赤ちゃんにタッピングタッチをしました。

　赤ちゃんは，少しすると，宙をじっと見つめて何かを感じるような顔つきになり，おとなしくトントンさせてくれました。そして「あれ？　なんだろう？これ，気持ちいいな。この人，やさしいな。なんだか嬉しいな」とでも思っているような顔でニッコリしてくれました。

　ママは「あ。笑ってる」と喜んでくれました。「これならできそうです。続けてしていきます。保育園から帰って来たときとか，寝かせるときとかにしたいです」とのことでした。パパとママもお互いにタッピングタッチをしあうと，よ

148

りよい関係が育つと思うと話すと，「パパ，疲れているから，喜ぶかも。してみます」と言ってくださいました。4月からよいスタートがきれそうでした。

## ②エンパワメントとして

　私が出会ったママたちの中には，不安に押しつぶされそうになっている方々がおられました。ある新米ママは，慣れない子育てに自信が持てず，「自分はダメ」と心も体も固まって，身動きがとれなくなっていました。最初，暗くつらそうな表情でしたが，ゆっくり，やさしく，ていねいにタッピングタッチをしていると，何かが溶けたかのように体の力が抜けて，最後には笑顔になられました。言葉での励ましはせず，ただトントンしただけなのに，ご自身の中から力が湧いてきて，心も体も自然にゆるむことができたようでした。

　このとき私は，タッピングタッチの素晴らしい力を教えられた気がしました。タッピングタッチは，日常的に穏やかで心地よい時間を共有できるコミュニケーションツールであると同時に，つらいときに心と体の苦しさを和らげ，エンパワメントしてくれるケアでもあることを実感したのです。

## ③病院ボランティア

　私は，ボランティアでタッピングタッチをさせていただくことがあります。神奈川県立こども医療センターでは，重症心身障害児施設とNICU（新生児集中治療室），そして小児がん病棟でボランティアをしています。

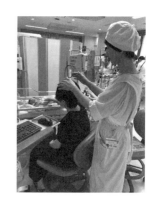

　重症心身障害児施設では，歩くことも話すこともできない重い障害のある子どもたちにタッピングタッチをしています。ここでの子どもたちが主に受けているのは医療処置やリハビリなどで，時には苦痛を伴う体験です。私はこの子たちにトントンしながら，ゆっくりと一緒にいて，楽しくふれあうのが自分の役割だと思っています。

　NICUでは，重い病気や障害のある小さく生まれた赤ちゃんと，そのパパや

ママにタッピングタッチを体験していただき，赤ちゃんにもできることを伝えています。体験されると，「こんなにリラックスした気持になれたのは久しぶりです」「ああ，私は緊張していたんだなと気づきました」「お留守番してくれているお姉ちゃんにしてあげたいです」「助産師さんにタッピングタッチしてもらうといいと勧められました。搾乳でカチカチになっていた肩回りが本当に楽になりました」「目がスッキリしました。周囲が明るく見えます」などなど，様々な感想を聞かせていただいています。病院通いで疲れ切っていたお顔が，キラキラした笑顔になるのが印象的です。

### ④いくつになってもスキンシップ

　スキンシップによって，愛情ホルモンであるオキシトシンが活性化することは広く知られています。赤ちゃんはだっこされたり，さすってもらったり，母乳を飲んだりしながら，愛情をたっぷり注がれて，元気に大きくなっていきます。やがてハイハイし，歩き出し，保育園，幼稚園に行き，学校にあがり，大人になっていきます。気づけば誰からもふれてケアされることなく，ストレスフルな社会の中で，ひとりでがんばって生活することも多いでしょう。そんなときにタッピングタッチを知っていたら，自分にトントンして穏やかな自分らしさを保つことができます。つらい思いをしている人が身近にいたら，トントンして寄り添い，小さな手助けができるかもしれません。家族の中にタッピングタッチがあれば，愛情ホルモン（オキシトシン）や幸せホルモン（セロトニン）が活性化し，心も体も関係性もよくなり，元気が出て，やさしく愛に包まれると思います。

### ⑤家族のしなやかな絆に

　私がタッピングタッチと出会ったのは，娘が高校2年生の春でした。娘は不登校の状態が長く続いていて，彼女自身もどうしたらよいかわからず，とても苦しんでいました。

　私は，タッピングタッチを知ると，さっそく娘にしてみました。娘は「いいね」と言っただけでしたが，それから毎日の日課としてタッピングタッチをするようにしました。ふと気づくと，タッピングタッチをしていると，食卓では

しなかった心の内面の話を自然に口にするようになっていました。娘にとってのタッピングタッチは，心と体がほっと楽になるケアだったようです。また，私自身にとっても，娘の背中にふれながら，心にもふれられるようで，嬉しい時間でした。タッピングタッチによって登校できるようになったというわけではありませんが，母娘関係は明らかに和やかになりました。お互いに「そのままでいい」と感じられるようになっていきました。

　当時，不登校に悩んだ娘も，今では2児の母です。嫁ぐ日には緊張する白無垢の娘にトントンしましたし，妊娠中やお産のとき，産後や育児疲れのとき，いつもタッピングタッチでケアしてきました。

　娘は，自分の子どもがお腹にいるときから幼児となった今でも，ことあるごとにタッピングタッチをしています。卒乳の日の夜に，遊んでいる背中にトントンしたら，泣くことなく寝ついたと感激していました。その子が幼児となってからは，時々後ろに来て「トーントン，トーントン」と言いながら，娘にタッピングタッチをしてくれるそうです。

　娘は夫ともタッピングタッチをしあうようで，お互いの信頼関係が深まるのに役立っているようだと話していました。家庭で日常的にタッピングタッチをしあうことができると，心と体と関係性がよりよく育つ栄養が家族にいきわたるように思います。

## ⑥生活の必須アイテム

　私にとってタッピングタッチは生活の必須アイテムです。実際の活用法をまとめたので，参考にしてください。

・朝，出勤前の夫の背中をトントンします。夫の呼吸が深くなるのがわかります。そして夫は元気に出勤していきます。
・独立して暮らす子どもが帰宅したときは，テレビを見ている背中に，ちょこっとトントンします。「母さんは，いつでもここにいるよ。安心してね」と合図を送っているのです。
・孫が遊びに来たら，お昼寝は歌を歌いながらトントンして添い寝です。あっという間に，スヤスヤと寝息をたてます。
・私自身，寝る前のセルフタッピングは欠かせません。今日の自分に「お疲れ

さま」とトントンすると，穏やかに深く眠りにつくことができます。その日
の失敗や気疲れは「まぁいいか」と整理がつきます。

　私は母として，妻として，家族の一員として，タッピングタッチに支えられ
ていると感じています。自分や家族がつらいときに，できることがあるという
のは本当に心強いことです。

### ⑦赤ちゃんから看取りまで

　私は先日，父を看取りました。父はタッピングタッチが大好きで，老人会や
デイサービスでも，タッピングタッチのよさを皆さんに伝えていました。「とっ
てもいいもんですから，インターネットでタッピングタッチを調べてください
ね」と言っていたようです。

　毎晩寝る前にトントンすると，父はとても嬉しそうでした。そして，最期の
お別れもタッピングタッチでした。息をひきとった後にもタッピングタッチを
しました。悲しさや寂しさではなく，父への愛おしさと感謝が自然に胸いっぱ
いに広がり，涙があふれました。素晴らしいお別れの時間になりました。

　生まれたばかりの孫に初めてタッピングタッチをしたときのことを思い出し
ます。「赤ちゃんは可愛い」という感情とは異なる深い愛情が湧き上がりまし
た。タッピングタッチは生まれたての赤ちゃんから看取りのときまで，愛の交
流をもたらしてくれると実感しています。

### ⑧人と人とをつなぐケア

　最後に，小学生のWさんが書いた文章を紹介します。彼女は小さいときから
タッピングタッチに親しんで成長しました。

　　タッピングタッチで気にいっていることは，人と人がケアをして，ケアをす
　ることで，場がなごむところがよいと思いました。(……)中川一郎さんはタッピ
　ングタッチをやることで，世界が平和になって戦争がなくなることを願ってい
　ます。私も中川さんと同じように，なかなかなくならない戦争がなくなり，笑
　顔があふれ，もっと平和になることを願っています。このタッピングタッチで
　願いをかなえてほしいです。そして学校でも，疲れたときにみんなや先生たち
　とリラックスしたいです。

ふれあいを大切にして育てられたとき，世界の平和を自然に願うことのでき
る人に成長できることを，彼女に教えられました。タッピングタッチは，「ゆっ
くり，やさしく，ていねいに」お互いを大切にして，人と人をつなぐことので
きるケアだと思います。幸せであたたかな生活と未来のために，ご家庭にタッ
ピングタッチを。

# タッピングタッチをしてみましょう

## 赤ちゃんや小さな人たちへのタッピングタッチについて

　「ありのままの自分でよい」という自尊感情を育むためには，特別に親しい人との愛着形成が重要だといわれています。そのため乳幼児期のスキンシップの大切さが多く論じられています。赤ちゃんや小さな人たちとのタッピングタッチで大切にしたいことは，仕方（技術）や長さ（時間）ではなく，「あなたはあなたのままでよい」という「受容の心」だと思います。

　毎日の子育ての中では「早く眠ってほしい」「こんな子に育ってほしい」といった思いを持つことはしばしばあることです。しかし心静かに，あるがままの子どもと自分自身を受けとめ，ゆっくり，やさしく，ていねいにタッピングタッチするひとときは「何も求められず受容される」体験の共有になります。タッピングタッチを日常生活の中に繰り返し取り入れることで，心の交流が生まれ「絆」というかけがえのない関係性が育まれます。

## 仕方とポイント

どんなときに？
＊甘えてきたとき
＊グズグズ機嫌が悪いとき
＊楽しいとき
＊一緒にいたり，ふれあったりしたいとき
＊寝かしつけのとき
＊ちょっとのすきま時間（例：小児科の待合室で）

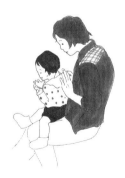

## するときのポイント

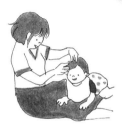

＊ゆっくり，やさしく，ていねいに
＊子どもの反応をよく見ながら
＊自然体で，ありのままの自分を感じながら
＊無理にせずに，のんびりした気持ちで
＊お互い楽な姿勢で
＊子どもの動きを必要以上に制限しない
＊早く寝かそうといった目的や効果のためにしない
＊ふれあいながら，いっしょにいる時間を楽しむように

## タッチの基本

* 体の正中線を挟んで左右対称の位置を
* あまり厳密に考えず，背骨を中心にだいたい左右対称であればOK
* ゆっくり，やさしく，ていねいに，左右交互にタッチする

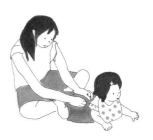

## タッチの速さは？

* 1〜2秒に左右1回ずつが目安。4拍子の童謡などゆったりとしたリズムで
* 歌ったりハミングしたりしながらおこなってもよいでしょう

## タッチの強さは？

* のんびりした気持ちで，軽く優しくタッチしましょう（ふだんのタッチと違って，こんなにソフトにと思うくらいが，ちょうどいいかもしれません）

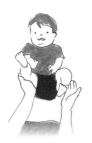

## タッチの長さは？

* 時間の長さにこだわらない（基本は15分が目安とされていますが，赤ちゃんとのタッピングタッチは，赤ちゃんの反応を見ながらおこなってみてください。すぐに飽きてしまうかもしれませんが，タッピングタッチの心地よさがわかってくると，次第に長くさせてくれると思います）

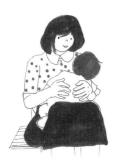

## タッチのバリエーション

* タッピング（トントンと指で弾むように）
* ゾウの鼻（ブランブランと手の甲などで）
* ネコの足ふみ（ふわっと丸めた手で）
* コアラの木のぼり（丸みのあるところを包むように）
* ソフトタッチ（やさしく手のひらで）

イラスト © オクちゃん

# 高齢者介護・福祉施設における実践
## 家族介護者，施設職員によるタッピングタッチ

竹下淳子（家族介護者，グループホームボランティア）

鈴木貴子（社会福祉法人職員）

## （1）はじめに

　この節では高齢者ケアについて，とくに認知症の方やターミナル期の方への
タッピングタッチの実践を中心に紹介します。認知症の方へのケアについては，
家族介護者からの視点とグループホームでのボランティア活動を中心に，ター
ミナル期の方へのケアについては，高齢者福祉施設での実践と今後の可能性を
中心にお伝えします。

## （2）認知症の方へのタッピングタッチの実践
### ①家族介護者として：タッピングタッチに出会えたのは母のおかげ

　私（竹下）がタッピングタッチに出会ったのは，認知症とともに生きた母の介
護がきっかけでした。症状が進行し，対応の仕方や母との関係性に悩んでいた
頃，雑誌にあったタッピングタッチの講座案内に目がとまりました。さっそく
その講座に参加したところ，タッピングタッチを実際にしてもらうと本当に心
地よく，楽しく元気になれました。初めての講座で緊張していましたが，体験
後は会場の雰囲気も明るく和やかな感じになり，心も体もリラックスできまし
た。

　講座を受けて間もなく，面会でグループホームに行ったときに，タッピング
タッチのために作られたCD（p. 74 脚注参照）をかけながら母にタッピング
タッチをしてみました。でも母は途中で「もういいよ」と立ち上がってしまい
ました。今思うと母に寄り添うというより，母の状態が受け入れがたく，なん
とかしたいという思いでいっぱいでした。「これをすれば帰宅願望がなくなる
のではないか」「幻覚に怯えて怒り，不穏に思う母の周辺症状が少しでも落ち着
くのではないか」と期待を込めてしていたように思います。

　その後インストラクターになり，また母にしてみたいと強く思うようになり

ました。そして以前の経験をふまえて，母に寄り添い，一緒にいる時間を楽しむようにしてみました。ゆったりしたゆらぎのあるリズムで，母のよく知っている童謡等を歌いながらしてみると，母も一緒に歌い出したのです。2人で一緒に「うさぎとかめ」「海」「赤とんぼ」など思いつくままに歌いながら，そのリズムに合わせて母の背中や肩，腕，頭等をトントントントンとゆっくり，やさしく，ていねいにタッピングタッチをしていきました。すると母は気持ちよさそうにうとうとし，「あったかいねえ，ありがとう」と穏やかに言ってくれました。認知症の症状が進み，もう母と何かを一緒にすることはできないとあきらめていましたが，タッピングタッチをとおして，母と同じ時間を過ごすことができた喜び，そのときの母の背中のぬくもりが今でも忘れられません。

その後，母は特別養護老人ホームに入所しましたが，度重なる転倒で骨折し，治療のための身体拘束により，ふれられることに恐怖や怒りを感じるようになりました。それもあって，私は母にまったくふれられなくなりました。やせ細り，怒りを表現する母を見るのがつらく，私自身気分が落ち込み不安定で，トントンとセルフタッピングをしていました。また，延命治療をするかどうか決めなくてはいけない時期に，セルフタッピングをしていると，「ひとりじゃないよ，大丈夫，大丈夫」「焦らなくていいからね，落ち着いてゆっくり，ゆっくり」という言葉が自然に出て来て，自分を保てたこともありました。このときも，タッピングタッチを知っていてよかったと心から思いました。

亡くなる前，母はホームホスピスでお世話になりました。スタッフの方の手厚いケアを受けることで，母は安心したようでした。私は，きちんとしたタッピングタッチという形ではないのですが，母の体にそっとふれることができました。母との別れのとき，私を生み，育ててくれたことへの感謝の気持ちを，言葉だけでなく，母の体にゆっくり，やさしく，ていねいにふれながら伝えることができたように思います。

母が出会わせてくれたタッピングタッチは，母から私へのプレゼントだったと感じています。タッピングタッチは母とのかけがえのない時間を与えてくれただけでなく，いろいろな場面で私を支えてくれました。

## ②グループホームでのボランティア活動

### グループホームでの取り組み

　2017 年から愛知県豊田市にあるグループホーム（認知症対応型共同生活介護）にタッピングタッチボランティアとして参加し，スタッフさんと一緒に入居者の皆さんに順番にタッピングタッチをおこなってきました。

　椅子に座った姿勢でおこないますが，背もたれのある椅子を使うので，無理なく手の届く背中，腕，首，頭等にしています。力加減が難しい方や，骨の弱い方への配慮なども必要なため，する側とされる側が交代するのではなく，私とスタッフさんが入居者の方におこなうという形をとっています。

　タッピングタッチをおこなっているとき，「気持ちいいわ，ありがとう」と嬉しそうにスタッフさんの手を握ってお礼を言われ，スタッフさんも思わず笑顔になる，そんな交流が見られます。また，胸を押さえ「ここぽかぽかするわ，あたたかくなったね」と入居者同士が手をさわりあって，あたたかさを比べっこするなど，ほんわかとしたやさしい場の中で，私も幸せな気持ちでいっぱいになります。

　ある入居者の方の背中にトントンとタッチしていると，ご自身の幼い頃を思い出されたのか「おんぶ紐でおんぶしていたのよ。おんぶ紐，私が作ったの」と縫うしぐさをしながら，いきいきと昔の話をしてくださいました。このときにも，話しやすくなる，話したくなるというタッピングタッチの効果を実感しました。

　施設のスタッフさんからも，「タッピングタッチをした後，いつも落ち着かない方が，穏やかに椅子に座ってパズルをされていた」「ゆったりくつろがれ，その後のおやつの時間では，スタッフと入居者の方が一緒におやつを食べながら会話が弾む光景が見られる」といった感想を聞いています。

　一方で「やめて」「もういいわ」と言われ，表情や体を硬くされた方もおられました。そのときは無理やり続けず，手をとめて話しかけるようにしました。するとその方は他の人の様子を見ていたり，音楽に合わせて体をゆらしたり，その方なりの参加をされているように感じました。

　また，タッピングタッチをした後に怒りや悲しみの感情を表現される方もお

られました。このような反応や変化にはあわててしまいますが，この施設では，ここが安心できる安全な場所だと感じられたからこそ今まで閉じ込めていた感情を表現しているのだと考え，そっとその方のそばにいるようにしている，とのことでした。そのような施設の考え方やタッピングタッチのケアによって，自然に感情が出やすくなったのではないかと思います。そして最期の時を迎えるまでに，今まで背負ってきた肩の荷をひとつずつ下ろしていかれる，そんなお手伝いをタッピングタッチがしているように感じています。

### スタッフさんの声：スタッフさんへのケア

タッピングタッチをしているときの表情が硬かったスタッフさんから「タッピングタッチをすると疲れる」という声がありました。そこで入居者の方にした後に，スタッフ同士がしあう時間を作ってもらいました。ケアされるってどんな感じなのか，ゆっくり，やさしく，ていねいにするとはどんな感じなのか，改めて体感してもらえたように思います。

また，管理者の方が，「スタッフにとってタッピングタッチは，食事を出す，おむつを交換するなどの日常的なケアをおこなう業務時間ではなく，休憩時間でもない。人とふれあいぬくもりを感じ，ただ寄り添うことの大切さを学べる時間であるように感じている」と言われました。私も入居者の方をただお世話するというのではなく，「人としてふれる」「人として一緒にいる」そんな時間だと感じています。

### コロナ禍での実践：お庭でタッピングタッチ

現在，コロナ禍で今までのようなタッピングタッチを実施することが難しくなったため，状況が許すときは「お庭でタッピングタッチ」を実施しています。スタッフさんにしてもらうのではなく，入居者ご自身が自分にタッピングタッチをする，セルフタッピングを屋外でおこなっています。

タッチの強さや速度を正確にすることよりも，入居者ご自身のペースで，無理したりがんばったりせず，自分の体にふれて感じる，自分とともにいる，今ここにいることを大切にしています。途中で眠ってしまわれる方，他の人がしているのを見ている方，できるところだけする方など様々ですが，約 20 分間，誰も立ち上がることなく参加してくださいます。

　あるときタッピングタッチを終えた直後，入居者の方の多くが満たされたような素敵な笑顔だったので，思わず管理者の方がおひとりずつ写真撮影されていました。スタッフさんや入居者の方が同じ時間・空間を共有し，心と体がゆるんで満たされ，言葉がなくてもつながれるのだと感じました。

### タッピングタッチを通じて見えてきたもの

　月1回，施設のスタッフさんや入居者の方と，タッピングタッチの時間を過ごして4年になります。忙しい日々の中，タッピングタッチの時間をとることは難しいかもしれません。でもタッピングタッチは心と体さえあればどこでも誰でもできるものです。この施設でタッピングタッチの時間をご一緒させていただいて，ほんの少しの時間でも人が人をケアすること，お互いがケアしあうことの素晴らしさを実感しています。

　瞬間，瞬間を生きている認知症の方と支える家族，そしてスタッフさんにとって，気持ちよかった，ほっとしたと感じることや，人のやさしさ，あたたかさが伝わってくることで，ひとりではなく，一緒にいる，一緒にいてくれる心地よさを感じることができます。そういう時間そのものが，かけがえのない大切なことだと思うのです。

　管理者の方も「タッピングタッチをとおして自分で自分の体にふれ，自分の体を感じる時間を持つこと，そして人として生きてきたその体を大切に思い，自分の体に感謝するということは，命を終わらせる前に必要だと感じています。ですから，タッピングタッチは必須のことと捉え，継続しています」と話してくださいました。

　タッピングタッチをとおして，自分自身を大切にする，また，お互いを大切にする。そして，同じ時間・場所を共有して互いに癒されていく場を多くの方々にもぜひ体験していただきたいと思っています。

## （3）高齢者福祉施設でのタッピングタッチの実践：ターミナル期のケアとして

### ①タッピングタッチとの出会い：ケアする人のケアとして

　私（鈴木）は，特別養護老人ホーム（以下，特養）をはじめとする高齢者福祉施

設や，在宅生活に関連する相談やサービス事業を実施する社会福祉法人で働いています。職員数は 200 名ほどで，私は研修や広報，採用などの法人全体に関わる業務に携わっています。

介護現場は非常にストレスフルな環境下にあると感じます。介護市場の拡大に人材確保が追いつかず，慢性的な人手不足の状態です。介護保険制度の導入以降は事業所側に求められるケア以外の業務も増大しています。

2016 年初めにはショッキングな事件も報道されました。高齢者施設職員による入居者殺人です。業務の過酷さや低賃金等のマイナスイメージを強調した報道が加熱していた時期と重なり，この事件報道はますます現場に暗く重いものをもたらしました。

事件直後，職員研修を企画する場で「この出来事を元になんらかの研修をおこなう必要はないか」と話しあいましたが，その中で見えてきたのは，ケアを必要としている職員の姿でした。「事件の影響で『そんなことをする人かも』と自分も見られているんじゃないか，周囲の目が気になった」など，予想以上にストレスフルな声が吐露されました。この日をきっかけに，私は「ケアする人をケアする」方法を探すようになりました。そんな中で出会ったのがタッピングタッチだったのです。

初めて体験したのは 2017 年 1 月でした。参加した基礎講座で 15 分ほどの基本型をしてもらって，最後に背中にあててもらった手がとてもあたたかく，驚きました。相手は初対面の方でしたが，その方も私の背中からあたたかさを感じたそうで，お互いに穏やかなやさしい気持ちになっていることを感じました。「このケアは職場でみんなと一緒にできるんじゃないか」と思いました。

その後，専門講座やインストラクター養成講座を受講する中で，ホスピスでの実践や，認知症の方のグループホームでの取り組みを知り，職員だけでなく，利用者への実践にも大きな可能性を感じました。講師の「本当につらい人への実践」という言葉は心に強く響きました。

インストラクターになってから，お手伝いで参加した地域イベントをきっかけに，ホスピス型住宅にタッピングタッチのボランティアに伺えることになりました。おひとりずつ状況も違い，毎回学びがありました。「気持ちよかった」「来てくれるのを待っていた」と話しかけてくださる方があったり，回を重ねる

ことで，面会のご家族から「私にも教えて」と声をかけていただいたり，タッピングタッチの効果を実感する経験が多くありました。

## ②特別養護老人ホーム（特養）入居者への実践

　職場の特養入居者にも，2017年から少しずつさせていただいています。特養診療室の協力を得て，リハビリの時間に合わせて伺ったりしてきたのですが，2021年に入って，ターミナル期の方へのケアとしてタッピングタッチが役立ったことがきっかけとなり，取り組みが深まりました。ここでは実際の入居者へのケアの様子を紹介します。

### Aさんへのケアとして

　ターミナル期にある入居者Aさんのケアカンファレンスで，「日常的な身体介護に加えて，何か精神的なケア，ご本人がリラックスできるようなケアを考えてみてはどうか」という提案がありました。そこで，タッピングタッチのことを知っていた看護師の勧めもあって，試してみることになりました。

　私は，その日のうちにAさんの居室に伺って，ケアタッピングをおこないました。仰臥位の姿勢だったので，背中はできませんでしたが，肩，胸，腕，足などにタッチしていきました。すでに食事は点滴のみで，お話も難しい状態でした。

　Aさんは緊張が高く，ふれるとぎゅっと硬直したり，手で払いのけたりすることが多かったようです。でもケアタッピングをしていると，ふれることを許すかのように，胸元にあった左手が徐々にお腹ぐらいまで下がっていきました。それを見ていた介護スタッフは「受け入れているんや，あんなに軽いタッチでリラックスできるんや」と驚いたとのことでした。

　それ以降，週に1回15分程度，継続しておこなうことになり，手の空いているスタッフは覗きに来てくれました。数回伺った後，Aさんは逝去されましたが，この経験は私にとって非常に大きなものになりました。フロア会議で体験を説明する機会もあり，現場スタッフにも伝えられるものが多くあったと感じています。

### Bさんへのケアとして

介護スタッフへの説明の場で，「とても緊張の高い方がおられるので，その方にもしてほしい」という意見が出ました。Bさんは要介護5の重度認知症の方で，言葉でのコミュニケーションは難しく，ご自分で自由に手足を動かされることはありません。拘縮が進んでいて，頸部の緊張がとくに強いとのことでした。

初回のタッピングタッチでは，呼吸が大きくなったり，寝息を立ててうつらうつらされたり，胸元で固くなっていた腕がゆっくり下がっていく，といった変化が見られました。見ていた職員は「ふれるとこわばるという状態だったのに，眠られるなんて！」と驚いたようです。以降，週1回20分程度のケアタッピングを継続しています。

訪問を始めてから半年ほど経った頃，印象に残るやりとりがありました。タッチしている間はスヤスヤと眠っておられたのですが，最後に「終わりますね」とお声かけすると，パッと目を開けて，とても悲しく残念そうな表情をされたのです。その豊かな感情表現に驚き，嬉しくなり，もっとBさんをわかりたいと思いました。


### Cさんへのケアとして

「Cさんも緊張があるのでどうだろうか」と相談があり，伺うことになりました。要介護5で，脳の病気で言葉でのコミュニケーションは難しく，身体的にも自分で動かれることのない方で，目を開けることも少なくなっていました。

初回，左側臥位の姿勢をされていたので，背中からタッピングを始めると，背中が大きく膨らみ，呼吸が大きくなったように見えました。ぐっと握りしめている指がゆるんでにぎにぎと動いたり，胸元で固まっていた腕が動く様子もありました。最後に「また来させてもらいますね」と挨拶すると，うなずいたかのような瞬きがありました。

Cさんは，眉間に皺を寄せる表情で気持ちを表現されることがあります。タッチしていると皺がなくなっていくことも多いのですが，訪問30回を過ぎたある日，足のタッチを始めると「眉間に皺が寄ってきたように思う」と一緒にいた介護スタッフが伝えてくれました。

「足，嫌ですか？」とお声かけし，背中に場所を変えた途端，眉間の皺が消え，穏やかな表情に戻り，声を出して何か伝えようとしてくださったのです。そして，両腕，両手，足を，それまでよりも大きく動かされて，「通じあえた嬉しさ」をその場にいた全員で共有したように感じました。

### ③タッピングタッチの効果：現場スタッフの実感から

　Aさん，Bさん，Cさんへのタッピングタッチの効果について，現場スタッフはどのように感じているのか知るためにアンケートを実施しました。

　フロアに勤務している介護スタッフと看護師，計18人にアンケート用紙を配布しました。「気づいていること，感じていることなど，どんな小さなこと，些細なことでも構わないので教えてください」という自由記述式でおこなった結果，15人から4200字を超える記入がありました。

　共通してあげられた効果は，「拘縮している部分がやわらかくなる」「緊張が和らぐ」「腕や足などを自分で動かすような反応がある」「気持ちよさそうな，穏やかな表情になる」などでした。15回以上継続しているBさんとCさんについては，「タッピングタッチ後の言葉かけへの反応がよくなった」ということもあげられました。

　また，タッピングタッチ直後の変化だけではなく，「離床時，側に寄るだけで体がこわばっていたが，最近は以前のようなこわばりがなくなってきたような気がする」という，長いスパンにおける変化への気づきも聞かれました。

　あるスタッフは，タッピングタッチのケアをすることで，ターミナル期の入居者に対する姿勢や考え方が変わったとのことでした。「安らかに過ごしていただくしかないと感じていた方も，合わせる視線や動き，表情から，小さくても燃えている『命』がここにあると感じて，最後の最後までそこで燃えている命の炎に寄り添っていこうと思った」と伝えてくれました。ケアする側のスタッフにとっても，大切な学びや気づきがあるようです。

### ④取り組みの広がり

　タッピングタッチの効果が現場で実感されるようになり，この方にも，こんな場合にもしてあげたい，という職員の思いが出てきています。アンケートの

中にも，「私たちも積極的にできたら」「不眠時の入居者にできれば嬉しい」といった意見もありました。

現在，新人職員研修のプログラムとしてタッピングタッチを取り入れています。また，職員の希望にあわせて随時，基礎講座を開催しています。そこで学んだ職員が，時間のとれるときにするようになってきて，より入居者に近いところでの取り組みが広がってきていることを感じています。

## ⑤取り組むうえで大事にしていること

特養入居者へのケアタッピングの取り組みは，足かけ6年になりました。その中で，いくつかの気づき（大切にしていること）があります。

その1つは，「目に見える効果・反応にこだわりすぎない」ということです。タッピングタッチは治療ではなく，する側も気楽に，気軽に楽しんで「ゆっくり，やさしく，ていねいに」ケアすること，それ自体が大切なのではないかと伝えています。「変化や効果のためにおこなう」のと，「その人を大切にケアする」ということには，大きな違いがあると思うのです。

2つ目は，私だけが「タッピングタッチをできる人」にならないようにということです。誰でもできるものであり，みんなのものになるようにと心がけています。

3つ目は，「タッピングタッチすることを押しつけない」ということです。これは入居者，職員の両方に言えることだと思います。

## ⑥おわりに

この経験を通じて，「ふれる」ということが，人生の最期，言葉でのコミュニケーションが難しい状態になったときに，非常に有用であることを実感することができました。ふれることで「一緒にいるよ」ということを伝えられること，それが生を全うしようと一生懸命な方にとって，とても大切なことであると感じています。

また，現場スタッフにとって，入居者が穏やかで心地よい状態でいることは喜びであり，希望でもあります。タッピングタッチがそのひとつの方法として，日常的なケアとして使われていく可能性があることを実感しています。

# 心理臨床，トラウマ・ケアにおける実践
### 心理士によるタッピングタッチ

福井義一（臨床心理士）

## （1）はじめに
### ①心理臨床，トラウマ・ケアにおける身体接触の問題点と効用

　身体接触は，心理臨床の領域では精神分析における禁忌の伝統を引きずっているせいか，少数の例外を除いてタブーとされてきました。近年，身体指向（body-oriented）のトラウマ・ケアの有用性が認識されるようになってきましたが，依然として心理臨床の領域では身体接触への抵抗は根強いように思います。

　まず，心理臨床の実践において，身体接触にある種のリスクがあることは事実です。異性間での身体接触によって，転移・逆転移関係は複雑になり，訴訟沙汰になるリスクが増すという研究もあります。身体接触を伴う技法を用いる際には，適切なインフォームド・コンセントを得たうえで，慎重に実施する必要があるでしょう。私自身も，身体接触を伴う技法をいくつも学んでいますが，臨床で実際にクライエントさんにふれることはまずありませんし，仮に用いる場合があるとしても同性に対してのみです。思うに，クライエントさんが無防備な姿勢で長時間，体の前面をふれられることを余儀なくされるような状況では，誤解が生まれるリスクが高そうに思えます。

　しかしながら，トラウマによる反応は心理面にのみ生じるのではなく，身体面にも特有の反応を引き起こすことがわかってきました。トラウマ反応は出来事自体ではなく，神経系で体験されるのですから，神経系に直接働きかけたほうが有利だと言うのは合点がいきます。詳細は成書に譲りますが，身体接触は直接的に神経系に作用すると言われていて，研究が進みつつあります。

### ②タッピングタッチ導入の視点

　心理臨床の領域に，身体接触を伴うタッピングタッチを導入することには，い

くつかの有用性と注意点があると思います。そのことを最初に少し整理してから，実際の事例に適用した経験について紹介しましょう。

　身体接触には上述したようなリスクがありますが，これにはタッチの種類や質による違いもありそうです。タッピングタッチの基本形では，クライエントさんに背中を向けてもらい，体の背面を中心にふれます。ふれ方も，非常にソフトな左右交互のタッピングを中心としています。じっとふれる技法ではなく，トントンとタッピングするので，体に接している時間の総量はとても少なくなるでしょう。こうした特徴から，クライエントさんに脅威を与えにくいと思われます。さらに，タッピングタッチの基本形では，10 〜 15 分程度しか要しないので，極めて短時間で済みます。こうした点からも，身体接触が伴うとは言え，タッピングタッチはリスクが低いふれ方であると言えます。また，私の経験上からも，タッピングタッチのふれ方には性的な活性化が生じる余地がないのも，有利な点だと思います。

　さらに，タッピングタッチには，以下の 2 点の特徴があります。第一に，心理的・身体的効果だけでなく，対人関係上の作用があることが知られており，セラピー関係にも好影響が期待できます。第二に，ケアする側にもこうした効果が表れるため，セラピスト自身が気持ちを落ち着けたり，最適な心身の状態で面接に臨んだりする助けになることが期待できます。心理臨床，とくに複雑なトラウマ関連障害のケアには，セラピストとクライエントさんの適切な関係性が不可欠です。人間関係に作用するタッピングタッチには，こうした複雑なトラウマ関連障害のケアに活用する余地があります。

　本節では，ずいぶん昔の事例ではありますが，トラウマ・ケアの臨床実践において，苦し紛れ（！）にタッピングタッチを導入したことで，その効果を思いがけず痛感させられることになった事例を通じて，心理臨床やトラウマ・ケアにおけるタッピングタッチの活用について考えてみたいと思います。

## （2）事例の概要

　クライエントのAさんは，来談時 30 代半ばの男性で，IT関連の職業に就いていたのですが，激務がたたって，うつを発症し，休職中でした。家族歴は，幼少時に両親が離婚し，現在は母親と 2 人暮らしで，仲のよい友人はひとりもい

ませんでした。後述するような過去のトラウマから，外出することが不安なので，すっかり引きこもりになっていました。とは言え，自宅でも口うるさい母親との口論が絶えず，心が安まる場所もなかったようです。

## （3）事例経過

### ①紹介から来談に至るまで

　私は当時，某大学の大学院併設の心理相談センターで相談員として勤務していました。地域の人々に開かれた相談機関であるとともに，大学院生の訓練を兼ねた施設でもありました。院生を陪席させたうえで，相談員が心理面接を担当し，院生が陪席時につけた記録を元に，後日スーパービジョンという形で院生を指導していました。私の専門は，トラウマ・ケアだと知られていたので，他所から紹介されるクライエントさんも少なくありませんでした。

　そんなある日，心理相談センターに，私宛にＡさんが紹介され，ケース会議でその受理の可否について話しあいました。紹介状によると，なんと前のセラピストと大げんかして，そこには通えなくなったのだそうです。それを知った他の同僚相談員たちはにわかに色めき立ちました。紹介状には心理検査の結果も添付されていたのですが，それを見て，同僚たちはさらに当センターで引き受けることに難色を示しました。ロールシャッハ・テストなど各種のテストの結果からも，病理が重篤すぎると判断されたようです。私が，ケース会議中に資料をじっくり吟味した結果，確かに反応内容は崩れていても（例えば「コウモリが踏まれて羽がボロボロになっている」など），体験様式（被検査者の自己や世界に対する体験の仕方）は崩れていない（例えば，内容的に崩壊感がうかがえる上記コウモリの例でも，多くの人がコウモリを知覚する図版から同じ構造でコウモリを知覚できる場合は，体験様式が崩れているとは言えない）と判断しました。そのことを発言すると，「では，お前がやってみろ」という流れになったわけです。

### ②初回の衝撃

　その数日後，Ａさんは私との初回面接にやってきました。今だから言えますが，一目見た瞬間に，引き受けたことを後悔したのをはっきりと覚えています。

私は身長170センチ足らずと小柄な方なのですが，彼の身長は優に180センチを超え，体重はおそらく90キロ以上はあったのではないかと思います。その巨躯で，のしのしと面接室に入ってきました。ふだんの私は，単にクライエントさんの体が大きいというだけで，怖じ気づいたりはしないのですが，彼はひとつ間違えば，今にも怒りを爆発させそうな雰囲気をまとっていました。少しの刺激で爆発する火薬庫のような，いやニトログリセリンを湛えた水たまりのようなハラハラする雰囲気と言ったらいいでしょうか。陪席している院生が息を呑む音が聞こえてきそうでした。

　型通りの挨拶もそこそこに，初回面接が始まったのですが，口を開くやいなや，私がほとんど口を挟む隙もなく，機関銃のように言葉を発し続け，現在の苦境や仕事の大変さ，職場の理解のなさ，さらには前セラピストの無理解（私には無理もないと思った内容もあったのですが）に対する罵詈雑言を聞かされる羽目になりました。

　這々の体で初回面接を終えた私は，ぐったりしつつも，トラウマ・ケアのセラピストとして何ができるかを考えました。ひとまず，話を伺いながらラポールを形成して，どんなトラウマ体験が彼の今の主訴を形成しているのかを把握し，それらのトラウマ記憶やトラウマ反応の処理につなげようと，漠然と方針を立てるのがやっとでした。


## （4）その後の面接経過

### ①歯が立たない時期

　しかし，その後の数か月の面接は，酷いものでした。もちろん，私は完璧なセラピストではありませんから，うまくいかないことも多々あります。その中には，「お役に立てなかった」という苦い思いを伴って思い出される事例もあり，そのときには心の中でお詫びして，今後の精進を誓って，それと引き換えに許しを請うよりありません。Aさんも，間違いなく当時の私にとっては五指に入る困難なクライエントさんでした。具体的に言うと，彼の怒りが強すぎて，話がまったく噛みあわなかったのです。

　彼の話は，自身の困りごとというよりも，怒りの対象へと焦点があたり，その怒りの対象がどんどん移り変わっていきました。最初は，2人暮らしの口う

るさい母親に対する不満に始まり，理解のなかった職場の同僚・上司，自分を
受けとめてくれなかった前セラピストから，無慈悲な世間，無能な政治家，真
実を報道せず視聴率に走って嘘を垂れ流すマスコミ（彼は「マスゴミ」と呼ん
でいました）へと至り，さらには隣国の人々を差別用語を交えて口汚く罵るよ
うになりました。

　正直，それを聞いている私も，陪席している院生も辟易として，気分が悪く
なるほどでした。面接後の院生とのスーパービジョンも重苦しい雰囲気で，前
進がないことは明白でした。まだ若かった私は，院生の前でかっこ悪い姿をさ
らしたくないという気持ちも手伝って，意を決して毎回なんらかの介入を試み
て事態を打開しようとするものの，そんな浅はかな介入は，暖簾に腕押し，糠
に釘，豆腐に鎹といった有様で，何の手ごたえもないまま恥の上塗りを繰り返
しているも同然でした。

　自分の失敗を，陪席している院生がごていねいに逐語録に起こしてくれて，毎
回のようにスーパービジョンに持ってきてくれるおかげで，自分の無能さをこ
れでもかと目のあたりにして，ますますやりきれない気持ちになりました。そ
れでも週に１回，律儀に通ってきてくださるＡさんの何の役にも立っていない
という申し訳なさと，無力感が募る日々で，次第にＡさんとの面接が苦痛にな
り，カウンセリング・ルームへ行くのが億劫になりました。そのうえ，彼の隣
国の人々に対する罵詈雑言を，面と向かって聞き続けるのが耐えがたくなって
しまいました。

　後になって，思ったことですが，Ａさんはセラピストである私に直接怒りを
向けないで済むように，彼を取り巻くものに怒りを振り替えてくれていたので
はないでしょうか。そのおかげで，私たちの関係性はギリギリのところで踏み
とどまることができました。彼の人生は，うつの発症からの引きこもりに加え
て，前セラピストと大げんかしたことで，もう後がない状況と言っても過言で
はありませんでした。もしも，彼の怒りが制御不能になって噴き出し，私に直
接向けられていたら，私たちの当時の関係性では漏れ出した怒りを収めること
はできなかったでしょう。当時のＡさんの隣国の人々への憤怒は，誠に理不尽
で，彼のトラウマとは無関係なものでした。今ではそのことを，こうした無意
識的な配慮のなせるわざとして理解しています。

## ②タッピングタッチの導入による劇的変化

　話は戻って，耐えがたい気持ちが募ったある日，私は彼と面と向かってコミュニケーションをするのが苦痛すぎたので，おもむろに話を遮って，後ろを向くようにお願いしたのです。彼は怪訝そうにしながらも，私の指示通りに椅子を横に向けて，私に背中を向けてくれました。陪席している院生も，同じく怪訝そうにしていました。

　私は，Ａさんに簡単にタッピングタッチの説明をして，背中にふれてもいいかを尋ねました。彼が「構わない」と答えてくれたので，タッピングタッチの態勢に入りました。いちかばちかという気持ちと，これで正面きって向きあわなくて済むというほっとした気持ち，さらにはそんなことを思っている自分に対する罪悪感が綯い交ぜになったまま，Ａさんの背中をタッピングし始めました。しばらくの間，彼は先ほどまでと同じく隣国に対する罵倒を繰り返していましたが，背中越しだったので，ふだんほどのプレッシャーを感じずに済みました。「どうぞ，お話を続けてくださいね」と言いながら，そのままタッピングし続けました。

　10分ほど経ったあたりでしょうか。今でも目の錯覚だったのだろうかと思うことがあるのですが，Ａさんの体から張り詰めていた緊張が，パンパンに膨らんだ風船から空気が抜けるかのように，ぷしゅ～と音を立てて抜けていったように感じたのです。私の体感では，Ａさんは一回りか二回りほど小さくなったように見えました。その頃には，彼の話す速度もゆっくりになって，話す調子が少しばかりマイルドになった気がしました。その回はそのまま45分ほどタッピングし続けながら，話を伺いました。

　そして，その翌週も翌々週も，面接の間はずっとＡさんの背中をタッピングし続けました。彼もそれを受け入れて，私にタッピングしてもらいながら話をするのが定番になりました。Ａさんはタッピングタッチが気に入ったようで，気持ちよさそうに私に背中を預けながら，機関銃のようだったこれまでの話し方とは異なり，ゆったりしたペースで口を開くようになりました。話す内容も，聞くに堪えない隣国の人々への悪口から，母親との２人暮らしで生じる日々のやるせないエピソードや，将来の復職への不安など，当事者性の高いものに変わっていきました。あれほど噛みあわなかった会話が，情緒を伴って，しっか

り嚙みあうようになってきたのです。

　タッピングタッチの特有の効果としてケアする側にも好影響があることが知られていますが，私の場合もご多分に漏れず，Ａさんのことをひとりの人間として尊重できるようになり，タッピングタッチを導入する前の苦手意識はすっかり薄れていきました。

　Ａさんがタッピングタッチを気に入ってくれたので，セルフケアとして生活にも取り入れてもらおうとセルフタッピングを教えました。すると，彼は一日に何度も欠かさず熱心に実施するようになり，回を追うごとに，精神的な安定度が増していくのが手にとるように伝わってきました。

### ③トラウマ・ケアの導入

　こうしたタイミングで，私はようやく自分の専門であるトラウマ・ケアのスキルをＡさんに投入することができました。タッピングタッチをしながら伺った彼の生い立ちから，子ども時代の多数のトラウマ的出来事から，いくつかの主要な出来事をターゲットにすることにしました。プライバシーの保護の観点から詳細は割愛しますが，幼少期の両親の諍いと別離，複数回の引っ越しと転校，そのたびに繰り返されてきた酷いいじめ被害体験を扱いました。

　手順がシンプルでセルフケアとして用いることができるというタッピングタッチとの共通点があること，さらにはトラウマ的出来事の数があまりに多いため，短時間で多くの出来事を処理したかったこと，トラウマ的出来事を言語化せずに扱うことが可能であることから，TFT（思考場療法）[1]をメインの技法として選びました。

　TFT は，経絡の末端にあるツボをトントンとタッピングすることで，ほとんどの心身の苦痛を緩和することができるという不思議な心理療法です。経絡へのタッピングの効果は，タッピングタッチの効果メカニズムのひとつにもあげられており [2]，これまでに馴染んできたセルフタッピングとも親和性が高いことも，TFT を採用した理由のひとつでした。

　この間は，自宅ではセルフタッピングを続けてもらいながらも，面接室ではタッピングタッチをおこなわずに，TFT を使ってひとつずつトラウマ的出来事を想起してもらいながら，経絡の末端にあるツボを決まった順序でタッピング

してもらい，想起時の苦痛を下げていきました。タッピングタッチで構築された良好な関係性の下地があったおかげか，私の提案もとくに抵抗なく受け入れられ，トラウマの処理は極めてスムーズに続けられました。時間切れになった場合にも，自身でTFTを使いこなせるようになったことで，残りを自宅でひとりでも扱うことができたので，トラウマ的出来事の処理はとんとん拍子に進みました。

### ④生活の変化

　トラウマ・ケアに入る前のAさんは，度重なったいじめ被害に由来する対人不安のせいで，外出が恐ろしく，当カウンセリング・センターに通って来られるとき以外は，ほとんど自宅に引きこもり状態でした。ところが，トラウマ記憶がどんどん処理されて，そうした不安が徐々に低下してくると，少しずつエネルギーが出てきて，そのうち持て余し気味になってきました。

　そこで，2人で相談したうえで，すぐに復職を考えるのではなく，リハビリ期間を設けることにしました。どんな話の流れでそうなったかについては，あいにく覚えていないのですが，まずは電車の車内吊り広告で見つけたハイキングやウォーキングのイベントにひとりで参加してもらうことにしました。読者の皆さんも見かけたことがあると思いますが，それぞれの鉄道会社が設定した日に，ある駅から設定されたハイキング・コースを歩き，ゴールするとスタンプを押してもらえるあれです。集合時間があるわけでもなく，道連れが必要なわけでもなく，無料で気楽にひとりで参加できて，外出するきっかけにもなり，おまけに体力もつけられるので，一石二鳥と期待していました。ところが，効果はそうした期待をはるかに上回っていたのです。

　Aさんは，最初は外出することに気後れがあったようですが，そのうちすっかりはまってしまいました。体を動かすことによって得られる心地よい疲労感と爽快感が何よりの直接的なご褒美になりました。それだけでなく，同じイベントに参加している人たちと挨拶を交わすことや，平日に登下校中の中高生から礼儀正しく挨拶されることなども，Aさんの世界観を一変させるのに一役買ってくれました。

　酷いいじめの体験があったせいで，以前なら制服を着た中高生たちを見るだ

けでも恐怖や憎悪が込み上げてくる状態だったのに，その制服を着た中高生た
ちが，通りすがりのＡさんに笑顔で挨拶してくれるという現実が，過去のトラ
ウマから来る不安を塗り替えていってくれたのです。当時，Ａさんとすれ違い
ざまに挨拶を交わしてくださった皆さんに，心からお礼を申し上げたいと思い
ます。

　すっかりハイキングが気に入ったＡさんは，様々な鉄道会社の車内吊り広告
を参考に，週に2～3回，多いときには週に5回も（！）そうしたイベントに参
加するようになりました。その頃のカウンセリングでは，どのハイキングでど
んな体験をしたかが楽しげに語られました。初夏から始めて，晩秋まで歩きに
歩いたおかげで，体重は20キロ以上落ちて，健康的に日焼けし，精悍な顔つ
きでカウンセリングに訪れるようになり，交代制で久しぶりに受付に入った院
生が，一瞬誰だかわからなくなったほどでした。


## ⑤人生の回復へ

　子ども時代の不適切な養育環境によるトラウマを被った人にはよくあること
なのですが，トラウマ記憶想起時の苦痛から解放されて，感情的な問題から解
放されたからと言って，すぐに再適応が可能になるわけではありません。子ど
も時代から，過酷な環境で生存することに全てのリソースが注ぎ込まれていた
せいで，本来であれば学習できたはずの知識や情報，スキルが獲得されていな
かったり，本来であれば成熟していたはずの特性が未成熟なままになっていた
りするからです。

　Ａさんの場合も，トラウマ記憶の処理が終わり，体力と健康をとり戻したか
らと言って，すぐに再就職しては同じことの繰り返しになる危険性がありまし
た。そこで，Ａさんは復職支援のリワーク・プログラムに参加することにしま
した。そこでは，グループ・ワークの時間があり，同じ苦しみを抱えた人たち
とコミュニケーションとることを余儀なくされました。カウンセリングの話題
は，そこでのコミュニケーションの難しさへと移行していきました。

　私はＡさんの訴えをていねいに聞きながら，社会生活に必要なスキルを教え
ていきました。この時期，すでにカウンセリングの頻度は隔週から1か月に1
回程度に開いていたため，1回あたりの面接時間を2コマ（1コマは50分）に

増やし，問題をひとつずつ解決していきました。

　リワーク・プログラムで明らかになったのは，Aさんのコミュニケーション・スキルの乏しさでした。例えば，グループ単位でなんらかの課題が与えられたときに，「自分ががんばらなければ」と気負いすぎて舞い上がってしまい，どうしてもグループ内で浮いてしまうこと，仲間と協力したいけど，どのように話しかけていいかわからないことなどが語られました。こうしたスキルの不足は，Aさんの能力の欠損ではなく，過酷な環境で生き延びることに全ての資源を注いできたせいで，学ぶ機会がほとんどなかったせいであること，モデルやお手本になってくれる大人やスキルを手取り足取り教えてくれる親切な大人が周囲にいなかったせいでもあること，スキルの不足は何歳になってからでも学び直すことで誰でも獲得できることをていねいに説明しました。こうした心理教育で，スキル不足を妥当化し，Aさんの過失や落ち度ではなかったことを確認したうえで，認知スキルから行動スキル[3]の獲得へと進めていきました。

　こうして，リワーク・プログラムに参加する中で出てきた問題を扱うことで，足りなかったスキルが浮き彫りになり，それらを改めて獲得し直すことができました。職場復帰に必要なスキルを学んだことの副産物として，母親とも適切な距離がとれるようになりました。その後，フォローアップのために，1か月おき，2～3か月おき，半年おきと面接の間隔を広げていって，復職してなんとかやっているという報告を最後に，長かった面接は終了しました。

## （5）心理臨床における効果，活用，注意点について
### ①効果
　本事例では，タッピングタッチが劇的にセラピスト‐クライエント関係を変えてくれました。何が起こったのか，振り返ってみたいと思います。

　上述したように，過去のトラウマ経験に由来すると思われる彼の怒りは，まさに噴火寸前の火山といった趣でした。ストレス理論の「闘争＝逃走」反応のモデルで考えると，極端に交感神経系が活性化した闘争モードであったと思います。このモードは生存という目的に特化しており，人との関わりに適切な神経系の状態ではないので，セラピストである私がいくらていねいに関わろうと思っても無駄だったと思います。

　近年，ポージェス氏が提唱したポリヴェーガル理論（第 2 章を参照）によると，私たちの神経系には，従来知られてきた交感神経系と副交感神経系以外に，進化的に新しい副交感神経である腹側迷走神経系が存在し，それが人との関わりを司っているとされています[4]。今回，タッピングタッチを開始してわずか 10 分程度という短時間で，急速に落ち着いて，対話が可能になったのは，タッピングタッチにはこうした高い交感神経系の活性化を抑制して，副交感神経系を優位にするだけではなく，社会的相互作用に相応しいように神経系のバランスを最適化してくれる効果があるのではないかと考えられます。その後，私たちの関係性は，がっちり噛みあうようになり，二人三脚で大変なトラウマ・ケアを乗り越え，新たなスキルを獲得して，再適応へと至る基盤になりました。

　実は，この A さんの事例以降は，このような緊急避難的にタッピングタッチを使った事例を経験したことはありません。というのも，この事例から，セラピストとクライエントさんの間のセラピューティックな関係性の構築にあたって，身体レベルでのラポールの重要性に気づかされたからです。クライエントさんの心理的状態だけでなく生理的状態にもより深く目を向けるようになり，そのモードに追随しながら，非言語的なレベルでのやりとりと言語的なレベルのやりとりを交差させていき，身体的共鳴とでも呼ぶべき状態を作り出せるようになったのです（いつもできるとは限りませんし，特にオンラインでは難しいのですが）。

　また，トラウマ関連障害につきものの解離機制に対する理解が深まり，クライエントさんの内的断片化に即したコミュニケーションがとれるようになったことも，セラピューティックな関係性の構築に寄与する重要な要因でした。今の私なら，A さんのようなクライエントさんと出会っても，こうしたスキルを使って，セラピューティックな関係性を築ける可能性が高いでしょう。もちろん，太刀打ちできないクライエントさんもいますが，総じてその数は減っています。

## ②活用

　心理臨床の現場でタッピングタッチを導入できる状況として，以下のような場面があげられると思います。ひとつは，A さんの事例のように，交感神経系

の活性化を下げる必要がある場合です。この場合，言語的にガイドして，「今からちょっとリラックスしてみましょう」と言ったとしても，まったく受けつけられないか，リラックスしようとがんばりすぎてうまくいかない可能性が高いと思います。それよりも，背中を向けてもらって，タッピングタッチを実施し，直接体に働きかけたほうが，速やかにこうした活性化を沈静化することができると思います。

　第二に，家族面接やカップル面接などで，少し関係性がギクシャクしている場合や引っかかりがある場合に，家族のメンバー間やカップル間でしてもらう場合です。この場合は，方法について説明したり，見本を見せたりするとき以外は，セラピストがクライエントさんに直接ふれる必要はありません。これにより，当事者間の関係性の改善が期待できるでしょう。

　第三に，トラウマ・ケアで用いる場合です。本節のＡさんの事例では，緊急避難的に使いましたが，むしろセルフケアとしての導入が役立つと考えています。重篤なトラウマ関連障害では，背景に身体接触を伴うトラウマ体験（例，身体的虐待，性的虐待，暴行・暴力を伴ういじめ，ＤＶなど）があれば，ふれられることに抵抗がある場合も少なくありません。また，身体接触が刺激になって，そうしたトラウマ記憶が再活性化する可能性もあります。その点，セルフケアであれば，自分で自分の体をタッピングするので，自己コントロール感は失われませんし，自身で速度や強弱，タイミングを調整することができます。さらに言うと，必然的に，自分で自分を大切にする態度を醸成することにもつながります。

　他の適用としては，セラピスト自身のセルフケアへの利用があり得ます。コロナ禍で面接のオンライン化を余儀なくされているセラピストも多いのではないかと推測します。面接と面接の合間に，セラピストがウォーミングアップ代わりにセルフタッピングをして，他者との関わりに最適な状態に自身をリセットしてから次の面接を始めるのもよいアイデアかもしれません。

### ③注意点

　心理臨床の実践現場で，とくに対面式での面接でタッピングタッチを導入する際には，タッピングタッチに有害な副作用があるわけではないにせよ，ふれ

るということ自体についてインフォームド・コンセントを得る必要があるで
しょう。身体接触を伴う可能性がある場合には，契約事項に含めておくべきで
すし，その際には改めてそうした技法を用いる目的と方法，ふれる部位とふれ
方について改めて，契約を交わす必要があると思います。わが国の心理臨床の
領域では，未だにインフォームド・コンセントの考え方が浸透しているとは言
いがたいのですが，とくに身体指向のアプローチを用いる場合には，こうした
意識の向上が必須であると思われます。

　また，タッピングタッチはセラピーではなく，相互にケアしあう方法ですか
ら，直接的に心身の症状を軽減したり消失させたりする効果を謳うことは慎ま
なくてはなりません。むしろ，神経系のバランスが整うことで，間接的に心身
の苦痛が和らいだり，そうした苦痛への耐性が上がったりする効果に加えて，対
人関係上の効果により，クライエントさんを取り巻く人間関係が肯定的に変化
したり，セラピストとクライエントさんの間のラポールが強化されたりする効
果に着目したほうがよいでしょう。また，セルフタッピングの導入により，自
分を大切にケアすることの必要性を認識してもらうことが可能となり，ひいて
は間接的に他者を大切にする態度の醸成につながるかもしれません。

　こうした点に注意してタッピングタッチを用いれば，その心理的・身体的・
対人関係的効果が，セラピーの介入をしっかりとサポートしてくれるに違いあ
りません。

# 医療・病院における実践
## がん医療従事者によるタッピングタッチ

中西健二（公認心理師，臨床心理士）

　私は，がん医療に携わる全ての心理職の方々に，患者さん・ご家族へのケアとしてタッピングタッチをお勧めしたいと思います。ここでは私がなぜそう思うに至ったについて，タッピングタッチとの出会いやがん医療における実践経験を紹介しながらお話しします。

## （1）タッピングタッチとの出会い

　私とタッピングタッチとの出会いは，2011 年の春にまでさかのぼります。2011 年 3 月 11 日に発生した東北地方太平洋沖地震は，東北地方の広範囲にわたり未曾有の被害をもたらしました。東日本大震災により非常に多くの被災者が避難所での不自由かつ不安な生活を余儀なくされている中，被災者支援として中川一郎氏が避難所においてタッピングタッチをおこなっているニュースを目にしたことが，私がタッピングタッチを知ったきっかけです。

　タッピングタッチ以外にも被災者支援に関するニュースや記事はありましたが，2 つの点でタッピングタッチのことが私の中で強く印象に残りました。ひとつは，当時私は三重大学医学部附属病院で心理職として働いていましたが，中川氏も同じ三重大学で客員教授（当時）をされておられることをニュースで初めて知り，「身近にこうした活動をしている同じ心理職の先生がいるのか」と関心を持ったためです。

　もうひとつは，私はトラウマや PTSD に対する心理療法として EMDR（Eye Movement Desensitization and Reprocessing：眼球運動による脱感作と再処理法）[1] をよく用いるのですが，EMDR とタッピングタッチとの間に「左右交互の刺激が治療的効果を持つ」という不思議な共通点があり，そのこともタッピングタッチに対する私の関心を強くしました。

　そして翌 2012 年，いよいよ実際にタッピングタッチにふれる機会が訪れま

した。三重大学医学部看護学科で中川氏によるタッピングタッチの特別講義があり，看護学科の先生に誘われて受講することになり，そこで初めてタッピングタッチを体験しました。ちょうど勤務を終えた後に受講したため，タッピングタッチをしてもらったとき，体にまだ残っていた仕事による緊張が一気にゆるんでいくことを実感しました。それと同時に「これは患者さんやご家族へのケアに向いているのではないか」と感じ，患者さんやご家族向けに「タッピングタッチ教室」を院内で開催できないだろうかと考えるようになりました。

### （2）がん患者さん・ご家族向け「タッピングタッチ教室」

　当時，私が勤めていた三重大学医学部附属病院は，がん診療連携拠点病院であり，私は主にがんをはじめとする様々な身体疾患を抱えた患者さんとそのご家族への心理的支援をおこなっていました。

　「がん診療連携拠点病院」とは，がん対策基本法に基づき全国どこでも質の高いがん医療を提供することを目的に設置されており，専門的ながん医療の提供や地域におけるがん診療の連携協力体制の整備などの役割を担う病院です。がん診療連携拠点病院には，患者さんやご家族に対して，がんに関する治療や療養生活全般についての情報提供をおこなったり，相談に応じたりする窓口として，「がん相談支援センター」の設置が義務づけられています。がん医療について専門知識を有する看護師，医療ソーシャルワーカー，心理職，医療事務職員などが相談員を務め，患者さんやご家族から寄せられる多種多様な相談に応じています。

　また，がん相談支援センターでは，患者さんやご家族が来談されるのを待つだけではなく，医師，看護師，薬剤師など，各医療専門職が講師を務める患者さん向け勉強会，そして病院職員やボランティアの方が講師を務める各種体験教室（アロマテラピー教室やヨガ教室など）も開催されています。そこでは，患者さん同士が自らの体験や気持ちを語りあうことを通じて交流を深めたり，情報交換する場になったりしています。私はタッピングタッチを体験した後，このがん相談支援センターの活動のひとつとして，中川氏の協力を得て「タッピングタッチ教室」を立ち上げることにしたのです。

　「タッピングタッチ教室」の具体的な進め方ですが，初めに参加者に自己紹介

表5-1 「タッピングタッチ教室」のプログラムと時間配分

| 内容 | 所要時間 |
|---|---|
| 自己紹介 | 15〜20分 |
| タッピングタッチの説明 | 10分 |
| タッピングタッチ（基本形）の体験 | 30分 |
| 感想の共有，話し合い | 10〜15分 |
| セルフタッピングの体験 | 15分 |

していただき，続いて講師がタッピングタッチについて説明をおこないます（表5-1）。タッピングタッチとはどういったものか，その効果や実施方法などについて説明しますが，あまりくどくど説明せず，まずはペアになってタッピングタッチの基本形をおこなってもらいます。そして，タッピングタッチの体験が終わったら，ペア同士で感想を述べあい，さらに参加者全体でそれぞれの感想を共有します。タッピングタッチについて質問が出た場合，講師や認定インストラクターが答えるようにします。そして最後に，全員でセルフタッピングをおこなって終了します。ここまでで80〜90分ほどかかりますので，治療や診察の都合で遅れて参加したり，途中で退席してもよいことにしています。

　月1回の定期開催でスタートしたタッピングタッチ教室は，その後ありがたいことに，がん相談支援センターが主催する各種プログラムの中で，最も人気のあるプログラムのひとつになりました。

## （3）なぜタッピングタッチなのか

　タッピングタッチ教室が好評をいただけたのは，中川氏はじめボランティアで参加してくださるタッピングタッチ認定インストラクターのご協力，病院事務職員のサポート，そして何より参加されるがん患者さんやご家族の皆様に盛り上げていただいたおかげであることは言うまでもありません。また，タッピングタッチそのものが持ついくつかの要素が教室の人気に関係していたと考えています。そこで，私がなぜタッピングタッチを選択し，タッピングタッチのどういった要素が患者さんやご家族からの支持につながったかについて説明します。

#### ①安心・安全であること

　がん相談支援センターでの患者さん・ご家族向けプログラムとして，私がタッピングタッチを選んだ最大の理由は，安心・安全に実施できるからです。実はあるヒヤリハット経験から，支援プログラムは患者さんやご家族に対して安心・安全に実施できることを第一に考えるようになりました。

　私がタッピングタッチと出会う少し前，院内のがん相談支援センターが主催する各種プログラムの合同イベントがあり，医師による患者さん向け勉強会である「乳がん教室」，インストラクター講師による「ヨガ教室」，そして私が講師を務めた「リラクセーション教室」を開催することになりました。

　私はストレスに関する簡単な心理教育をおこなった後，自分でおこなえるリラクセーション法として漸進的筋弛緩法と自律訓練法を紹介しました。そして，実際に自律訓練法の第二公式までを参加者の皆さんにおこなってもらい，最後の消去動作を終えたとき，「お隣の方がちょっと……」と心配そうに訴える声が聞こえてきました。声がする方を見ると，上半身の力が完全に抜けきったように脱力し，うなだれたまま座り続けるひとりの参加者の姿が目に飛び込んできました。

　急いでその人のもとへ行き，「大丈夫ですか」と声をかけても，目を閉じたまままったく反応はありません。ただ，呼吸状態は安定していて，顔色に異常も見られませんでした。自律訓練法は自己暗示によって意識的に中性催眠状態を作り出すリラクセーション法ですので[2]，私はその人がやや深い催眠状態にあると判断しました。そこで，同席していた看護師と相談のうえ，まずは私が解催眠を試み，それでも覚醒されない場合はただちにストレッチャーで処置室へ搬送することにしました。そして，解催眠をおこなったところ，その人は何事もなかったように目を開いてふだんの意識状態に戻り，私も安堵の胸をなでおろしました。

　このヒヤリハット経験の後，タッピングタッチに出会った私は，これこそ患者さんに対して安心かつ安全に実施できるケアだと感じました。

#### ②誰にでも簡単にできること

　タッピングタッチは安心・安全に実施できることに加え，誰にでも簡単に実

施することができます。ゆっくりしたリズムで，やさしく，ていねいに，左右交互にタッチするだけですから，小さなお子さんからご年配の方まで簡単におこなえます。タッピングタッチが誰にでも簡単に実施できるケアであることは，がん患者さんのご家族にとって大きな意味を持ちます。

### ③家族でできるケア

　私が医療現場で出会ってきたがん患者さんのご家族は，患者さんのことを本当に心配し，患者さんのために何かしてあげたいという気持ちを強く持っておられます。高度かつ専門的ながん治療は医師にまかせざるを得ませんが，患者さんが少しでも安楽に過ごせるように家族としてできることはないかと考えた中で，「タッピングタッチ教室」に参加されるケースも珍しくありません。そこで，「タッピングタッチ教室」に参加された印象深いご家族について少し紹介します。

　学校が夏休み期間中の８月に「タッピングタッチ教室」へ参加された小学校高学年の男の子とその母親がおられました。参加理由をお聞きすると，２人で学んで，がん治療で入院中の祖母にしてあげたいと話されました。

　親子でタッピングタッチを体験してもらい，初めに男の子にタッピングタッチを体験してもらうと，「気持ちよかった」と笑顔で感想を述べてくれました。続いて，男の子が母親へタッピングタッチをしてあげる番になりました。ちょうど思春期が始まる年頃であったため，照れや恥ずかしさでちゃんとできないかなと思っていたのですが，いざ始めてみると真剣な表情ながら，タッチする手は「ゆっくり，やさしく，ていねい」で，母親も嬉しそうに「気持ちよかった」と話されていました。

　後日，院内でその親子に会う機会があって尋ねると，タッピングタッチを受けた祖母は大変喜んでくれたそうです。私が男の子に「それはよかったね」と声をかけると，満面の笑みで「うん！」と返事をしてくれました。病気の家族が喜んでくれたこと，そして喜んでもらえるようなケアをしてあげられたことが，その親子にとって大きな喜びになったようでした。

　もう一家族は，白血病の治療で長期入院中の中学生男子とその母親です。母親の話によると，ふだんの彼は談笑できるそうですが，ひとたび抗がん剤治療

が始まると，副作用による嘔気と倦怠感のため一日中ベッドでつらそうだとのことです。そして医療者に対してだけでなく，母親とも一切目を合わさず口もきかなくなります。抗がん剤の点滴が終わっても副作用はしばらく続きますので，彼が誰とも目を合わさず，口もきかなくなる期間は一か月くらい続きます。

　母親は彼の態度について，つらい副作用を伴う治療をおこなっている医療者，そして命を救うためとは言え，そうした治療を容認している母親への抗議なのではと感じ，大変心を痛めておられました。

　事前に母親から相談を受けた私は，一切目を合わさず口もきいてくれない彼と関わるには，タッピングタッチしかないと考えました。そして，タッピングタッチ教室の経験から，嘔気や倦怠感といった抗がん剤治療の副作用にもタッピングタッチが有効だと実感していたので，抗がん剤治療が始まる前に彼と面談し，治療後の嘔気や倦怠感に対してタッピングタッチを試してみることへの了解を得ました。

　いよいよ治療が始まり，このケースでは私が病室へ伺い，母親に仕方を説明しながら彼にタッピングタッチ（ケア・タッピング）をおこないました。そうしたところ少し嘔気や倦怠感が和らいだようで，ふだんは医療者の問いかけにも一切応答することがない彼が，「気持ちよかった」と短く感想を述べてくれました。その様子を傍らで見ていた母親が，「これなら私でもしてあげられそうです」と嬉しそうに話されました。

　このように，タッピングタッチは誰でも簡単に仕方を覚えて，安全に実施することができます。患者さんに対するご家族の「何かしてあげたい」という気持ちに応えることができるのです。

#### ④言葉を要しないこと

　タッピングタッチ教室において，「本日入院して，明日手術を予定しています。今日はとくにすることがないので参加しました」といった自己紹介をされる患者さんに出会うことが時々あります。当然のことではありますが，こうした患者さんは皆一様に硬い表情をされ，高い不安と緊張状態にあることが一目でわかります。そして，こうした患者さんの多くがタッピングタッチを受けられた後で，涙される姿を何度も目にしてきました。

　話を伺ってみると，がんになったことや治療に対する不安をこれまで家族を含む誰にも話せないでいた方が多く，タッピングタッチで「やさしくふれてもらったことが嬉しかった」と涙のわけを話されます。涙した自分に少し驚きながら，「自分がこんなに大きな不安を抱えていたことに今初めて気づきました」と話される方もおられました。

　がんと診断され，その事実に気持ちが追いつかないまま治療を迎えることになった患者さんにとって，自分が不安を抱えていることを自覚し，それを言葉に出して人に伝えることは容易なことではありません。また，支援者にとっては，言葉にできないほどの不安を言葉だけで癒すことも大変難しい作業です。だからこそタッピングタッチの「ゆっくり，やさしく，ていねいにふれる」という非言語的なケアが，大きな恐怖で凍りついた患者さんの心を和らげるのだと思います。

## ⑤「体験」「学習」「語りあい」の要素があること

　四国がんセンターで心理職をされている井上実穂氏は，自施設の患者・家族向け交流活動をその内容から，①語りあい型：ピアサポーターが運営し，互いのがん体験を語り，気持ちを分かちあう，②学習型：医療者が講義をおこない，参加者の療養上の質問に応じる，③体験型：ボランティア等がその特技を参加者に体験してもらうの3タイプに分類し，参加した患者・家族の満足度（「とても満足」「満足」「不満」「とても不満」の4段階で回答）を調査しています[3]。その結果，「とても満足」と回答した参加者の割合は，語りあい型が60%，学習型が55%であったのに対して，体験型は91%にのぼり，また1回あたりの平均参加者数も体験型が最も多かったと報告しています。

　タッピングタッチ教室も「体験型プログラム」であり，このことが人気を博した要因だと思います。ただ，タッピングタッチ教室には「学習型プログラム」の要素もあります。具体的には，タッピングタッチの仕方や効果を紹介する際，ストレスが心身に及ぼす影響について簡単な心理教育をおこないます。また，タッピングタッチの体験後に質問を受ける時間を設けています。患者さんからは不眠や先々のことを考えて不安になるといった悩みがよく聞かれますので，わかりやすい言葉で睡眠衛生指導をおこなったり，マインドフルネスに関する

講義などもおこなったりします。

　さらに，タッピングタッチ教室には「語りあい型プログラム」の要素も含まれています。タッピングタッチの体験後に参加者同士で感想を述べあう際，誰かに促されることなく，自然と参加者から自分の病気のことや悩みが話に出ることがあります。また，タッピングタッチ教室が終わった後，参加者同士で一緒に院内の休憩スペースへ移動し，話をされている姿を頻繁に見かけました。タッピングタッチにより緊張がほぐれ，大切にケアされたという経験から，お互いに対する感謝や信頼，思いやりの気持ちが自然と湧き上がり，短い時間で参加者同士の凝集性が高まるのだと思われます。

## （4）「**タッピングタッチ教室**」の進め方と留意点

　タッピングタッチ教室のプログラムには，特別に難しいことは含まれていないので，タッピングタッチを体験学習したことのある医療従事者であれば容易に実施できるものです。しかし，がん患者さんを対象におこなううえで気をつけていることがありますので，運営上の留意点を紹介します。

### ①体調への配慮

　タッピングタッチは安全に実施できるものですが，がん患者さんにタッピングタッチをおこなう際は，患者さん一人ひとりの体調に配慮する必要があります。病気そのものに起因する症状や，治療に伴う有害事象がこれにあたり，疼痛，嘔気，倦怠感などについては注意を払います。疼痛について言えば，神経障害性疼痛がある場合は，軽くふれられるだけでビリビリ電気が走るような不快な痛みやしびれが生じることがありますし，放射線治療に伴う皮膚炎がある場合も軽くふれるだけで痛みますので，いずれも注意が必要です。また，化学療法中のがん患者さんの大半は骨髄抑制によって易感染状態になりますので，全ての参加者に対して発熱など感冒症状が見られる場合は参加を見合わせてもらうよう案内することも必要です。

　目立った身体症状がなくても，長い入院生活でかなり体力が落ちている方もいます。もしヨガマットなどが用意できれば，寝たまま受けられるケア・タッピングが向いていますが，参加者全員が横になれるほど十分なスペースを確保

することはなかなか難しいです。そこで，机の上にクッション枕を置いてそこに突っ伏すように座ってもらい，基本形のタッピングタッチをおこなうこともあります（写真参照）。こうしてタッピングタッチをおこなうと，心地よさからそのまま寝てしまわれる患者さんもおられます。

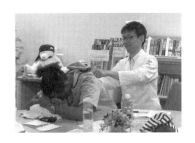

### ②自己紹介は短く

　自己紹介に関しては，タッピングタッチを経験し，その経験を語りあうという大事な時間が十分とれるよう，あらかじめ手短にしてもらうようアナウンスしています。初めて参加される方には，参加のきっかけや，どういったことを期待して参加されたのかなどをお聞きします。リピーターの方には，前回のタッピングタッチ教室に参加したときの感想を話してもらうようにしています。何度も参加されているベテランのリピーターさんには自由に話してもらいますが，教室のタイムスケジュールを考慮して手短に話をまとめてくださいます。

　自己紹介で自分の病気について話される方もおられますが，実はそう多くありません。病気を話題にしないというルールは設けていませんが，参加の主な目的がタッピングタッチを体験することにあります。そして，自分の体験を話したり，他の患者さんのがん体験を聞くことを目的にしたプログラムは別に開催されています。そのうえ，参加者の中にはがんと診断されて間もない方もおられ，自分の病気について他の人へ話すことに抵抗を感じている方もおられます。ですから，自己紹介の場で病気の話題が出た場合はしっかりお聞きしますが，一方で「自分の病気について話さなくてはいけない」という雰囲気にならないように気をつけています。

### ③初めての参加者への配慮

　タッピングタッチは極めてシンプルで，誰にでもすぐできます。しかし，初めての参加者にとっては，ペアを組んだ相手にうまくしてあげることができるだろうかと不安に思うこともあるでしょう。そのためタッピングタッチ教室で

は，基本形やセルフタッピングの仕方が紹介されているイラストつきパンフ
レットを用意し，必要に応じてそのパンフレットを見ながらおこなってもらい
ます。

　また，初めて体験される方には，認定インストラクターとペアを組んでもら
うようにアレンジします。それができない場合は，ベテランのリピーターさん
と組んでもらっています。そして，先にタッピングタッチを受けてもらうよう
にして，交代してする側になったときには，講師がすぐにフォローできる位置
に立ち，仕方の順番を伝えたり，タッチのリズムや力加減などの手本を見せた
りします。リズムや力加減がちょうどよい場合はすぐさま「あっ，上手ですね！
今のタッピングでいいですよ！」などポジティブなフィードバックをおこない，
気持ちよく体験できるように努めます。せっかくリラックスすることを目的に
来ていただいているわけですから，タッピングタッチをすることで緊張してし
まっては意味がありません。初めての方でも安心して体験できるように，やさ
しくていねいにサポートします。

#### ④継続的な広報活動

　先述したように，タッピングタッチ教室は，がん相談支援センターが主催す
るプログラムの中で，最も参加者の多いプログラムになりました。これは参加
者のリピーター率が高いことに加え，一度参加された患者さんが知りあいの患
者さんに勧めたり，誘って一緒に参加するという広まりがあったためです。

　ただ，こうした口コミによる広まりには限界がありますので，病院内での継
続的な広報活動にも力を入れています。具体的には，病院内にポスターを掲示
したり，教室が開催される当日には，院内放送のアナウンスメントで参加を呼
びかけたりしています。

　また，数年に一度の頻度ではありますが，病院内の少し大きな部屋を利用し
て，「タッピングタッチ教室＆茶話会」というイベントを開催しています。がん
相談支援センター主催の各種プログラムに使用している部屋は，参加定員が10
名ほどの広さしかありません。これに対し，大きな部屋で茶話会もセットにし
たイベントを開催すると，30名以上の方が参加され，ここで初めてタッピング
タッチを経験されるというケースも少なくありません。こうした地道な広報活

動の甲斐あって，少しずつ新規の参加者を増やしていくことができました。

## （5）おわりに

　がん相談支援センターにおけるタッピングタッチ教室の活動を中心に，がん医療におけるタッピングタッチの実践経験を紹介してきました。約6年間の活動を振り返ってみると，教室の開催や運営で負担に感じたり，困難に直面することはまったくありませんでした。通常，医療現場では，患者さんは「ケアされる人」，医療者は「ケアする人」という立場の枠組みがあります。しかし，タッピングタッチ教室では，立場の枠組みを超えて，「ゆっくり，やさしく，ていねいに」お互いや自分をケアするという雰囲気が自然に生まれます。だからこそ，私は「ケアしなければ」と気負うことなく，楽しく続けてこられました。そして，患者さんとそのご家族，あるいは患者さん同士も，タッピングタッチでケアしあいながら，楽しく心地よい時間を過ごせるのだと感じています。

# 医療・看護における実践
## 看護職によるタッピングタッチ

八木美智子（日本て・あーて推進協会理事，元神奈川県立病院付属看護専門学校校長）

## （1）はじめに

　私は，看護学校の卒業から退職するまでの 41 年間，看護の道を歩んできました。とてもやりがいのある素晴らしい道でした。現在も看護教育と看護における手のケアの有用性を普及する活動（日本て・あーて推進協会）に携わっています。

　看護とは，惜しみなく手を用いることで，看護を受ける人々の不安を和らげ苦痛を軽減することです。看護にとって手は欠かせないものです。しかし，現在の医療の現場では，患者の高齢化，重症化，平均在院日数の短縮などにより，看護の業務が多様化・複雑化し，高度な実践能力が求められています。電子カルテなどの導入で，事務的な業務も増えています。そのため看護の現場は，どこも忙しさに追われて，年々「惜しみなく手を使う」場面が少なくなっています。このままでは看護における手のケアの有用性がどんどん失われていくのではないか，と私は危機感を抱いてきました。

　そんな中，2013 年にタッピングタッチに出会いました。日本て・あーて推進協会で活動していた 3 年目のときでした。タッピングタッチの講座を受けて「簡単で心と体が元気になる！」「手の力がわかりやすい！」「看護職が体験することで看護の中に手のケアがよみがえる！」と感じ，看護職のインストラクターとして多くの人に広めようと決心しました。そして 2014 年 6 月から現在までに，看護学生・看護職・介護職・被災地住民等の 2375 名にタッピングタッチを伝えてきました。

　いつでも，どこでも，誰でもできるタッピングタッチによって，多くの人たちの心と体が元気になりました。看護学生や看護職にとっては，手の力を再認識する機会にもなりました。私自身もタッピングタッチをとおして，人にとってのふれあいの大切さを実感しました。

## （2）タッピングタッチとの出会い

　退職後に腹話術を習い始めていたので，入院中の子どもたちに楽しんでほしいと思い，子ども病院にボランティア登録をしに行きました。そこで偶然，病院でタッピングタッチのボランティア活動をしているインストラクターと同席することになりました。そして帰り際に，タッピングタッチの講座案内をもらいました。

　講座案内の「いつでも，どこでも，誰でもできる」の文字が目にとまりました。被災地で活動を継続する中で，ケアをする側と受ける側，または有資格者と無資格者の関係だけでは，多くの人が健康にならないといつも考えていたからです。これだと感じて，すぐにタッピングタッチの講座を受講しました。そして，多くの人にタッピングタッチを届けたいという思いが募り，インストラクターになりました。あの日の偶然がタッピングタッチと私をつないでくれました。

## （3）タッピングタッチ活動を促進した日本て・あーて推進協会の活動

　日本て・あーて推進協会は，東日本大震災後 2011 年 7 月に，リタイアした看護職の仲間と活動を開始し，2013 年 4 月に法人化されて「一般社団法人日本て・あーて，TE・ARTE，推進協会」となりました。その活動をとおして，看護職として，被災者への支援活動（主に東松島市）を約 10 年間おこないました。また，看護職に手のケアの有用性を伝えるために，「て・あーて塾」を全国で開催しています。

　タッピングタッチは，被災地の住民の心と体を元気にすることができる，加えて，看護職に手のケアの有用性を伝えることができると確信して，さっそく次のように計画しました。

**被災地支援活動にタッピングタッチを加える**
仮設住宅や復興住宅の集会，地域の健康講座でタッピングタッチの体験会を実施する。

**看護においてタッピングタッチを活用できるように広める**
①「て・あーて塾」のカリキュラムにタッピングタッチの内容を入れる。
②看護学生にタッピングタッチを伝える。

③病院の看護職員研修等でタッピングタッチを伝える。

**地域の住民にタッピングタッチを伝える**

基礎講座を定期開催する。

## （4）タッピングタッチ活動の実際

### ①被災地でのタッピングタッチ

　宮城県の多賀城市の仮設住宅，東松島市の仮設住宅や復興住宅および集会所の健康講座などで 322 名の住民にタッピングタッチをおこないました。「いつでも，どこでも，誰でもできるタッピングタッチ」は，どこの会場でも歓迎されとても喜ばれました。住民同士が 2 人 1 組になっておこなうことで心の距離が近くなり，ふれあいの体験は疲れている住民の心と体にぬくもりを届けました。

#### 仮設住宅でのタッピングタッチ

　仮設住宅での生活には，平屋で互いに声をかけやすく，近所の様子がよくわかるという利点もありました。しかし，仮設住宅は狭く，プライバシーを保てないためにストレスも大きく，大変な状況にありました。私が関わり始めた頃，仮設住宅でひとり暮らしの方が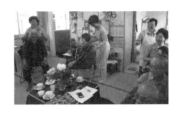亡くなったことをきっかけに，ひとり暮らしの方への声かけや誘いあいが進んでいました。

　タッピングタッチの体験会には，いつも 10 名から 20 名前後の参加がありました。いつも，デモンストレーションで仕方を説明し，それから 2 人 1 組となって 15 分ずつ交代でていねいにおこないました。とても好評でした。継続していると，参加者から「談話室に集まったときにみんなでしようよ」との提案があり，住民同士でおこなうようになりました。

#### 復興住宅でのタッピングタッチ

　後ほど，復興が進み，仮設住宅から復興住宅への転居が始まりました。新しい復興住宅は 4 階建てで日あたりがよく，とても住みやすい環境になりました。いくつかの仮設住宅の住民がひとつの復興住宅に集まり，新しい自治会となり

ましたが，住民同士の交流が進まず運営が難しい状況でした。玄関のドアを閉めたら生活が見えにくく，平屋の仮設住宅のときのような声かけもできなくなりました。ひとり暮らしの方への声かけや集会への誘いも心がけられていましたが，集会への参加は進んでいませんでした。

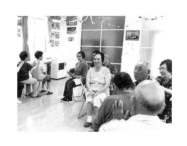

　そんな中，タッピングタッチの打ち合わせのときに，自治会長から「なかなか新しい人が集まらない，ひとり暮らしの人もなかなか集まらない。せっかくだから新しい人が参加してみたいと思う内容だとありがたい」との要望がありました。私は腹話術もしていましたので，「楽しい腹話術と心と体を元気にするタッピングタッチ」を提案し実施しました。

　私の相棒の「ぽこちゃん」と大笑いをした後，タッピングタッチでその場は，一気に和やかになりました。腹話術との組み合わせは成功し，子どもや新しい参加者が増えていきました。定期的におこなっていると，TTセルフケアの「腕だけ散歩」の後，参加者の皆さんは，すぐに2人1組になって「準備OKですよ〜」の声が出るようになりました。

#### ▶ 初めて集会所の行事に参加したSさんとタッピングタッチ

　Sさんは右半身麻痺で，車いす生活でのひとり暮らしでした。何度誘っても集会に参加されたことがなかったのですが，腹話術があるとの役員の誘いで参加されました。

　Sさんは腹話術を楽しそうに見ていましたが，タッピングタッチを皆でするときになると，手を使えないからと車いすの向きを変えてしまいました。でも，まわりの役員さんがすぐに声をかけてくれたことで，一緒にすることができました。

　タッピングタッチをしてもらっているとき，Sさんは目を閉じてとても気持ちよさそうでした。交代してSさんがするときは片手の仕方を説明しながらおこないました。相手の人から「Sさん上手だね，気持ちいいよ」と言われ嬉しそうでした。このことがきっかけになり，引きこもりの生活を続けていたSさ

んが，集会所の行事に時々参加するようになりました。


▶ **タッピングタッチで大きな気づきがあったBさん**

　ある日のタッピングタッチの集いでのことです。デモンストレーションでのモデルになってくれる人を募ったら，Bさんの手がすぐに挙がりました。体験会の後のお茶会のとき，Bさんは，「実は，夫の看病で疲れて体がこわばってつらかったんです。だから楽になりたかったので一番に手をあげたんだよ。気持ちがよかった。体がほどける感じがした。すごく楽になった」と感想を述べられました。帰り際には，「してもらって気がついたんです。夫の看病も長くなっていて，手は使っているけれども，心が入っていなかったなぁと。すごくハッとしました。大事なことが見えました」と，Bさんはとても嬉しそうでした。


### タッピングタッチを体験した被災地住民の感想

　下記は，タッピングタッチを体験した人たちの感想です。感想を語りあうとき，いつも笑顔で和やかでした。

#### あたたかさに関するコメント

　「手はすごいね，こんなにあったかいの」「体がポカポカする」「してもらってもあたたかくなったけど，する側になってもポカポカする」「体があったかくなるけど心もあったかくなるね」「手がこんなにあったかいとはびっくりだ」

#### やさしくふれてケアされることについて

　「こんなに大事にされることないよね」「いつまでもしていてもらいたいよ」「よし，よしってさすられるとよい感じだねー」「Mさんってやさしいんだね。してもらってそれを感じるよ」「やさしくしていると，気持ちまで楽になるね，これってさっきの話のセロトニンかな？」

#### 人との関わりについて

　「集まりのとき，みんなでしたらいいね」「タッピングタッチはありがたい，みんなを仲間だと感じる時間だよ」「いつもひとりだけど，タッピングタッチは救われる感じがする」

#### その他の感想

　「眠くなってきたわ」「コアラが気持ちよかった」「2回目だけど，今回のほうが感じるよ」「今晩，よく眠れるかもしれない」

### 被災地でタッピングタッチを継続して見えてきたこと

　タッピングタッチを活動の中に取り入れ始めた頃，震災後2年が経っていました。心と体のケアが，まだまだ必要な状況でした。その後タッピングタッチを3年間おこないましたが，被災後のケアは長い期間が必要だと感じました。

　日常生活の中でほとんどふれあうことがなく，先が見えないストレスの中で，談話室や集会所でのタッピングタッチは，お互いの心と体を癒し，住民同士の関係性もよくしました。体験している様子から，タッピングタッチは誰でもできて体にふれる抵抗感もなく，すんなりと受け入れられるようでした。嫌だという人はひとりもいませんでした。やさしくふれあう体験を必要としていたのだと感じます。

　タッピングタッチは，いつも明るい笑顔と和やかな雰囲気を生んでいました。ひとり暮らしで閉じこもりだったSさんの，タッピングタッチをしてもらっているときの気持ちよさそうな顔が忘れられません。タッピングタッチをしあうことで，個人，家族，コミュニティが健康になっていくことを実感しました。被災地で心と体のケアが必要なときに，継続してタッピングタッチをおこなうことができてよかったです。


### ②看護学生へのタッピングタッチ

　長い間，看護師養成に携わっていましたので，看護を学んでいる学生に体験してほしいと考えていました。看護学生も他の若者と同じく，ふれる・ふれられる体験が少なくなり，看護にとっての大切な手を実感できることが少なくなっています。頭で考える学習が多くなる中で，ぜひ，ふれあう体験をして，惜しみなく手を使う看護の基本を感じ取ってもらいたいと考えました。

　これまでに，看護専門学校に働きかけ，特別講義として4校で継続して実施しました。看護学生へのタッピングタッチは967名に実施しました。


### タッピングタッチの特別講義の内容

　テーマを「ふれる・癒す・あいだをつなぐ手—タッピングタッチ」としました。2時間半の「基礎講座」（基礎と相互ケアを学ぶ内容）です。20名から40名迄の参加者でおこないました。

　クラスメートとの体験なので，いつもスムーズに開始ができました。開始前に看護にとって手のケアの有用性について説明し，それを実感できるのがタッピングタッチであると紹介してスタートしました。学生た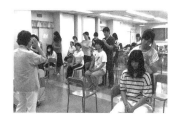ちは，とても熱心に参加し，講座途中の2人1組の体験の感想も率直に出しあっていました。

　ふれる・ふれられる体験が少なく，ふれられることが苦手の学生もいました。そのような学生には十分配慮して，2人1組でおこなうときには，先に相手にふれる側をしてもらい，その後でふれられる側になるように工夫しました。

### タッピングタッチを体験した看護学生の感想

　タッピングタッチ終了後は，「心で感じたこと」「体で感じたこと」「2人1組でおこなって感じたこと」「全体をとおして感じたこと」を記述してもらいました。これまでの508名の感想を，数の多い順に10位までまとめてみました。

**心で感じたこと（内容 36 項目，延べ人数 749/508 名）**
　「リラックスできた」（121名）「安心感」（106名）「やさしさを感じた」（71名）「あたたかい感じ」（68名）「落ち着く」（52名）「穏やかになった」（50名）「気持ちがよい」（37名）「安らぐ」（25名）「癒された」（24名）「無になれた」（18名）

**体で感じたこと（内容 32 項目　延べ人数 743/508 名）**
　「あたたかくなった」（277名）「眠くなった」（85名）「リラックスできた」（55名）「体が軽くなった」（49名）「力が抜ける感じがした」（39名）「ぬくもりを感じた」（38名）「痛みがとれた」（22名）「疲れがとれた」（22名）「気持ちよい」（17名）「ほぐれる感じ」（14名）

**2人1組でおこなって感じたこと（内容 44 項目　延べ人数 515/508 名）**
　「ふれられると相手を近くに感じる」（75名）「心が通じあう」（66名）「やさしさを感じる」（38名）「安心できる」（36名）「大切にされている感じが嬉しい」（29名）「相手のぬくもりを感じた」（23名）「リラックスできた」（22名）「人の手はすごい」（17名）「親しみを感じる」（16名）「相手を思いやりながらできた自分が嬉しい」（15名）

**全体をとおして感じたこと（内容 49 項目　延べ人数 398/372 名）**

「ふれられるだけでこんなに効果があることに感動」(129 名)「タッピングタッチの講義に感動」(67 名)「ふれあって心が落ち着いた」(22 名)「実習で活用できる」(20 名)「心も体もリラックス」(18 名)「心が穏やかになった」(17 名)「シンプルでわかりやすい」(10 名)「他の人に伝えたい」(9 名)「多くの人にも知ってほしい」(7 名)「ふれて相手を知ることができる」(5 名)

**看護学生にタッピングタッチを伝えて見えてきたこと**

社会状況が変化することで，看護師に求められる能力も変化しています。看護基礎教育のカリキュラムが改正され，総単位数が増加して看護実践能力の強化が求められています。しかし，初めて専門教育を受ける看護学生たちには，一般の若者と同様に，人間関係の希薄化や生活体験の不足が目立っています。このギャップは，演習・実習の教育に多くの困難な状況を生んでいます。

看護の専門性を身につけるには，「相手を感じる」「自分を感じる」「関係性を感じる」などの体験が必須です。タッピングタッチにはそのような体験が含まれ，看護学生の満足度は高く好評でした。感想からは，手の力を感じ，ふれる・ふれられることの意味も感じ取っていることがわかります。

カリキュラムにゆとりのない看護教育ですが，日々の看護の学習を深めるためにも，タッピングタッチの体験は重要だと考えています。今後も看護教育の中に取り入れてもらえるように，看護教育機関に働きかけを続けたいと考えています。

**③看護職等へのタッピングタッチ**

看護職へのタッピングタッチは，病院の看護師の職員研修，看護学校の専任教員研修，看護協会の研修会，被災地の看護師，介護職員，看護関係の学会等で 762 名におこないました。

**タッピングタッチの体験の内容**

テーマは「ふれる・癒す・あいだをつなぐ手—タッピングタッチ」とし，2時間 30 分〜3 時間で「基礎講座Ａ」の内容を実施しました。

職場研修には顔なじみの参加者が多いものです。その他の会場では初対面の

人と 2 人 1 組になるのですが，いつもスムーズにできました。参加者が多いときには，近辺のインストラクターに声をかけて応援してもらいました。

### タッピングタッチを体験した看護職の感想

　体験後の感想には，「いつもケアをする側だけれど，受ける側に立場が変わったら，手の力はすごいことを感じた」「私の手は，患者にどのように伝わっているだろうかと考えさせられた」「看護師として手のケアの価値を大切にしていきたい」「忙しさに流されて，大切な手のケアを見失ってはいけないと感じた」など，どの会場でもこれらの感想が多く聞かれました。

　その他の感想として，て・あーて推進協会の「て・あーて塾」に参加したタッピングタッチの体験者に「職場に戻ってタッピングタッチをしたい場面を具体的にあげてください」という質問に答えてもらったところ，下記の内容が記述されました。

#### タッピングタッチをすぐにおこないたいと思った患者の状況
　「眠れない」「不安が強い」「会話が少ない」「痛みがある」「意欲がない」「気持ちが落ち込んでいる」「終末期」「不穏状態」「認知症」「筋緊張が強い」「呼吸リハビリをしている」「拘縮がある」「寝つきが悪い」「意識障害がある」「寝たきり」「重症心身障害の子ども」など。

#### タッピングタッチの活用ができそうな場
　「乳幼児の発達相談」「看護の演習」「訪問看護」「患者家族」「家族参加型看護計画」「高齢者が集まる場」「職場」など。

### 看護職へタッピングタッチをおこなって見えてきたこと

　いつもケアする側に立っている看護職は，タッピングタッチでケアされる体験をしたときに大きな気づきがありました。看護師から患者になったときのように，人は立場が変わったときに大切なことが見えるのだと思います。タッピングタッチの体験は，する側とされる側の両方が含まれていますので，この貴重な気づきを看護する私たちにもたらしてくれます。

　看護の職場には厳しい現実がありますが，タッピングタッチは看護にとって手のケアがいかに大切かということをわかりやすく気づかせてくれるようです。忙しさの大きな流れの中に身を置きながらも，「看護にとっての手のケアの有

用性を見失わないでいよう」と確認しあう場になったように思います。

### （5）今後の活動と課題

　多くの人にタッピングタッチの種をまいてきました。今後は，種の芽を伸ば
す活動が必要だと考えています。

### ①「看護とタッピングタッチを語る会」の発足

　2021年4月から「看護とタッピングタッチを語る会」を発足させました。月
1回の集まりでは，実践報告や意見交換をおこない新たな気づきが生まれてい
ます。

　全国の看護職のインストラクターとつながり，看護におけるタッピングタッ
チの活用状況などを共有することが目的です。看護におけるタッピングタッチ
の意味を深めることになり，さらに看護に活用が広がることになると思います。

### ②タッピングタッチ体験者に継続できるように支援する活動

#### 特別講義や研修後にフォローの時間等を計画

　看護学校や病院等の職員研修では多くの体験者がいますが，今は伝えて終わ
りになっているので，活用の状況や課題を把握する動きが必要だと考えていま
す。例えば，看護専門学校には数回定期的に通って体験の状況や疑問に答える
ことも可能です。伝えた後のていねいな取り組みがタッピングタッチを多くの
人に根づかせることになると考えています。

#### 無料体験会の活用とフォローの場を計画

　2022年現在は，新型コロナウイルス感染拡大のため，対面の活動がほとんど
停止した状態です。そのような中，試みとしてオンラインによる「セルフタッ
ピングの無料体験会」を開始しています。10名枠で開始しましたが15名の参
加がありました。現在，1回30分の体験が毎日継続されています。

　日を追うごとにタッピングタッチの効果に関する声が届いています。継続の
機会によってタッピングタッチのよさが伝わり，「続けてしてみたい」という気
持ちを生んでいます。毎日，セルフタッピングを一緒におこなう中で，かけが

えのない自分を大切にすることを体験してもらっています。この活動は今後も
継続し，次期の募集を開始する予定です。

### ③今後の活動の注意点

　タッピングタッチには，ふれあう体験が含まれています。ふれる・ふれられ
ることは人間にとって大切な意味を持っています。多くの人にタッピングタッ
チを伝えてきましたが，体験に参加しない人はいませんでした。しかし，参加
者の中には近年増加している虐待などを経験している人も含まれていて，この
ふれあいの体験が必ずしもよい体験にはならないこともあります。今後その数
が増すかもしれません。声に出して言うこともできないのです。これまで，イ
ンストラクターとして配慮しながら体験を進めていますが，セルフケアも活用
しながら，目の前の人の人数分，ふれあう体験の受けとめ方が違うことを意識
して活動を続けていきたいと考えています。

## （6）まとめ

　タッピングタッチと出会ってから8年になりました。タッピングタッチと出
会ったときに「これだ！」とスイッチが入り，2375名に伝えてきました。当初
考えていたよりはるかに多い人に伝えることができました。
　これは，私と同様に看護の現場での危機感を感じていた看護職，看護学生に
体験する必要性を感じた看護教員，全国のて・あーて塾の参加者のおかげです。
次から次へとタッピングタッチのよさが伝わり全国に輪が広がりました。今後
もタッピングタッチを知ってもらう活動を継続したいと思います。

# 机を使った相互ケア

　このエクササイズは，2人でおこなう基本形の応用です。キッチンにあるようなテーブル（机）と椅子が2つあればできます。

　してもらう人は，テーブルの上に上半身を伏せるような姿勢をとります。ちょうど，机にうつ伏して居眠りするような格好です。組んだ腕の上に，頭をのせるような感じでもできますが，小さなクッションやタオルのようなものがあればよりよいでしょう。椅子の背もたれが横にくるようにして座りましょう。

　する側の人は後ろに座り，両手で相手の背中にやさしくふれましょう。それから，ゆっくり，やさしく，ていねいに，左右交互にタッピングしていきます。好みのタッチを聞きながら，「ネコの足ふみ」や「コアラの木登り」のタッチなども試してみるとよいでしょう。

　気軽にできるように，時間は長くなくて構いません。でもタッピングタッチには，ゆっくりした時間が大切です。のんびりした時間を楽しみながらしていると，お互いよい体験になっていきます。

　しばらくしたら手をとめ，相手の背中に両手を軽く添えて，一緒にいるようにしましょう。そして，気持ちよくリフレッシュして終われるように，何度かさすり下ろします。上から下へと，サーと流す感じが心地よいようです。

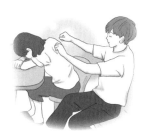

　感想を聞いてから，できれば交代しておこないましょう。必ずしも交代しなくてもいいですが，しあいっこすることで，よりよい体験になるでしょう。

音声ガイダンスは
こちら ≫

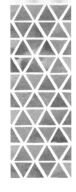

# 第6章

## タッピングタッチの主要理論と
## リサーチ・エビデンス

## 1. 主要理論

### (1) 全体性

　ホリスティック (holistic) には,「全体的, 統合的, 全人的」という意味があり, タッピングタッチにとって「全体性」は大切な概念の一つです。

　全体性には, あらゆる生命体は, 相互的・循環的に関わりながら, まとまりのある全体の一部として存在し, 成長しながら健康や調和を保とうとしている, といった概念が含まれます。人間を含む全ての生命は, 密接な相互関係を持ちながら共存していて, ひとつとしてその関連を持たずに生存することはできず, 常に全体性をとり戻そうとしている, と言い替えることができます。

　少し難しく聞こえるかもしれませんが, 全体性の概念はとても身近な現象を説明したものです。例えば, 日常生活において, 私たちは他者とのよい関わりが十分にあってこそ心身の健康が保たれます。反対に, 孤立したり孤独な生活をしていると, 病気や短命になりやすいことがリサーチでも確認されています。人との十分な関わりがない状態は, 全体性を失った状態であり, 心身ともに病気になりやすいということなのです。

　個人心理学のアドラー氏 (Alfred Adler) は, 他者との関わりの中で, 所属感, 信頼感, 貢献感などを感じられることの大切さを強調しました。彼はこれを「共同体感覚」と呼び, 心理療法の最終目的と位置づけています[1, 2]。他者との関係の中で自分自身を発揮し, その「共同体」の一員であり貢献できているという感覚を持つことで, 健康をとり戻すことができると考えたのです。これは, 私たち一人ひとりが全体の大切な一部であり, 相互的な関わりを持っているとい

うホリスティックな概念（全体性）と重なります。

　また，カバットジン氏は『マインドフルネスストレス低減法』の中で，「全体性」は本質的で，全てがその中にあり，私たち一人ひとりにも備わっているものだと述べています。そして，全体性という視野を持つことによって，「本来存在している網の目のような相関性を認識することができるようになり，それに融合できるようになります。つまり，それが『癒し』ということなのです」と説明しています[3]。

　タッピングタッチはホリスティックケアであり，それ自体が全体的な働きかけをします。そして全体性の視点を持つことで，物事の本質を見極め，適切なアプローチをとることができるのです。

## （2）全体性への傾向

　私たちの中には自己治癒力や自然治癒力というものがあります。ホリスティック医学でもこの自己治癒力に重きを置き，その力を高めサポートすることが大切であるとしています。

　心理的な面で言えば，私たちの心にも自己治癒力があり，健康であろうとする力を持っています。最近は，「レジリエンス」といった概念が注目されていますが，困難や逆境をうまく乗り越えたり適応したりしていく能力です。これも，心の自己治癒力の働きと言えるでしょう。

　また，トラウマ（心的外傷）などで傷ついたままでいると，性格や生活にまで悪い影響が及びます。しかし，心理療法などでトラウマが癒えると，その人は健康をとり戻し，生活自体も改善していくのです。それまで人を信じることができなくなっていた人が，安心をとり戻しよい関係を築いていかれます。人のことを肯定的に思えなかった人が，相手のことを思いやったりサポートできるようになったりします。それは道徳や教訓のようなものではなく，心が健康をとり戻すことで，自然にそのような変化が起こっていくのです。

　比喩的に言えば，枯れそうになっていた草木に，適度な水と栄養をやり，陽があたるようにするような感じです。傷が癒えて関係性が整うと，本来の生きる力をとり戻し，自分自身で成長していくのです。

　ホリスティックな視点からは，健康とは，全体性（健康で調和のとれた状態）

がとり戻された状態であると捉えます。私たちの中には，この全体性をとり戻したり保とうとしたりする働き（全体性への傾向）が常にあるのです。

## （3）過程（プロセス）・流動性

　もうひとつ大切なホリスティックの概念は「過程・流動性」です。「全ては，過程の中にあり，流動的である」という視点です。ふだん私たちは，物事を固定した状態で捉えがちですが，量子物理学でも確認されているように，物事の本質はとても流動的です。全ては常に変化しています。

　このことは，物理や科学からは対極にあるかのように思われがちな仏教の中にも見られます。仏教には「諸行無常」という言葉があります。全てのことは常に変化しているから，いつも同じであってほしいという強い思い（執着）を手放すことで，苦しみから解放されますよ，という教えです。生きていれば，いつかは老いと死が訪れます。そのことを恐れず，素直に受けとめて，手放していくことが人生をうまく生きるためのコツであると説いています。

　過程（プロセス）は，私たちの体にも常に起こっている現象です。例えば，「病気」というものを考えるとき，本来の調和した状態（全体性）をとり戻そうとするプロセス（過程）であると捉えることができます。風邪を引くと，様々な身体反応が起こります。軽い場合は鼻水が出る程度で済むときもありますが，インフルエンザなどの場合は，熱が出たり，下痢になったり，ふしぶしが痛んだりします。これは体がウイルスと闘っている状態です。体は熱を出すことで，免疫を活性化させ，高熱に弱いウイルスを撃退しようとします。同時に，咳をすることでウイルスを外に出そうとしたり，だるくして睡眠を長くすることで，ウイルスと闘うベストの体勢を整えます。体の中にある必要なものを一旦全て出すような働きとして，下痢をすることもあるのです。そしてウイルスが減っていくと，徐々に反応が収まり，健康な体が戻ってきます。病気がうまく経過（プロセス）することで，自己治癒力が高まり，本来の調和した状態（全体性）が戻ってきたと言えるでしょう。

　タッピングタッチの実践でも，このプロセスの視点を大切にします。身体，心，関係性などは常に変化していて流動的です。健康（全体性）への変化が起こるためには，十分な時間とケアが必要です。そこに，ゆっくり，やさしく，て

いねいなケアが役立つのです。

## （4）エンパワメント

　歴史的に「エンパワメント（empowerment）」は，公民権運動，先住民運動，女性運動などで使われてきた言葉です。私たちが本来持っている力や権利に気づき，自発的に問題を解決しながら，生活や社会をよくしていこうという考え方です。これまでのような専門家中心のアプローチではなく，より自主的・自律的な健康作りへのパラダイムでもあります。

　ホリスティックな視点では，一人ひとりの中に，内的リソースや健康をとり戻す力が秘められていると考えます。身体的には「自己治癒力」，心理的には「自己実現傾向」や「レジリエンス」と表現されることもあります。内的リソース，知恵，才能などを活かして，その人自身が元気や健康をとり戻すのをサポートすることを「エンパワメント」と呼びます。

　タッピングタッチでは，私たちがお互いをケアする能力を持っていることに気づくこと。そして，そのケアの能力を日常に活かし，豊かで健康な生活ができるようにサポートすることが，エンパワメントにあてはまります。

　例をとって説明すると，タッピングタッチ協会は，東日本大震災の継続支援のひとつとして，福島県での被災者支援に10年来関わってきました。その活動をとおして，とても限られた支援しかできないことを痛感しながら，タッピングタッチを役立てるすべを模索してきました。そこで行き着いたところは，たんに気持ちを楽にしたり，不安や不眠を解消したりするだけの支援にならないように，ということでした。根本的な問題を置き去りにして，表面的な支援をすることは，役に立たないどころか害になることさえあるからです。タッピングタッチの特徴を活かした最善のアプローチは，つらい体験で固まってしまった心をほぐし，自分の気持ちを素直に感じたり，話しあったりして，支えあっていけるようにお手伝いすることだとの理解に行き着いたのです。被災した人たちが，自分たちの知恵や能力に目覚め，支えあう関係をとり戻し，自主的に生活や生活環境をよくしていくような関わりこそ「エンパワメントな支援」と呼べるのです。

　人類は，この地球上で最も進化した生命体です。その私たちが，どんな時代

や境遇であっても，ケアの知恵と力を活かし，自分たちの力で乗り越えていく。その一助として，エンパワメントな特徴を持ったタッピングタッチが役立ちます。

## （5）生物・心理・スピリチュアリティ・社会モデル

　人の構成要素を説明するとき，「body（身体），mind（心），spirit（スピリチュアリティ・精神性）」という表現がよく使われます。私たちは，身体，心，精神性といった3つの要素が統合された存在である，という考え方です。その3つを重なる円で表現し，さらにもう1つ「社会」という要素を書き加えたのが図6-1です。これを「生物・心理・スピリチュアリティ・社会モデル」ということができます。この考え方は，ホリスティック心理学の視点と合致しますし，タッピングタッチで大切にしている考え方です。

　タッピングタッチにとっての「社会」に関するキーワードは，「関係性」と言えるでしょう。私たちは全てとつながっています。自然から離れた生活をしていると忘れがちですが，私たちは自然界の一部です。日光，土，空気，水，といった自然の恵みで，生かされています。あたりまえすぎるようですが，この「関係性」に関する理解は重要です。

　そして自然だけでなく，私たちの生活は，多くの人の関わりと働きによって支えられています。例えば孤食であったとしても，その食材は多くの人の働きや関わりがあってこそ得られるものです。さらに，私たちは人との関わりの中で成長し，心の健康を保つことができるのです。

　このような理解から，人は，身体，心，精神性，社会性（関係性）の4つの構成要素が統合された存在である，と捉えることができます。相互ケアとセルフケアを兼ね備えたタッピングタッチは，この4つの構成要素に働きかけることで，全体的な健康（ウェルネス）をサポートするのです。

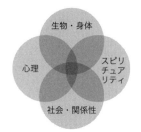

図6-1　生物・心理・スピリチュアリティ・社会モデル

## （6）持続可能なケア・パラダイム

　医療の中心が薬や手術などになることで，人は自分の体のことを医師などに任せっきりにして，自分自身の体をケアすることを怠ってしまいがちです。そのためホリスティック医学では，セルフケアや生活習慣の改善などを大切にし，患者自身が自らを癒すことを援助する，という視点をとります。

　タッピングタッチの視点も基本は同じです。でも特徴的なところは，「相互ケア」も大切にしていることです。人が病気から回復したり，本来の健康を保ったりするためには，治療，セルフケア，生活習慣の改善だけでなく，「相互ケア」（お互いのケア）が必要だと考えます。それを図で説明すると，図6-2のようになります。

　この図が，ピラミッド式の4層にしてあるのには理由があります。ピラミッドの一番下の部分は，「生活習慣の改善」です。やはり生物的・身体的な健康が基礎になりますから，食，睡眠，運動といった基本的な健康要素が大切です。その基礎の上に「相互ケア」があります。家族や人々がお互いをケアすることが重要で

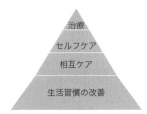

図6-2　治療・セルフケア・相互ケア・生活習慣の改善

す。その上に「セルフケア」です。自分自身をケアし大切にできることも重要です。そして，トップの部分が治療です。病気になったときには適切な治療が必要です。

　タッピングタッチの視点では，治療もセルフケアも大切ですが，健康を促進するような生活習慣と相互ケアが最重要だと考えます。この4つの要素がバランスよく整うとき，経済的にも持続可能な形で，人々のウェルネス（全体的な健康）が得られるのです。現代の考え方は，治療を中心とした「治療パラダイム」にあると言えますが，「治療」「セルフケア」「相互ケア」「生活習慣の改善」の4つの要素を含んだ視野やアプローチが活かされるとき，持続可能な「ケア・パラダイム」への移行が起こるでしょう。

## （7）タッピングタッチに関する学問領域と理論のリスト

　タッピングタッチの基礎にある学問領域や関連した理論をリストにしました。

これらはタッピングタッチの開発，実践，研究に役立てられています。

- ホリスティック心理学（holistic psychology）
- ホリスティック医学（holistic medicine）
- 人間性心理学（humanistic psychology）
- コミュニティ心理学（community psychology）
- 文化人類学（cultural anthropology）
- 神経生理学（neurophysiology）
- 東洋医学（oriental medicine）
- 人間中心アプローチ（human centered approach）
- マインドフルネス（mindfulness）
- EMDR（eye movement desensitization and repression）
- ケアリングに関する理論（Mayeroff, Noddingsなど）
- I/fゆらぎに関する理論（I/f fluctuation）
- ポリヴェーガル理論（polyvagal theory）

## 2. リサーチ・エビデンス

　タッピングタッチは，治療としてではなく，ケアとしての位置づけと実践が大切です。そのため，タッピングタッチの実践では，効果や結果にこだわりすぎず，ケアの本質やケアする行為自体を大切にしてきました。と同時に，リサーチ（学術研究）によるエビデンス（科学的根拠）は，専門領域での認識を高めたり，より多くの専門家が安心して役立てるために必要です。そのため，リサーチや学術発表などは，タッピングタッチの初期の頃から継続しておこなわれてきました。「エビデンスに基づく実践」を大切にしているとも言えるでしょう。実践からの学びとリサーチ結果をバランスよく活用することで，偏りのない客観的な視点でタッピングタッチを育て提供することができるのです。

　このセクションは，理論・実践・研究のバランスや適合性に配慮すること，効果や結果というものにこだわりすぎないこと，現場で安心して役立てるためのエビデンスを大切にすることに留意してまとめました◆1。

表 6-1　タッピングタッチの効果 [ 4 ]

| | |
|---|---|
| 心理的効果 | 不安や緊張感が減り，リラックスする<br>肯定的感情（楽しい，ここちよい気が楽になるなど）が増える<br>否定的感情（いらだたしい，寂しい，自責の念など）が減る<br>こだわりがほぐれ，積極的またはプラス思考になる<br>とても大切にされた，いたわってもらった感じがする<br>幼い頃のことなどを思い出し，穏やかな気分になる |
| 身体的効果 | 体の緊張がほぐれて，リフレッシュする<br>体の疲れや痛みが軽減する<br>身体的ストレス症状（肩や首のこり，緊張，ストレス感など）が減る<br>身体が温かくなり，鈍っていたからだが動き始める（深い息など）<br>麻痺していた身体感覚が正常になる<br>副交感神経が活発になる傾向がみられる |
| 対人関係上の効果 | 場が和やかになり，交流が深まる<br>親しみが湧き，安心や信頼感を感じる<br>話しやすくなる・話したくなる<br>家族でのスキンシップや会話が増える<br>自立した関係でお互いがサポートしあえる |

## （1）タッピングタッチの効果

　タッピングタッチの効果には，表 6-1 に示したように，心理的効果，身体的効果，対人関係上の効果という 3 つの側面があるとされています [ 4 ]。本項ではこうした研究を，心理的効果と身体（生理）的効果に関する実証的・臨床的研究と，対人関係上の効果に関する実証的研究に分けて紹介します。

　すでにしっかりと論文化された研究はまだ数が少ないのですが，学会発表はどんどん増えてきています。こうした研究から得られたエビデンスを概観することで，これまでにどのような研究がおこなわれてきて，どこまでわかってきたのかを知っていただければと思います。そうすることで，タッピングタッチを提供する側とされる側の双方がますます安心して導入できるようになるでしょう。また，新たな活用の可能性についてなんらかのヒントが得られるかもしれません。ただし，タッピングタッチは心身の疾患の治療を目的とした技法

---

◆1　このセクションでは，タッピングタッチの実施によって得られた変化や効果に統計的に意味があった場合，「有意な（に）」という表現を用いています。「統計的に有意である」とは，こうした変化や効果が偶然によって得られた可能性が低いことを示しています。グラフによる視覚的表現では，変化や効果があるように見えても，実際には統計的に意味がない場合もあるので，本文の記述と見比べて理解してください。

ではないため，あくまでもケアの枠組みから，表6-1に示された3つの効果について検討した研究の紹介にとどめたいと思います。

### （2）心理的効果と身体的効果

まず，タッピングタッチの前後で質問紙（アンケート）調査をおこなったり，生理的変化を測定したりして，心理的・身体的効果を検討した基礎的研究を紹介します。

### ①質問紙調査を用いた基礎的研究

一般成人250名に対してタッピングタッチの基本形を実施して，その前後で心理的・身体的効果に関する質問紙調査がおこなわれた初期の研究では，自責の念や寂しさ，いらだたしさ，不安といった否定的な感情が有意に減るのに対して，すがすがしさといった肯定的な感情が有意に増えるという心理的効果に加えて，ストレスや疲労度，緊張度が有意に減るという身体的な効果が見られました[5]。

また，次節で対人関係上の効果を検討した研究として紹介されている研究でも，心理的効果が検討されています[6]。この研究では，大学生女子60名にタッピングタッチの基本形を相互に実施してもらった前後で，肯定的な気分やリラックス感が有意に増えたのに対して，否定的な感情や不安は有意に減ったことが報告されました。また，この研究では，「タッピングタッチを提供する側だけでも同じような効果がある」という経験的な観察についても検討するために，ペアで相互に実施する基本形に加えて，以下のようにタッピングタッチを提供するだけの条件と受けるだけの条件を設定し，これら3つの条件間で効果を比較しました。

①2人組で相互にタッピングタッチを実施する基本形
②2人組でタッピングタッチをする側だけの条件
③2人組でタッピングタッチをされる側だけの条件

その結果，どの条件でもほぼ同じ効果が見られました。つまりこの研究は，タッピングタッチをする側だけでも効果が実感できるという経験的な観察を裏

づける最初の研究になりました。

　それ以外には，専門学校生62名
を対象にタッピングタッチの基本
形の実施前後で質問紙調査をおこ
なった研究でも，心身のリラクセー
ション（項目例：「気持ちよく感じて
いる」「筋肉がほぐれている」）が有
意に増したことが報告されました

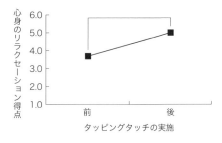

図6-3　タッピングタッチ実施による心身の
リラクセーションの変化

[7]。図6-3にタッピングタッチの実施前後の心身のリラクセーション得点の変
化を示しました。この研究では，幼少期の養育者とのスキンシップ経験とスキ
ンシップへの抵抗感も測定されたのですが，これらの要因はタッピングタッチ
の心理的・身体的効果を左右しませんでした。

　いずれの研究からも，一度のタッピングタッチの基本形の実施によって，心
理的・身体的効果があることが確認されたと言えるでしょう。

### ②神経生理学的な基礎的研究

　ここまでの研究では，タッピングタッチの実施前後で質問紙調査に回答して
もらうという形で効果を測定したため，タッピングタッチの実施により心理的・
身体的効果が実感されたことはわかりますが，実際に身体的なレベルで変化が
起きているかまではわかりませんでした。つまり，体験会やワークショップの
ようなアクティビティに参加して，和気あいあいとした雰囲気を感じたおかげ
で，なんとなく「いい効果があった気がする」というレベルにとどまっていた
可能性もあるわけです。

　また，質問紙調査では，お愛想であたり障りのない回答や，研究者の思いに
沿った肯定的な回答をする可能性もあります。これを社会的望ましさの影響と
呼びます。こうした社会的望ましさの影響を受けずに，タッピングタッチの効
果を検討するには，自力では調整したり変化させたりすることが困難な身体的
変化を捉える必要があります。そこで，タッピングタッチの主観的な心理的・
身体的効果の背景で，神経生理学的に実際に何が起こっているかを調べる研究
もおこなわれてきました。

　そのひとつに，5名の一般成人を対象にタッピングタッチ実施前後で自律神経系反応の変化を検討した研究があります[4]。この研究では，皮膚表面温度や心拍変動係数（CVR-R），脳波（α波）が測定されました。その結果，4名で皮膚表面温度とα波が増加し，2名でCVR-Rが増加したことがわかりました。こうした指標は，交感神経系の沈静化と副交感神経系の活性化によって生じたリラクセーション反応と関連するとされています。私たちの体は，副交感神経系の活性化によって，心拍や呼吸がゆっくりになったり，末梢血管が開いたり，筋肉がゆるんだり，内臓の消化・吸収活動が促進されたりして，リラックスや休息の状態に入ることが可能になります。この研究では，タッピングタッチのリラックス効果が神経生理学的なレベルで捉えられたと言えるでしょう。

　また，第2章で詳しく紹介された研究では，19名の一般成人を対象に，タッピングタッチの基本形の実施前後で気分と血中・尿中のセロトニン（5-HT）濃度の変化が測定されました。セロトニンは，安心感やリラックス感と関連する神経伝達物質として知られています。分析の結果，タッピングタッチの実施前後で否定的な気分が有意に減ったのに伴って，セロトニン濃度が有意に増加したことがわかりました。本研究の背景や詳細な結果については，第2章p.42〜44をご覧ください。タッピングタッチ実施前後の気分や血中セロトニン濃度の変化を示したグラフなども掲載されています。

　こうした研究から，タッピングタッチの心理的・身体的効果に関する主観的な報告の背景には，実際の神経生理学的な変化が伴っていることがわかってきました。

### ③他のケアの方法との比較研究

　ここまでの研究は，タッピングタッチの実施前後で心理的・身体的効果があるかどうかを検討してきたものでした。しかしながら，ある方法に効果があることを示すには，他の方法の効果と比較する必要があります。それに加えて，他の方法と比べたときの効果の量的な違いや質的な違いを明らかにする必要があります。身体的に働きかけて，リラックス感や快適な気分を誘導する方法には枚挙に暇がありません（例：自律訓練法，漸進的筋弛緩法，呼吸法，臨床動作法，各種ボディワーク，ヨガなど）。また，タッピングタッチ以外にも相互にケアを

しあう方法はあります（例：傾聴など）。こうした様々な方法と比較することで，タッピングタッチの効果の特徴をより明確にすることができます。このような研究の数はまだ多くありませんが，以下に紹介します。

まずは，タッピングタッチと笑いヨガの効果を比較した研究があります[8]。笑いヨガとは，ヨガの呼吸法に笑いを組み合わせたもので，緊張緩和効果があるとされています。この研究からは，それぞれの実施前後で，どちらの方法にも，気分の快適度を有意に増進させて，気持ちの落ち込みや緊張感，ストレスを有意に減少させるという心理的・身体的効果があるのがわかりました。ただし，タッピングタッチでは，こうした効果に加えて，気分の安定度が有意に増したり，気分の覚醒度や不安，罪悪感・自責，痛みなどが有意に減少したりするという効果も見られました。その一方で，笑いヨガには，積極的に笑いを活用するという性質があるためか，気分の活性度を有意に増加させる効果がありました。以上から，どちらの方法にも，心理的・身体的効果がありながらも，タッピングタッチではどちらかというとリラクセーションがやや強調されることや，痛みの軽減という身体的効果はタッピングタッチにしかないことがわかりました。

次に，大学生を対象に，タッピングタッチと傾聴の効果を比較した研究を紹介します[9]。傾聴条件では，相互にペアを組んだ相手に自分の否定的な経験を話して聞いてもらいました。どちらの実施前後でも，気分が有意に改善されるという心理的効果があることがわかりました。この研究では，対人関係上の効果も比較していますので，次項（3）で改めて取り上げます。

また，この後のケアの現場における研究例として出てくるのですが，手術前の不安に対してタッピングタッチを導入した研究でも，傾聴との比較がおこなわれており，タッピングタッチの効果の方が大きい可能性があることが示されました[10]。一般的に，話を聞いてもらうと気持ちが落ち着くという効果があると言われていますが，タッピングタッチでは話をすることはその要素に含まれていないのに，傾聴と同等かそれ以上の心理的効果があることは，ケアの本質とは何かを考えさせられる貴重な知見であると言えます。

こうした比較研究は始まったばかりです。今後も他の様々なケアの方法との比較が必要でしょう。それによって，タッピングタッチの特徴がより明確にな

ると期待されます。

### ④ケアの現場における心理的効果と身体的効果の臨床研究

　ここまでは，一般成人や学生などを対象としたタッピングタッチの基本形の心理的・身体的効果に関する基礎的研究を紹介してきました。ところで，タッピングタッチはその誕生以降，様々なケアの現場に積極的に導入されてきています。ここでは，様々な現場でケアを必要とする対象者にタッピングタッチを導入した研究と，ケアを提供する側に導入した研究を紹介します。

#### ケアを受ける側への効果に関する研究

　まず，自らの意志を伝えるのが困難な重症心身障害者にタッピングタッチを導入した研究では，身体的効果として呼吸数や脈拍数，体動（手を激しく振る，手を噛むなど）が減少したのに対し，酸素飽和濃度が上昇したことがわかりました[11]。また，興奮や筋緊張が見られる重症心身障害児にタッピングタッチを導入した研究では，身体的効果としてバイタルサイン（体温，脈拍数，呼吸数，血圧値，酸素飽和濃度）にはほとんど変化が見られなかったものの，表情が穏やかになったり，興奮することなく過ごす時間が増えたり，呼吸が深まったり，体動が落ち着いたり，筋緊張がゆるんだりするといった幅広い行動的変化が観察されました[12]。いずれも，一部の生理的指標や行動観察から，ある程度の心理的・身体的効果があったと思われます。

　次に，病棟で不穏状態に陥った入院患者に対する危機介入としてタッピングタッチを導入した事例研究では，7名中5名で不穏状態から脱して，気持ちが落ち着いたり，入眠可能になったりするといった心理的・身体的効果が見られたことが報告されました[13]。

　さらに，認知症グループホームの入所者に継続的にタッピングタッチを導入した研究では，生活の質の一部（社会的交流，自分らしさの発揮，満足・活気，活動の楽しみ）の得点が，回を重ねるごとに高まることがわかりました[14]。こちらも心理的な効果に加えて，一部で社会的交流が促進されるなど，対人関係上の効果も見られたと言えます。

　他にも，がん性疼痛患者にタッピングタッチを導入した研究では，不安や頭

痛，疼痛が軽減したのに加えて，落ち着きや心地よさ，ほっとした感覚が増えたことがわかりました[15]。また，悪性腫瘍で子宮全摘手術を受ける予定の女性患者にタッピングタッチを導入した研究でも，手術前の不安が有意に減少したことがうかがえました[10]。これらの研究からも，心理的な効果と身体的な効果が認められたと言えるでしょう。

　さらに，この研究では，タッピングタッチの導入によって，導入前の唾液中アミラーゼが高い者は導入後に低下するのに対して，導入前の唾液中アミラーゼが低い者は導入後に上昇することが観察されました。タッピングタッチには，単に交感神経系の亢進からリラックスした状態に導くという一方向的な効果があるだけではなく，副交感神経系が亢進しすぎている場合には，反対方向に調整するなど，自律神経系を適度な状態に調整する働きがあるのかもしれません。

### ケアを提供する側への効果に関する研究

　次に，ケアの現場において，ケアする側にタッピングタッチを導入した研究を紹介します。高齢者施設で働く介護士と看護師に対し，ストレス緩和を目的としてタッピングタッチを導入した研究では，気分の安定度と快適度が有意に増加したのに対して，気分の覚醒度や不安，気分の落ち込み，緊張感，罪悪感・自責，ストレス，痛みが有意に減少することがわかりました[16]。ここでも，心理的効果に加えて一部身体的効果が見られ，ケアする側のストレス緩和に一定の効果があったようです。

　次に，看護師のバーンアウト予防のためのストレス・ケアを目的としてタッピングタッチを導入した予備的研究では，看護師の職務上のストレスのうち，職場の人間関係や医師との人間関係に関するストレス，仕事の質的負担に関するストレス，看護職者としての自律性に関するストレスなど，質的なストレスの苦痛度に有意な改善が見られました[17]。しかしながら，バーンアウト症状自体には改善が見られず，仕事の量的負担に関するストレスの苦痛度は逆に有意に増加する結果になりました。

　この結果に対する解釈は難しいのですが，激務を乗り切るために疲れやストレスを感じないように麻痺させていたところに，タッピングタッチでケアされたことにより，仕事量から考えると感じて当然であるはずのストレスを感じら

れるようになった可能性もあります。一方で，バーンアウト症状には改善が見られなかったことから，一度のタッピングタッチではストレス・ケアとしては不十分なのかもしれません。これについては，看護領域においてさらなる研究が期待されるところです。

また，乳幼児を養育している母親自身の健康保持・増進のためのセミナーにおいて，リラクセーション目的としてタッピングタッチを導入した研究では，イライラや疲れ，緊張，痛み，肩こり，不安感，穏やかさ，楽しさ，思いやりといった項目で有意な改善が見られたことがわかりました [18]。ここでも，心身のリラクセーション効果が得られたことから，心理的と身体的効果があったことがわかりました。それに加えて，思いやりの得点も有意に増加していたことから，同時に対人関係上の効果も得られたことがうかがえます。

### ケアを受ける側とケアを提供する側の双方への効果に関する研究

ケアの現場で，ケアを提供する側と受ける側の双方にタッピングタッチを導入して，その効果を同時に検討した研究は一つしか見当たりません。末期がん患者の家族が患者にタッピングタッチを実施した研究では，患者の側では痛みの減少が見られたのに加えて，家族の側では患者の役に立ちたいという思いが満たされたことが報告されました [19]。ここでも，身体的効果に加えて，適切なケアへの欲求が満たされるという対人関係上の効果があったことがわかります。

### ケアの現場における心理的効果と身体的効果のまとめ

以上から，ケアの現場において，ケアを提供する側とケアを受ける側の双方になんらかの心理的・身体的効果があることがわかりました。さらに一部の研究では，次項（3）で詳しく紹介する対人関係上の効果が見られたのはとても興味深いことです。タッピングタッチには，心身の安静化や安定化の働きがあるだけではなく，ケアする側が燃え尽きることなく，適切なケアを提供できるように自分を整えることに役立つ可能性がありそうです。

今後，ケアの現場で，ケアを提供する側とケアを受ける側の双方に同時にタッピングタッチを導入する研究が増えることで，ケアの相互作用について何か新しいことがわかるかもしれません。ケアの現場でタッピングタッチが導入され

る機運がさらに高まるような研究が期待されます。

### ⑤TTセルフケアの心理的効果と身体的効果

　タッピングタッチには，ペアで相互に実施する基本形の他に，自分ひとりで実施するセルフタッピングがありますが，その効果についての実証研究はほとんどありません。

　ここでは，コロナ禍におけるストレス・ケアを目的とした，セルフタッピングを用いたオンラインによるセルフケア・プログラムを紹介します[20]。

　プログラムでは，毎週1回のペースで計3回のオンライン講座が実施され，各回において，タッピングタッチの紹介（初回のみ），セルフケアの実習，セルフケアの体験のシェアリング，質疑応答が2時間かけておこなわれました。また，参加者には講座外の時間にも1回20分程度セルフケアを実施してもらい，プログラム終了後も任意で4週間続けてもらいました。

　プログラムの開始前，最中，終了時に加え，2週間後と4週間後のフォローアップの最中も2回の質問紙調査がおこなわれました。分析の結果，講座が進むにつれて，否定的な感情や不眠，抑うつ・不安，無力感などが有意に改善しました。このうち，否定的な感情と不眠に対する改善効果は，4週間後のフォローアップまで持続するのに対して，抑うつ・不安と無力感の改善効果は，2週間後のフォローアップまでは持続したものの，4週間後のフォローアップ時には消失してしまうことが示されました[21]。図6-4には，講座が終了した後も効果が持続した不眠の得点の推移を示しました。

　この研究では，講座以外の場で実施された日々のセルフケアについても検討したところ，毎回のセルフケア実施後に概ね有意に気分の改善が報告されました。また，プログラム全体の心理的・身体的効果とセルフケアの実施回数，セルフケア実施時の気分の改善度の関連を検討したところ，講座以外の場で実施さ

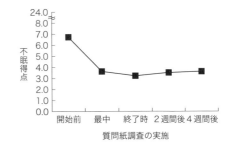

図6-4　プログラムからフォローアップにかけての不眠得点の変化

れたセルフケアにおける気分の改善度が高いほど，プログラム全体の心理的・身体的効果も有意に大きいことがわかりました[22]。以上から，セルフタッピングの心理的・身体的効果には，その実施回数よりも，セルフタッピングを実施したときに気分の改善効果が実感されたかどうかが大切であることが示唆されました。

### ⑥心理的効果と身体的効果のまとめ

　タッピングタッチには，基礎的な実証研究からも，ケアの現場で実施された臨床研究からも，全般的に心理的・身体的効果があり，その背後には神経生理学的な変化が生じていることがうかがえます。ただし，ほとんどの研究では，1回のタッピングタッチ実施前後の変化を捉えるにとどまっています。こうした研究でわかるのは，「状態」の変化と言います。現在のところ，タッピングタッチには心身の「状態」を肯定的に変化させる働きがあることがわかったと言えるでしょう。

　いくつかの研究では，タッピングタッチを継続的に実施したときの変化を検討しています。こうした研究では，一時的な状態の変化ではなく，継続的な「特性」の変化を捉えることが可能です。こうした研究は，まだまだ数が非常に少ないため，今後は継続的なタッピングタッチの実施によってどのような特性が変化するのか，またそのような変化にはどのくらいの回数や期間が必要なのかについても，検討が必要でしょう。

## （3）対人関係上の効果

### ①タッピングタッチの対人関係上の効果とは

　前項（2）で説明されたように，タッピングタッチには，心理的・生理的効果に加えて，対人関係上の作用があることが経験的に知られていました。例えば，タッピングタッチ研修のアンケート結果から，参加者の18％に，「親しみを感じた」「話したくなった」といった対人的作用があったことが報告されています[3]。それを受けて，対人関係上の効果として，①場が和やかになり，交流が深まる，②親しみが湧き，安心や信頼感を感じる，③話しやすくなる・話したくなる，④家族でのスキンシップや会話が増える，⑤自立した関係でお互いがサ

ポートしあえるという 5 点があげられています[3]（p. 210 の表 6-1 参照）。

　こうした特徴は，他のリラクセーション技法やボディワーク，あるいはケアの方法などにはあまり見られない，タッピングタッチに特有のものと言えます。これをよく見ると，①～③までは，タッピングタッチを実施している場でリアルタイムに生じている効果ですが，④と⑤はそれを超えて，タッピングタッチ実施後にも日常生活で持続する効果であると捉えることができます。

　しかしながら，タッピングタッチの対人関係上の効果に関する研究はこれまでほとんどおこなわれてきませんでした。また，心理的・身体的効果と同様に，こうした対人関係上の効果も，タッピングタッチを受ける側だけではなく，提供する側だけでも同様に得られると言われていましたが，それを裏づける研究についても不足していました。

### ②タッピングタッチの対人関係上の効果についての研究

　まずは，タッピングタッチの対人関係上の効果についての最初の研究を紹介します[5]。この研究は前項（2）で，心理的効果を検討して，タッピングタッチを提供する側だけでも同様の効果があることを示したものと同じです。大学生を対象にタッピングタッチの基本形（15 分程度）の実施前後で，心理的な効果だけではなく，対人関係上の効果（孤独感や被受容感・被拒絶感，場への馴染み感，ペアを組んだパートナーへの信頼感）を測定する変数にも総じて有意な改善が見られることがわかりました。

　またこの研究では，タッピングタッチを提供するだけでも基本形と同程度の対人関係上の効果があることが示されました。ただし，ペアを組んだ相手に対する信頼感と，孤独感の指標のひとつである個別性孤独（人間の個別性に気づいているか）の得点については，相互にタッピングタッチを実施した基本形で，改善度が最も大きいことがわかりました。その結果を図 6-5 に示しました。つまり，ケアし，ケアされるという相互ケアの関係性がより重要であることが見て取れます。この研究が，タッピングタッチの対人関係上の効果を実証的に示した最初の研究であるとともに，タッピングタッチをする側だけでも，対人関係上の効果が得られることを示した最初の研究にもなりました。

　また，前項（2）で心身のリラクセーション効果について言及された研究にお

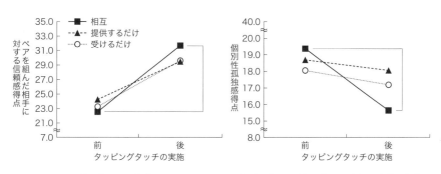

**図 6-5 タッピングタッチ実施によるペアを組んだ相手に対する信頼感と個別性孤独感の変化**

いても，対人関係上の効果が検討されています[6]。ここでは，専門学校生を対象にタッピングタッチの基本形の実施前後で，ペアを組んだ相手に対する「受容的な関係性」（項目例：「相手に感謝に気持ちがする」「受け入れてもらっている感じがする」「お互いの気持ちが通じているような気がする」など）の得点が有意に上がったことがわかりました。この研究も，タッピングタッチの対人関係上の効果について検討した数少ないうちのひとつです。

　さらに，対人関係というとまずは他者との関係が頭に浮かぶと思いますが，自分自身との関係性も広義の対人関係に含まれると言えます。セルフ・コンパッションという自分に向けられた思いやりや慈しみの念について，タッピングタッチの基本形の前後で測定した研究を紹介します[23]。この研究では，セルフ・コンパッションの尺度[24]の6つの側面のうち，自己批判の得点は有意に下がったものの，他の5つの側面（例，自分へのやさしさ，マインドフルネスなど）では改善が見られませんでした。

　ただし，別のセルフ・コンパッションの尺度[25]を用いた研究では，タッピングタッチの基本形の実施前後でセルフ・コンパッションが全般的に有意に改善することが報告されました[26]。また，その効果の背景に，他者からの被受容感が増加するのに対して，被拒絶感が減少することが，セルフ・コンパッションの改善度と強く関連することもわかりました。

　もうひとつ，ちょっと変わり種の研究を紹介します[27]。これは前項（2）で，タッピングタッチと傾聴を比較して，どちらも気分の改善という心理的効果を示した研究と同じものです。実は，この研究の主たる関心は，他者への援助に

対する態度が変化するかどうかに向けられていました。結果として，タッピングタッチの実施前後で，他者へのケアを回避したり，侵入的で不適切なケアを与えたりする傾向が有意に抑制されたのに対して，傾聴ではこのような効果はまったく見られませんでした。タッピングタッチも傾聴もケアのための重要な方法で，相互に実施しあったにもかかわらず，ケアの提供に対する態度を改善する効果はタッピングタッチにしかなかったのです。お互いにケアしあうことで，ますます適切なケアをしたくなるというタッピングタッチの興味深い対人関係上の作用の面目躍如と言えるでしょう。

　このように，まだ数は多くありませんが，タッピングタッチの対人関係上の効果について，徐々にエビデンスが蓄積されつつある段階であると言えます。

### ③タッピングタッチによる愛着スタイルの変化

　タッピングタッチの対人関係上の効果の背景に，愛着スタイルの変化を想定した研究について紹介します[28]。愛着スタイルは，生後 1 歳半頃までに形成された後，生涯を通じて変化しにくいと言われていて，後の人生における対人関係のあり方に多大な影響を及ぼすことが知られています。

　愛着は，「見捨てられ不安（関係不安）」と呼ばれる自己に対するモデル（自分には価値があるといった感覚）と，「親密性の回避（関係回避）」と呼ばれる他者や世界に対するモデル（他者や世界は安全で信頼に足るといった感覚）という 2 つの次元で測定されました。その結果，タッピングタッチの基本形の実施前後で，愛着スタイルの自己モデルと他者モデルの双方とも同じように有意な改善を示すことがわかりました。

　しかし，質問紙調査では，回答を自分でコントロールすることができます。「このように答えたほうが，他人から悪く思われずに済む」と考えて，自ら回答を歪めてしまうこともあり得るわけです。そこで，そうした意識的な検閲をかいくぐって，無意識的にどう捉えているのかを測定するために，社会心理学の差別研究の領域から，単語を分類する際の反応時間を利用した潜在連合テストという特殊な方法が開発されてきました[29]。ここでは詳細な説明は省略しますが，これを使えば，その人の無意識的な態度を測定することが可能なのです。

　そこで，潜在的な愛着の自己・他者モデルを測定する潜在連合テスト[30]を

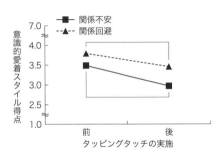
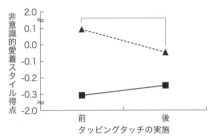

図 6-6　タッピングタッチ実施による意識的・非意識的愛着スタイルの変化

使って，非意識的（無意識的と同義）な愛着スタイルをタッピングタッチの基本
形の実施前後で測定しました。その結果，自己モデルは変化しなかったのに対
して，他者モデルは有意に改善したことがわかったのです[31]。その結果を図
6-6 に示しました。

　まとめると，タッピングタッチの基本形の実施によって，意識的な水準では
自己モデルも他者モデルも改善しましたが，無意識的な水準では，他者モデル
しか改善しませんでした。このことは，意識的な水準では1回のタッピングタッ
チでも改善可能であるのに対して，無意識的な水準では1回きりでは足りな
かったことを示すのかもしれません。あるいは，意識的水準と無意識的水準に
はタッピングタッチの効果になんらかの質的な違いがあるのかもしれません。
いずれにせよ，何度も継続的にタッピングタッチを実施して検討することで，い
ずれは真相がはっきりするでしょう。

#### ④タッピングタッチによる共感性の変化

　次に，タッピングタッチによる対人関係上の効果の背景に，共感性の改善を
想定した研究を紹介します[32]。この研究では，タッピングタッチの実施前後
に質問紙調査で共感性を測定しました。

　共感性は，適切な対人関係の構築や維持に不可欠の要素と言えます。共感性
には，2つの次元があり，2つの指向性（自己指向的・他者指向的）× 2つの側
面（認知的・情動的）の組み合わせで4つの下位概念があります[33]。表 6-2 に
共感性の概念と項目例を示しました。

表6-2　共感性の4つの下位概念と項目例（[33]を改変）

| | 認知的側面 | 情動的側面 |
|---|---|---|
| | 想像性 | 個人的苦痛 |
| 自己指向的共感 | 項目例<br>・ 面白い物語や小説を読んだ際には，話の中の出来事がもしも自分に起きたらと想像する。<br>・ 空想することが好きだ。 | 項目例<br>・ 他人の失敗する姿を見ると，自分はそうなりたくないと思う。<br>・ 苦しい立場に追い込まれた人を見ると，それが自分の身に起こったことでなくてよかったと心の中で思う。 |
| | 視点取得 | 共感的配慮 |
| 他者指向的共感 | 項目例<br>・ 自分と違う考え方の人と話しているとき，その人がどうしてそのように考えているかを分かろうとする。<br>・ 人と対立しても，相手の立場に立つ努力をする。 | 項目例<br>・ 悲しんでいる人を見ると，なぐさめてあげたくなる。<br>・ 人が頑張っているのを見たり聞いたりすると，自分には関係なくても応援したくなる。 |

　自己指向的共感は，共感の主体が自分にある共感性を，他者指向的共感は，共感の主体が他者にある共感性をそれぞれ示しています。自己指向的共感の認知的側面を「想像性」，情動的側面を「個人的苦痛」と，他者指向的共感の認知的側面を「視点取得」，情動的側面を「共感的配慮」とそれぞれ呼びます。他者指向的共感の方が自己指向的共感よりも適応的な共感性であって，円滑な対人関係を維持するのに重要だとされています。

　この研究でも大学生を対象にタッピングタッチの基本形の実施前後で共感性が測定されました。その結果，自己指向的共感の認知的側面である「想像性」の得点が有意に高まったのに対して，情動的側面である「個人的苦痛」は有意に抑制されました。さらに，他者指向的共感の認知的側面である「視点取得」の得点は有意に高まったのに対して，情動的側面である「共感的配慮」はほとんど変化しませんでした。その結果を図6-7に示しました。

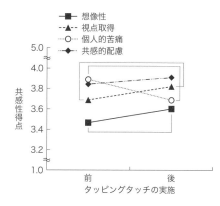

図6-7　タッピングタッチ実施による共感性の変化

　ところで，共感性についても愛着のところで述べたのと同じような問題があります。質問紙で共感性を測ることで，実際にどの程度の共感力があるのかというよりは，「自分にどの程度の共感性があるのか」という信念や期待を測っているにすぎないのではないかという疑念が生じるのです。実際に，質問紙調査で共感性を測定すると，ある種の虐待を受けた人は自分の共感性を過大評価すること [34] や，子ども時代に逆境経験や被虐待経験がある人は，質問紙調査では主観的に自分は共感性が高いと回答するのに対して，後述する客観的な共感性テストの成績は悪いこと [35, 36] などがわかっています。

　そこで，タッピングタッチの前後で，こうした客観的な共感性テストを実施して，その改善を検討した研究を紹介します[37]。ペアで相互にタッピングタッチを実施する基本形の前後で，MET-CORE2 [38] という共感性テストの日本語版 [39, 40, 41, 42, 43] を使って，認知的共感と情動的共感を客観的に測定しました。

　その結果，認知的共感については否定的感情でも肯定的感情でもわずかに正答率が上がったように見えましたが，統計的に意味のある変化ではありませんでした。それに対して，情動的共感については否定的感情に対する情動的共感の程度はさほど変わらなかったのに対して，肯定的感情に対する情動的共感の得点が有意に増加したことがわかりました。その結果を図 6-8 に示しました。

　結果をまとめると，1 回のタッピングタッチの基本形の実施によって，質問紙で測定された主観的な水準では，「相手の気持ちを想像できる」という認知的側面は向上したのに対して，「相手の感情を感じて，自分もしんどくなる」と

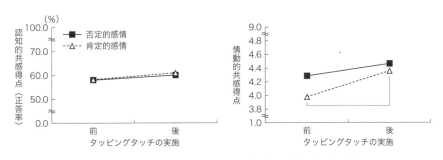

図 6-8　タッピングタッチ実施による認知的・情動的共感の変化

いった情動的側面が抑制されました。その一方，共感性テストで測定された客観的な水準では，「他者が感じている感情を正確に推し量る」という認知的側面では改善がなかったのに対して，「他者が感じている肯定的な感情によって自分の気持ちも動かされる」という情動的側面が促進したことになります。このことは，愛着のところでも述べたように，1回のタッピングタッチの実施では不十分なのか，それとも共感性の主観的な水準と客観的な水準でタッピングタッチの効果に質的な差異があるのかについて，今後のさらなる検討が必要でしょう。

### ⑤タッピングタッチによるオキシトシンの変化

　タッピングタッチの基本形の実施前後で，唾液中のオキシトシン含有量の変化を検討した予備的研究を紹介します[44]。オキシトシンは，セロトニンやドーパミンなどと同じく神経伝達物質のひとつであり，近年では「愛情ホルモン」などと呼ばれ，親密な関係性や愛着，共感性，信頼感などの生理的基盤であることがわかってきました。そこで，タッピングタッチの対人関係上の効果の背景にオキシトシンが関与しているのかどうかが検討されました。

　タッピングタッチのワークショップの参加者の中からボランティアを募り，タッピングタッチの基本形の実施前後と役割交代時に唾液中のオキシトシン量を測定しました。その結果，実施前後で全体としては変化が見られなかったのですが，タッピングタッチの実施順序によって効果に違いがあることがわかりました。その結果を図6-9に示しました。

　具体的には，ペアを組んで基本形を実施する際に，先にタッピングタッチを提供する側と先に受ける側では明確に効果が異なっていました。唾液中のオキシトシン量は，先にタッピングタッチを提供して，後から受けた群においてのみ，有意に増加する傾向があるこ

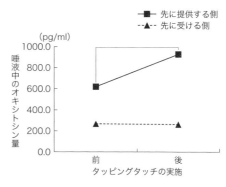

図6-9　タッピングタッチ実施による唾液中のオキシトシン量の変化

とがわかったのです[44]。初めてタッピングタッチをしたうえに，唾液の収集にも手間取って，かなりの時間がかかったことを考えると，役割を交代する前の1回目では十分な体験ができず，役割を交代した後にタッピングタッチを受けた条件でのみ，ようやくしっかりと体験できたのかもしれません。

　このことは，役割交代時の測定データを追加で分析した報告にも反映されていたようです[45]。また，この効果は，共感性や信頼感の変化とも連動していて，ケア先行群のほうが，自己指向的共感性の想像性や，他者指向的共感性の共感的配慮，さらには信頼感の改善量が有意に大きいこともわかりました[46, 47]。

　このことから，タッピングタッチの対人関係上の効果の生理的基盤としてオキシトシン系が関与している可能性があると推測されます。ただし，この予備的研究では，オキシトシン量の個人差の割に，ややサンプルサイズが小さかったことで，統計的に意味があるとまでは言えない結果でしたので，今後のさらなる検討が期待されるところです。

## ⑥TT セルフケアの対人関係上の効果についての研究

　心理的・身体的効果の項でも述べましたが，ひとりで実施するセルフタッピングについては，対人関係上の効果についても，ほとんど研究が見あたりませんでした。ここでは，セルフタッピングの対人関係上の効果を検討した唯一の実証的研究を紹介します[48]。この研究では，大学生を次の4グループに分けて，タッピングタッチを実施しました。

　　①2人組で相互にタッピングタッチを実施する基本形
　　②2人組でタッピングタッチをする側だけの条件
　　③2人組でタッピングタッチをされる側だけの条件
　　④ひとりでセルフタッピング

　これにより，4つの条件のいずれにおいても対人関係上の指標に肯定的な変化が見られ，さらに4つの条件間でその改善度に違いがなければ，セルフタッピングも2人でタッピングタッチを実施する基本形と同じ効果があると言えます。

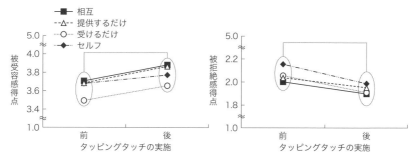

**図6-10　タッピングタッチ実施による被受容感・被拒絶感の変化**

　分析の結果，対人関係上の効果を測定する変数のほとんどで，有意な肯定的変化が見られ，しかも 4 つの条件間でその改善度に違いがなかったことがわかりました。この研究では，ペアを組んだ相手に対する信頼感はもちろんのこと，さらに一般的な対人関係上の効果を測定する変数（孤独感，被受容感・被拒絶感に加えて，自己・他者に対する信頼や社交不安，対人依存欲求）も大幅に追加して測定されましたが，いずれの改善度も 4 つの条件間でほぼ同じ程度でした。その中で，被受容感と被拒絶感の変化を図 6-10 に示しました。

　この研究から，セルフタッピングでも，2 人で実施する基本形に匹敵する対人関係上の効果があることがわかりました。ところが，前項（2）で紹介した心理的・身体的効果が確認されたセルフタッピングを用いたオンラインによるセルフケア・プログラムでは，対人関係上の効果はほとんど見られませんでした[20]。

　これは，先のセルフタッピングの対人関係上の効果を見出した研究の結果と矛盾しているように見えます。そこで，前項（2）の心理的・身体的効果の検討と同様に，講座の場以外で実施された日々のセルフケアの回数やその前後での気分の改善度を含めて，追加の分析をおこなった結果，講座以外の場でセルフケアを実施した回数ではなく，その前後で気分の改善度が大きい人で，セルフタッピングの対人関係上の効果が見られることがわかりました[49, 22]。

　このように，実際に集団でセルフタッピングを実施した研究では，対人関係上の効果が見られたにもかかわらず，オンラインによる参加では効果が限定的であったことから，実際に対面して集団で実施することによる効果の重要性が

示されたと言えるのかもしれません。今後は，対面式でセルフケアのプログラムを実施した場合と，他者との相互作用が生じないように個別で実施した場合で比較するなどして，矛盾した結果に影響した要因を探究する必要があるでしょう。

　なお，経験的には2人で実施する基本形とひとりで実施するセルフタッピングでは，その体験の質が違っていることも事実ですので，今後は両者のもたらす効果の違いについて，質的な研究も必要になるでしょう。

### ⑦対人関係上の効果のまとめ

　このように，タッピングタッチの心理的・身体的効果に比べると，対人関係上の効果についての研究はまだまだ数が少ないのですが，経験的な観察を裏づけるようなエビデンスが徐々に蓄積されてきました。対人関係上の効果は，他のケアの方法にはないタッピングタッチに特有の特徴であると言えますので，こうした研究が進むことで，ケアの本質に迫っていける可能性があります。また，心理的・身体的効果と同様に，1回限りのタッピングタッチ実施前後の「状態」の変化だけでなく，継続的なタッピングタッチの実施前後の「特性」の変化についても検討する必要があることは言うまでもありません。今後のさらなる検討が期待されるところです。

## よい眠りのためのTTセルフケア

　動作の基本は，別のエクササイズ『TTセルフケア：ネコの足ふみ・簡易版』（p. 53）と同じです。それを布団の中などですることで，睡眠の質の向上や不眠の予防にとても役立ちます。

　仰向けに寝た姿勢で，心地よさに意識を向けながら，お腹のあたりを左右交互にタッチしていきます。「タッピング」「ネコの足ふみ」「ソフトタッチ」など，好みのタッチでおこないましょう。

　コツとしては，しばらくタッチして手が疲れたら，手の動きをとめて，深めに一息ついて静けさを味わうようにします。これを何度か繰り返していると，自然に眠っていることでしょう。

　夜中に目が覚めてしまったような場合でも，同じようにすると楽に入眠することができます。自分自身をやさしくケアしながら，よい眠りにつけるという安心感を得ることができますから，一石二鳥です。

　自分にとって心地よくリラックスできることをイメージしながらおこなうと効果的です。健康や生活の質の向上のためにも，よい眠りをお楽しみください。

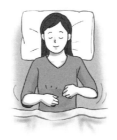

音声ガイダンスは
こちら ≫

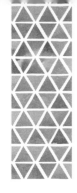

# 第7章

## 社会・現在・未来のための
## タッピングタッチ

この章は，タッピングタッチの「現在」と「未来」に関するところです。内容の1つ目は，タッピングタッチ協会を中心とした非営利な社会活動についてです。その多岐にわたる約10年の活動は，タッピングタッチの「現在」でもあり，これからの方向性を示しています。

2つ目では，新型コロナウイルスによる大きな影響を受けた社会の変化やニーズに対して，タッピングタッチがどのように役立っていけるのか，実践をもとに説明します。これからも感染症や病気が増えることが予想される中，これまでの対応のあり方から「これから」を学ぶことができればと思います。

最後の3つ目は，「厳しい時代を乗り越えるための6つのポイント」としました。タッピングタッチの実践からの学びや気づきをもとにまとめてあります。私たちが，本来持っている知恵や能力を活かして，この厳しい時代を人間らしく，支えあいながら生きていくための一助になればと思います。

## 1. タッピングタッチの社会性と社会貢献について

### (1) 一般社団法人タッピングタッチ協会と非営利活動

タッピングタッチは，誰でも気軽にできて，生活や仕事に役立てられるものです。その目的は人々の生活をよりよくすることであり，安全でよい形で利用（社会貢献）されるように，私たちは最大限の努力を重ねてきました。そのひとつとして，2012年にタッピングタッチ協会を法人化し，タッピングタッチとその活動を非営利にしました。それまでも，原則的には非営利な活動でしたが，法人化し協会事務所を構えることで，より多くの社会活動につながっていきまし

た。非営利といっても，タッピングタッチ協会の企画や認定インストラクターの講座など，持続可能な活動にするための金銭的なやりとりは必要ですが，必要以上にチャージしたり，営利を目的にしないようにして活動してきました。

　タッピングタッチが非営利であるということは，それでお金儲けができないということでもあります。それに加えて，シンプルなケアであるタッピングタッチは，経済的価値がつきにくいのです。このことは，より多くの人に役立つという社会性を重視したときには大きな利点です。よいものや役立つものは，なんでも金銭的な価値を付加され，お金儲けの材料になりがちです。でもタッピングタッチは，よいものだけれどもお金儲けになりにくい特性があるため，誤用されにくいのです。私は開発者として，このことに感謝しています。

　ただ「非営利で，お金儲けができない」ということにはマイナス面もあるでしょう。物事にはなんでも対価というものがあり，資本主義の社会に住む私たちにとっては，自分の努力や労力が金銭的に還元されないことに納得しがたい思いをすることもあるでしょう。しかしここで私が伝えておきたいことは，タッピングタッチは「金銭的な価値」ではなく，「心と生活を豊かにする価値」を持っていることです。ある人から「タッピングタッチって，心のプレゼントですね」と言われたことがあります。全体的なケアですから，心（心理）だけではありませんが，健康で豊かな生活へのサポートに加えて，心を豊かにする価値というものが，確かに含まれていると思うのです。

　現代人は，自分にとって益になるかならないか，得になるか損になるか，何をすればどれだけ儲かるのか，といった物差しで物事を考えがちではないでしょうか。無意識のうちにそのように考え行動することで，私たちは大切なことを失っているように感じます。タッピングタッチは，それに対するアンチテーゼではありませんが，素直に手を差し伸べるといった行為をとおして，私たちは心と生活に豊かさをとり戻していけるように思っています。

## （2）草の根運動

　タッピングタッチの社会性にとって，もうひとつ大切なことを述べたいと思います。それは，タッピングタッチが，集合的には「草の根運動（grass roots movement）」のようなものだということです。とくに「みんなで何かを達成し

よう！」といった，統一的な目標を掲げて活動に参加するというものではありません。しかし，人々がやさしくケアしあうことで，お互いを元気にし，周りにもよい影響を与えていく。そんな素朴で地道なケアの積み重ねが，草の根のように広がり，社会を変えていくのだと思うのです。

　インストラクターの間では，「タッピングタッチの種まき」という表現をよくします。それはタッピングタッチに「素敵なケアの種」のようなイメージがあるからです。その種は，人が人にしてあげたときだけ姿を現します。本物の種のように形はないのですが，人のあたたかさや思いやりの気持ちなどがやさしく伝わります。

　各地で開かれている講座や体験会などで，認定インストラクターは，タッピングタッチの種を受講者の皆さんに手渡すようなつもりでいます。その種がどのようなもので，どのように育てればよいのかなどについて，ていねいに教えます。そこで学んだ人は，家に帰って家族や友達にタッピングタッチをしてあげるでしょう。ケアの種は，うまく手渡されると，育ちながらどこまでも伝わっていくことでしょう。

　このあたりには，コミュニティ心理学の概念も活かされています。人が思いやりの気持ちをとり戻し，ケアしあうとき，家族やコミュニティが少しずつ本来のよさをとり戻していきます。ひとつひとつですが，草の根のように広がることで，豊かな森（社会）を作っていく原動力になるのです。

## （3）地域支援・被災者支援・海外支援・平和活動

　タッピングタッチは，人の健康や豊かな生活をサポートするものですから，活動の中心は対人支援や社会貢献です。ここでは4つの領域に分けて，主な活動を紹介したいと思います。

### ①講座，研修，体験会，ボランティア活動などによる地域支援

　地域支援には，認定インストラクターがおこなっている講座，研修，体験会，そして病院や被災地などでのボランティア活動などが含まれます。一般社団法人タッピングタッチ協会は，より多くの人に役立つようにとの思いから，様々な専門家を対象にした講座を定期的に開催しています。2006年からは，インス

トラクター養成講座も毎年開催しています。心理，医療，看護，教育，福祉などの専門家も多く，これまでに約300名がインストラクターとして認定されてきました。

講演や研修に関しては，全国各地の外部団体などからの依頼も多く，右のような団体や施設が含まれています。

新型コロナウイルスが蔓延する前の2019年には，全国で約400回の基礎講座や体験会が開かれました。外部団体からの依頼は25件ほどありました。それ以降は，新型コロナウイルスの影響で社会全体の活動が抑制され，タッピングタッチによる活動もオンラインが多くなっています。

社会福祉協議会
看護協会
子育て支援関係NPO
保育協議会
児童相談所
障害者支援センター
重度心身障害児・者施設
人権擁護委員連合会
民生委員・児童委員市町村保健福祉課
介護支援事業所
老人ホーム
労働組合
地域包括支援センター
保健福祉協会
こころのケアセンター
病院・大学関連
その他
（団体の名称などの詳細については，タッピングタッチ協会のホームページhttps://www.tappingtouch.org/をご覧ください）

## ②自然災害における被災者支援

タッピングタッチの社会活動として，自然災害などにおける被災者支援にも力を入れてきました。これまで直接関わってきた地震災害には，スマトラ島沖地震（2004），新潟県中越沖地震（2007），東日本大震災（2011），熊本地震（2016）などが含まれています。できることは限られていますが，地元のインストラクターやボランティアたちと連携して，支援に携わってきました。継続的な支援としては，阪神淡路大震災（1995）の被災者へのサポートや，地震被害に加え原発事故も重なった福島県への家族支援（2011～現在）などもおこなっています。

この20年近くの活動によって認定インストラクターや理解者が増えたことで，何かあれば連絡をとりあい，連携して支援に関われるようになってきました。災害は突然訪れますし，遠方からはなかなか関わりにくいものです。現地は現地で，自分たち自身も大変な状況にあることが多いのが現実です。そんなときに，タッピングタッチ協会がコーディネートしたり，余裕のあるインストラクターたちが連絡をとりあったりして，それぞれ無理のない範囲で支援に関

われる体制は心強いものです。

　最近は，「タッピングタッチ・フレンドシップ」という活動も始まっています。これはタッピングタッチの体験学習や交流をとおして，ケアのあるライフスタイルを身につけながら，状況に応じてボランティア活動をおこなう自助・共助の集いです。現在はオンラインでの活動が主ですが，自然災害の多い時代ですので，とても大切な試みだと感じています。


### ③海外における地域支援・災害支援

　タッピングタッチは日本で生まれ，東洋的な土壌培われてきたものです。たくさんの人たちの体験をもとに，効果や安全性を確認してきました。その大切なケアの種を，海外の人たちにシェアすることも大切にしてきました。

　右は，私がこれまでに実践，研究，教育などの活動をおこなった国のリストです。元子ども兵のリハビリ施設，HIV・エイズ専門病院，地震による被害を受けた山岳地域，産婦人科病院，高齢者介護施設，ホスピス，学校，地域支援セ

> 米国（2003, 2004, 2008）
> ウガンダ（2005）
> タイ（2005, 2007）
> コスタリカ（2006）
> カナダ（2007）
> ベトナム（2009）
> オーストラリア（2011, 2013）
> インド（2011, 2016）
> スリランカ（2011）
> ロシア（2012, 2013）
> カンボジア（2015）
> ネパール（2016）
> 中国（2018）
> イタリア（2019）

ンターなど，様々な場所や状況が含まれています（ここにあげていない国でも紹介されてきましたが，リストには私が訪れた国だけをあげています）。

　海外でのタッピングタッチの活動の意味や意義には，①よいものをシェアする・サポートが必要なところへ手を差し伸べる，②異文化での有用性を検証する，③海外でしかできない体験や学びを役立てる，などが含まれます。

　グローバルな時代において，国内だけの支援活動は十分とは言えません。エンパワメントやプライマリーヘルスの考えをもとに「地球規模で考えて，地域的に活動する（Think globally, act locally）」の視点を大切にしています。「どんな厳しい状況でも，自分たちの力を活かし，支えあうことで乗り越えていくことができる」と確信しています。

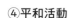 

### ④平和活動

　海外での地域支援の多くは「平和活動」につながっています。例えば，ストリート・チルドレンや枯葉剤の継世代毒性による障害のある子どもたちへのベトナムでの支援，内戦中に埋められた地雷の被害が続いているカンボジアでの支援などがそれにあてはまります。ここでは，海外活動の初期にあたるウガンダでの体験をとおして，タッピングタッチによる平和活動の様子を紹介します。

　アフリカのウガンダを訪れたのは 2005 年です。まだ内戦が終わって間もなく，反政府軍による子どもの拉致なども起こっているような社会情勢でした。宿泊したホテルのゲートには，ライフルを持った守衛がいたことでより不安になったのをよく覚えています。そんな中，心的外傷を受けている子どもたちにタッピングタッチを体験してもらう目的で，元子ども兵のリハビリ施設（GUSCO）を訪れました。彼らの多くは，人が目の前で殺されたり，自分自身が殺されそうになったりして深いトラウマを体験しています。それが十分に癒されないと，心理的な苦しみを抱えたまま，人との安定した関係作りが難しくなってしまいます。その結果，犯罪者になったり反政府軍に戻ってしまうようなことも少なくないのです。

　現地のソーシャルワーカーに通訳などを手伝ってもらい，タッピングタッチを体験してもらうことができました。このときは，描画を使ったリサーチも兼ねていたので，彼らの心の状態の変化も把握できました。ふだんの彼らの心の中は，ヘリコプターやマシンガンなどの恐ろしい心象風景でいっぱいでしたが，体験後には食べ物や教会などを描く子どもが多く，タッピングタッチによって彼らのトラウマなどが軽減したことが示唆されました（図 7-1）。戦争や内戦をとめることは難しいですが，心身を癒すことで，傷つけあいや負の連鎖をとめていくことができるのです[1]。

　ウガンダではさらに，HIV・エイズの専門病院も訪れ，日本人の医師の協力を得て医療スタッフ対象の研修をしたり，在宅医療でのタッピングタッチの実践などもおこないました。このときは約 10 日間の旅でしたが，心のケアとしての有効性が確認できた貴重な体験になりました。発展途上国に限らず，多くの国では十分な心のケアの専門家もおらず，知識も限られています。そんな中，誰でもできるタッピングタッチの有用性が確認できました。

A君

B君

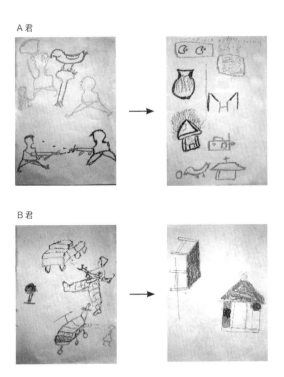

図 7-1　タッピングタッチ実施前後の描画の変化

　多くの国で，たくさんの異なる民族が様々な言語を使って暮らしています。そのため，地域ごとに言葉が違うことも多く，実施可能な心理的支援はとても限られています。しかしながら，言葉に依らない心のケアとしてのタッピングタッチの特徴は，言語的バリアフリーの支援をおこなうことを可能にしています。

## 2. 社会のニーズとタッピングタッチ

　新型コロナウイルスの感染とその予防対策などによって，私たちの生活と社会は甚大な影響を受けました。経済的にも，身体的にも，精神的にも，とても厳しいことが多くありました。少し時間をさかのぼると，新型コロナウイルスの感染者が日本で最初に確認されたのが 2020 年の 1 月頃です。3 か月後の 4 月

には初めての緊急事態宣言が発令され，社会全体が大きな影響を受けました。感染予防のための自粛生活が始まり，タッピングタッチの活動も全て停止状態になりました。

　この時期，ふれることやケアしあうことが中心のタッピングタッチは，人と人とが近寄れないような時代には役立たないのでは，と少し不安に感じたこともありました。でもその不安は，しばらくすると払拭されていきました。コロナ禍によって心の余裕がなくなり，関係性や相互支援が希薄になる中，お互いをケアすることを基礎としたタッピングタッチの有用性が浮き彫りになっていったからです。

　感染状況が少し安定してきた2020年の5月頃，タッピングタッチ協会が主体となり，オンラインでの活動を始めました。基礎講座，専門講座，セルフケア・プログラム，スタディ・フォーラムなど，様々な企画を立て，オンラインでおこなっていきました。コロナ禍以前は，ほとんどの活動は対面でおこなっていました。メールやビデオなどは活用していましたが，Zoom（双方向オンライン・コミュニケーションツール）を利用したことはありませんでした。習いたてのZoomを駆使しながら，どのようにすれば，この厳しい時期にタッピングタッチを伝え，役立てていけるのか，試行錯誤が続きました。

　この時期，オンラインならではの利点を活かしてアウトリーチや支援活動もおこないました。例えば，福島県須賀川市を拠点とするNPO「つなぐ」と連携して，子育て家族への支援活動をオンラインでおこないました。3回の連続講座だったのですが，反響もよかったため，対象を全国に広げて現在も継続しています。その他，セルフケアのビデオなどを無料で配信するなど，様々な支援活動にとりかかりました。ある病院勤務の看護師長さんからメールがあり，タッピングタッチのセルフケアビデオを使って，セルフケアの集いを開いているとのことでした。そのビデオはインターネット上で誰でも観られるようにしていたものです。エッセンシャル・ワーカーとしてストレスの多い医療従事者へのサポートになれたことを嬉しく感じました。

　それらの実践で見えてきたことは，タッピングタッチのシンプルさと簡便さは，直接会えなくても，オンラインでも十分に伝わり，役立ててもらえるということでした。またZoomを使ったオンライン講座や集いなどでは，セルフケ

アであってもタッチによるケアの体験を他者と共有することができ，そのこと
自体が私たちの心身のケアにとても有効であることがわかりました。タッピン
グタッチの原点は，大きな災害などで支援が必要なときに，人が人をケアしサ
ポートしあう（支えあう）ことです。そして，安心して誰でも気軽にできるタッ
ピングタッチは，「人と一緒にいたり，ふれたりすることを自粛する社会」にお
いても，とても役立つものであることが確認できたのです。

　これまでも，対人関係の希薄化よる社会の問題は大きかったのですが，この
コロナ禍における混乱でより深刻になりました。感染予防のため，ソーシャル
ディスタンスを強いられ，マスクで顔をおおわなければならなくなりました。
それにより，人とのつながりや関係性が影響を受けています。孤独な人はより
孤独に，そして病気や支援の必要な人には手が届きにくくなっています。

　私たち人類は社会的な存在で，お互いを必要とし，支えあうことで生存して
きました。コロナ禍においても同じです。ふれあったり関わったりしにくい時
代だからこそ，人々がケアしあい，お互いを支えあう関係をとり戻す必要があ
るのです。人々にケアを提供し，関係性をとり戻す働きのあるタッピングタッ
チは，とても有効なツールとして役立っていくことと思います。

## 3. 厳しい時代を乗り越えるための 6 つのポイント

　私たちの住む地球は，人口爆発で 80 億にもなる人類の生活と生産活動によっ
て，地球温暖化，環境汚染，森林破壊，生物種の絶滅などが，猛烈な勢いで進
んでいます。

　2021 年の 8 月に提出された，気候変動に関する政府間パネル（IPCC）第 6 次
評価報告書によると，20 年以内に地球環境の温度が 1.5 度上がることがほぼ確
実であることが明示されています。これは，もうすでに起こっている自然災害
がより頻繁に，より広範囲で甚大な被害を及ぼすことになるということです。
1.5 度の気温の上昇とは，世界中の多くの人や動物が，熱波，洪水，干ばつ，食
料不足，水不足などで苦しんだり死んだりすることを意味しています。

　最近の例としては，これまで涼しかったようなヨーロッパや北米でも，50℃
近くまで気温が上昇した地域があったことが報告されました。世界中で，大雨

と干ばつによる被害が続き，農業への影響も出ています。海面の上昇によって，海面に近い都市の消滅も現実のものになりつつあるのです。

　待ったなしの状況です。現状と未来はとても厳しいのです。そんな中，私たちはどのように対処していけばいいのでしょうか？　私たちが人間らしく生きていくうえで，具体的にどんなことを考え，行動していけばいいのでしょうか？

　このセクションでは，タッピングタッチの実践をとおして気づき学んできたことは，どんなことなのか。そして，私たちがこの厳しい時代を乗り越え，健康で豊かな生活や社会をとり戻すためのヒントとはどんなことか，6つのポイントに絞って説明します。

## (1) 楽しみ・喜び

　今の社会は，時間に追われ，何かこなしていないと不安なような，あわただしく，楽しみの少ない社会になっています。子どもたちにも笑顔が少ないように見えるのは，気のせいでしょうか。

　そんな中，生活の中に楽しみや喜びを見つけることは，とても大事なことだと思うのです。楽しみや喜びというものは，豊かな人間性に欠かせないものです。ですから，タッピングタッチの講座や体験会などでも楽しさを大切にしています。もともとタッピングタッチは，「楽しく一緒に遊ぼう，楽しく一緒に学ぼう，楽しく一緒にケアしよう」といったところから生まれてきています。根底に，楽しみとか，喜びとか，感謝とか，分かちあいといったものがあるのです。

## (2) ゆっくり，気づきのある生活

　私たちはこれまで，全てに関して前へ前へと速く進みすぎたようです。産業革命のあたりから，徐々にスピードアップされていったのでしょうか。そうだとしても，まだ 300 年も経っていません。私たちホモ・サピエンスの 700 万年の歴史を考えると，とても短い時間です。

　私たちの祖先の多くは，自然と共存しながら，ゆっくりとした生活をしてきました。自然が豊かでしたから，多くの場合，さほどあくせくしなくても，食べ物はまわりにたくさんあったようです。現代人のように，車を運転しながら

ラジオを聴き，スマホを使いながら遠くの人と話をして，あっという間にまた違うところに着いて用事をする，といった生活は，ごく最近のことです。

とにかく私たちはもっと速く，もっと多く，もっともっとと，何かの効率を求めて，時間を惜しみながら進んできたようです。そのことで私たちは，何を得てきたのでしょうか？　反対に，何を失ってきたのでしょう。地球規模では，私たちが限られた資源を好き放題使ってきた結果として，資源が枯渇し，多くの動物が死に絶え，環境がいちじるしく変化してしまいました。

私は，人類がこの厳しい時代を乗り越え，健康で豊かな生活や社会をとり戻していくために，「ゆっくりする」ということが大切だと感じています。ゆっくりすることで，いろいろなことがよく見えてきます。そして，見えてくることで大切なのは，心で見えるものでしょう。ゆっくりすることで，大切なことに気づいていく，ということだと思います。

タッピングタッチでは，相手をゆっくり，やさしく，ていねいにケアします。その行為とその時間が，私たちをゆっくりさせてくれます。そして自然に，素朴な気づきを得ることが多いのです。相手を愛おしく感じたり，一緒にいることの大切さを感じたりします。忙しい日々の生活の中で忘れがちなことに自然に気づいたりします。

ゆっくりすることによる気づきは，素朴であたりまえのようでありながら，生活や人生にとって大切なことが多いのです。私たちは，ゆっくりすることで，心身の健康をとり戻し，地球の貴重なリソースを大切に使うことができるでしょう。そして，気づきを活かして生きることで，この厳しい時代を乗り越えていけると思うのです。

### （3）ケアのある生活・日常にケアをとり戻す

新型コロナウイルス感染症の拡大によって，ケアリング（お互いを大切にする）機会が減ってしまいました。人との関わりやケアリングの時間がなくなったことで，体調を悪くされたり，亡くなられたりする方が多くおられました。とくに独居の高齢の方などが大きな影響を受けました。精神的に調子を悪くされる方もおられ，自死や心中といった悲しい出来事もたくさんありました。

自粛生活やソーシャルディスタンスの確保のために，ふだんあたりまえだと

思っていた人との時間や関わりが，必要不可欠なものだったことに気づかされました。私たちは，人と一緒に楽しい時間を持ったり，話しあったりすることで，楽しさや生きがいを感じることができるのです。その生活の基礎になるケアリングの機会がめっきり減っているようです。

　だからこそ，私たちは日常にケアをとり戻していくことが大切だと思うのです。そのためには，まずその時間をとることが必要になるわけですが，なんとかひねり出そう，忙しいけどなんとか，というのではなく，失ったケアの時間を「とり戻す」という視点を持つことが役に立ちます。私たちが失ってきた大切なものに気づくことで，お互いをケアする時間をもっと大切にしていくことができるでしょう。

　米国の絵本作家，テューダー氏（Tasha Tudor）の言葉に，「価値のあるよいことは，時間も手間もかかるもの」というのがあります。やはり大切なことには時間がかかるのです。ケアリングにも時間がかかります。その時間を惜しまないようにすると，大切なことが見えてきたり，戻ってきたりするのだと思います[2]。

　タッピングタッチはとてもシンプルです。毎日しなくても大丈夫です。日々の生活の中に，やさしい思いや相手をケアする時間を大切にしていきましょう。

## （4）お互いさまのケア

　かつては日本でも，家の鍵をきっちりかけずに生活しているような時代がありました。外では知らない人とも気軽に話したり，何かあれば互いに手伝いあえるような雰囲気がありました。でも最近は，知らない人を見たら不審者と思え，とばかりに人への不信感が漂っています。見ず知らずの人と話すことなど，とても珍しくなりました。基本的な信頼感が失われているのでしょう。

　発達心理学者のエリクソン氏（Erik H. Erikson）の心理社会的発達理論によると，私たちの人生最初の心理的課題は「基本的信頼」であるとしています。これは，この世界は安心できるところだ，人は私にとって安心できる存在である，という感覚です。この基本的な感覚を持てず，心理的な土台が「不信」であると，精神的な病気になったり，安定した関係性を築くことが難しくなったりするため，幸せな人生が送りにくくなるとしています[3,4]。

　それほど大切な「信頼」が私たちの心から失われかけているとしたら、ことは重大です。私たちの生活には信頼と安心が必要不可欠です。信頼や安心を基礎とした助けあいの関係があることで、私たちの生活は成り立つのです。

　ですから、人への信頼や安心感、そして思いやりや共感というものをとり戻していくことが必要です。タッピングタッチの「ゆっくり、やさしく、ていねいにケアする」の中の、「やさしく」がとくに役立つでしょう。人は、やさしくケアされることで、人への信頼や安心をとり戻すことができるのです。

　少し話は変わりますが、「お互いさま」という表現があります。最近はあまり聞かなくなりましたが、日本で昔から使われてきた大和言葉のひとつです。さりげない思いやりや、やさしさを感じる表現で、人々の生活の中で育まれてきた大切な文化のように思われます。意味としては、「困ったときはお互いに、たいしたことはできなくても、できるだけ手伝いあいましょう」といったニュアンスを持つでしょうか。誰かに手伝ってもらったことがあるからかもしれないし、自分もそういう立場になることがあるかもしれない、といったニュアンスがあります。英語のギブ・アンド・テイクとは少し違って、やさしさや思いやりの表現です。消え去りつつある文化かもしれませんが、私たちの奥深くにある感覚だとも思います。

　日本で育ったタッピングタッチの「お互いのケア」に、「お互いさま」の感覚が入っていたとしても不思議ではありません。タッピングタッチの体験をとおして、思いやりの心をとり戻し、支えあいのある社会をとり戻していければと思います。

## (5) ホリスティック (全体的) な視野

　この時代を乗り越えるためにもうひとつ大切なことは、ホリスティック (全体的) な視点だと思います。枝葉のことだけに目を向けずに、木や森全体を見る目を持ってアプローチしていこうという考え方です。

　この時代、私たちの世界はグローバル化しました。人類の生活はこれまでずっとローカルだったのですが、良い意味でも悪い意味でも、世界はつながりました。その利点も多いです。例えばバナナやキウイが、とても安く、まるで近所で採られたフルーツのように食べられるようなことや、コミュニケーショ

ン技術が進んで，地球の裏側の人とも簡単に話すことができるなど，グローバル化とハイテク化による素晴らしい恩恵も受けています。

　反対に，新型コロナウイルスの感染拡大が世界的な問題となっているのは，グローバル化が大きな要因だと言われています。人がどこへでも簡単に動けることが，この問題を大きくしています。ここでグローバル化の問題を語ろうというわけではありません。でも，私たちはホリスティック（全体的）な視点を持っていないと，生存できない時代に住んでいるのです。

　歴史学者であり哲学者でもあるハラリ氏（Yuval N. Harari）は，『サピエンス全史―文明の構造と人類の幸福』の中で，今や人類の生存に直結するような問題は，全てグローバル（世界的）なものであり，グローバルな協力でしか解決していけない，ということを強調しています[5]。世界は地球規模でつながっているので，自分の生活や自分の国の生活だけのことを考えては解決できないのです。言うまでもなく，気候の変動や環境汚染なども，全体的な視野とアプローチでしか解決できない問題です。

　そして，このホリスティックな視点とは，地球環境とそこに生きる命も含めて考えることでもあるのです。自分の命も含めた地球全体を考えていくとき，エコロジカルな視点や他の命を大切にするという倫理性が生まれてきます。

　タッピングタッチでできることは限られています。でも，そのホリスティックな視点とケアの体験をとおして，私たちは本来のやさしさや思いやりの感性をとり戻していくことができるでしょう。それは，人間に対してだけではなく，地球上に生きる全の命へのやさしい感性です。そのことが，人々の生活や社会の変化につながっていくことを願うのです。

## （6）ひとつひとつのケアから，全体の変化へ

　タッピングタッチの原点は，「ゆっくり，やさしく，ていねいにケアする」ということです。そのケアやふれあいは，「ひとつひとつ」です。そのひとつひとつを大切にしていくことが，癒しや気づきにつながり，関係性への変化となっていきます。それは単なる理想や理念ではありません。

　先述したように，私がベトナムの病気の子どもたちにタッピングタッチをさせてもらったとき，その子たちの苦しみが楽になったり，動いていなかった体

が動き始めたりしました。その子たちの生活がそれで変わったわけではありません。しかしながら，そこに大切なものがありました。そのひとつひとつのタッチ，ひとつひとつの行為が大切だったのです。私は，それが積み重なることで，個人や家族，コミュニティ，そして社会全体が変わっていくことを，心に深く感じました。

　このことは，タッピングタッチの「ゆっくり，やさしく，ていねいに」の，「ていねい」の部分にあてはまります。そこにきちんと気持ちを向けて，それを大切にするということです。ていねいにふれる，ひとつひとつ大切にすることで物事が変わっていく。そういった視点であり，実践なのです。

　現代の山積する問題を目の前にすると，希望を失い，動けなくなってしまいそうになります。しかし，今ここを大切にして，このひとつひとつを大切にする，一人ひとりのケアを大切にすることが実りにつながっていくのです。

　マザー・テレサ氏（Mother Teresa）は「どれだけ多くをほどこしたかではなく，どれだけの愛をもってしたかが何より大切です」と語っています。何度もいろいろなところで語られた貴重な言葉です。タッピングタッチの実践にも重なります[6]。

　たくさんが大切なのではなくて，今のひとつひとつが大切なのです。共鳴する仲間たちと一歩一歩前に進むことで，大きな力になっていくのです。

❖ 第 1 章

[1] Korchin, S. J. (1976). *Modern clinical psychology: Principles of intervention in the clinic and community.* Basic Books.（村瀬孝雄（監訳）(1980). 現代臨床心理学—クリニックとコミュニティにおける介入の原理 弘文堂）

[2] 中川一郎 (1999). 2000年までの限られた時間で何ができるのか，何をすべきなのか？ 地球の集まり・津村 喬（編）〈2000年危機〉から身を守る本—何が起こるのか，どうすればよいのか？ (pp. 36–45). 洋泉社

[3] Rowe, S. C. (1996). *The vision of James.* Vega Books.（本田理恵（訳）(1998). ウィリアムジェームズ入門—賢く生きる哲学 日本教文社 p. 131）

[4] 西田利貞・上原重男・川中健二 (2002). マハレのチンパンジー—〈パンスロポロジー〉の37年 京都大学学術出版

[5] Goodall, J. (2001). *The chimpanzees I love: Saving their world and ours.* Scholastic Publishing.（松沢哲郎（監訳）赤尾秀子（訳）(2002). アフリカの森の日々—わたしの愛したチンパンジー BL出版）

[6] Morris, D. (1967). *The naked ape.* Jonathan Cape Ltd.（日高敏隆（訳）(1969). 裸のサル—動物学的人間像 河出書房新社）

[7] de Wall, F. (1982). *Chimpanzee politics: Power and sex among apes.* Jonathan Cape Ltd.（西田利貞（訳）(1994). 政治をするサル—チンパンジーの権力と性 平凡社）

[8] 中川一郎 (2012). 心と体の疲れをとるタッピングタッチ 青春出版社 p. 4

[9] 中川一郎 (2004). タッピング・タッチ—こころ・体・地球のためのホリスティック・ケア 朱鷺書房

[10] Ghiglieri, M. P. (1999). *The dark side of man: Tracing the origins of male violence.* Perseus Books Publishing.（松浦俊輔（訳）(2002). 男はなぜ暴力をふるうのか—進化から見たレイプ・殺人・戦争 朝日新聞社）

[11] 山際寿一 (2007). 暴力はどこからきたか—人間性の起源を探る（NHKブックス） 日本放送出版協会

[12] Montagu, A. (1976). *The nature of human aggression.* Oxford University Press.（尾本恵市・福井伸子（訳）(1986). 暴力の起源—人はどこまで攻撃的か どうぶつ社）

[13] 黒丸尊治 (2005). がんばらず，あきらめないがんの緩和医療—ホリスティック緩和ケアのすすめ 築地書館

[14] 中川一郎 (2007). 緩和ケア病棟でのタッピングタッチによるこころのケア—医療・看護におけるホリスティックケアの実践と調査 日本心理臨床学会，第26回大会発表論文集

[15] Mayeroff, M. (1971). *On caring.* Harper & Row Pub.（田村 真・向野宣之（訳）(1987). ケアの本質—生きることの意味 ゆみる出版）

[16] Noddings, N. (2016). *Philosophy of education* (4th ed.). Westview Press, Routledge.

[17] Noddings, N. (2013). *Caring: A relational approach to ethics & moral education.* University of California Press.

## ❖ 第2章

[1] 川原由佳里・奥田清子（2009）. 看護におけるタッチ／マッサージの研究：文献レビュー　日本看護技術学会誌, *8*(3), 91–100.

[2] 今野　修（2011）. タッチがもたらす癒し効果のエビデンスについての文献検討　秋田看護福祉大学総合研究所研究所報, *6*, 69–79.

[3] Papathanassoglou, E. D. E., & Mpouzika, M. D. A. (2012). Interpersonal touch: Physiological effects in critical care. *Biological Research For Nursing, 14*(4), 431–443.

[4] Butts, J. B. (2001). Outcomes of comfort touch in institutionalized elderly female residents. *Geriatric Nursing, 22*(4), 180–184.

[5] 山口　創（2003）. 愛撫・人の心に触れる力(NHKブックス)　日本放送出版協会

[6] 有田秀穂・中川一郎（2009）. 「セロトニン脳」健康法―呼吸，日光，タッピングタッチの驚くべき効果(講談社＋α新書)　講談社

[7] Shapiro, F. (1989). Efficacy of the eye movement desensitization procedure in the treatment of traumatic memories. *Journal of Traumatic Stress, 2*(2), 199–223.

[8] Shapiro, F. (1995). *Eye movement desensitization and reprocessing: Basic principles, protocols, and procedures.* Guilford Press.

[9] Shapiro, F. (2012). *Getting past your past: Take control of your life with self-help techniques from EMDR therapy.* Rodale Inc. (市井雅哉)(監訳)(2017). 過去をきちんと過去にする―EMDRのテクニックでトラウマから自由になる方法　二瓶社)

[10] 武者利光（1998）. ゆらぎの発想―1/fゆらぎの謎にせまる（NHKライブラリー79）　日本放送出版協会

[11] Nelson-Coffey, S. K., Frits, M. M., Lyubomirsky, S., & Cole, S. W. (2017). Kindness in the blood: A randomized controlled trial of the gene regulatory impact of prosocial behavior. *Psychoneuroendocrinology, 81*, 8–13.

[12] Nelson, S. K., Layous, K., Cole, S. W., & Lyubomirsky, S. (2016). Do unto others or treat yourself? The effects of prosocial and self-focused behavior on psychological flourishing. *Emotion, 16*(6), 850–861.

[13] Nakatani, Y., Nakagawa, I., Sekiyama, T., Seki, Y., Kikuchi, H., Yu, X., Sato-Suzuki, I., & Arita, H. (2009). Tapping Touch improves negative mood via serotonergic system. *Neuroscience Research, 65*(suppl. 1), S244.

[14] 窪寺俊之（2005）. スピリチュアルケアとは何か？　こころの臨床, *24*(2), 164–169.

[15] 中島美知子（2016）. がん在宅緩和医療における安らかな看取りのためのスピリチュアルケアの役割―ホスピス医師の立場から　心身医学, *56*(3), 223–230.

[16] Kabat-Zinn, J. (1990). *Full catastrophe living.* Dell Publishing. (春木　豊(訳)(2007). マインドフルネスストレス低減法　北大路書房)

[17] Brewer, J. A., Worhunsky, P. D., Gray, J. R., Tang, Y., Weber, J., & Kober, H. (2011). Meditation experience is associated with differences in default mode network activity and connectivity. *Proceedings of the National Academy of Sciences of the United States of America, 108*(50), 20254–20259.

[18] Goldin, P. R., & Gross, J. J. (2010). Effects of mindfulness-based stress reduction (MBSR) on emotion regulation in social anxiety disorder. *Emotion, 10*(1), 83–91.

[19] Williams, M., Teasdale, J., Segal, Z., & Kabat-Zinn, J. (2007). *The mindful way through depression:*

*Freeing yourself from chronic unhappiness*. Guilford Press.（越川房子・黒澤麻美（訳）（2012）．　うつのためのマインドフルネス実践―慢性的な不幸感からの解放　星和書店　p. 60）

[20] Thich, N. H.（2003）. *Creating true peace: Ending violence in yourself, your family, your community, and world*. Free Press.

[21] Thich, N. H.（1992）. *Peace is every step: The path of mindfulness in everyday life*. Bantam.（池田久代（訳）（1995）．　微笑みを生きる―気づきの瞑想と実践　春秋社）

[22] Kosfeld, M., Heinrichs, M., Zak, P. J., Fischbacher, U., & Fehr, E.（2005）. Oxytocin increases trust in humans. *Nature, 435*, 673–676.

[23] Crockford, C., Deschner, T., Ziegler, T. E., & Wittig, R. M.（2014）. Endogenous peripheral oxytocin measures can give insight into the dynamics of social relationships: A review. *Frontiers in Behavioral Neuroscience, 8*(35), 68.

[24] Uvnäs-Moberg, K., Hand, L., & Peterson, M.（2015）. Self-soothing behaviors with particular reference to oxytocin release induced by non-noxious sensory stimulation. *Frontiers in Psychology, 5*(1529), 1529.

[25] 山口　創（2014）．　身体接触による心の癒し　全日本鍼灸学会雑誌, *64*(3), 132–140.


❖ 第 3 章

[1] Williams, M., Teasdale, J., Segal, Z., & Kabat-Zinn, J.（2007）.　*The mindful way through depression: Freeing yourself from chronic unhappiness*. Guilford Press.（越川房子・黒澤麻美（訳）（2012）．　うつのためのマインドフルネス実践―慢性的な不幸感からの解放　星和書店）

[2] Rogers, C. R.（1961）. *On becoming a person: Therapist's view of psychotherapy*. Mariner Books.

[3] Kirschebaum, H., & Henderson, V. L.（Eds.）（1989）. *The Carl Rogers reader*. Orion Hardbacks.（伊藤　博・村山正次（監訳）（2001）．　ロジャーズ選集（上）カウンセラーなら一度は読んでおきたい厳選 33 論文　誠信書房）

[4] Benson, H.（2000）. *The relaxation response*. William Morrow Paperbacks.（中尾睦宏・熊野宏昭・久保木富房（訳）（2001）．　リラクセーション反応　星和書店）

[5] Kabat-Zinn, J.（1990）. *Full catastrophe living*. Dell Publishing.（春木　豊（訳）（2007）．　マインドフルネスストレス低減法　北大路書房）


❖ 第 5 章

▶ 学校における実践 2：スクールソーシャルワーカーのタッピングタッチ

[1] 文部科学省（2016）．　子供・若者の健康と安心安全の確保　平成 28 年版子供若者白書　https://www8.cao.go.jp/youth/whitepaper/h28honpen/s2_2.html#z2_16

▶ 児童養護施設における実践：ケアワーカー，心理士のタッピングタッチ

[1] 大江ひろみ・山辺朗子・石塚かおる（編著）（2013）．　子どものニーズをみつめる児童養護施設のあゆみ―つばさ園のジェネラリスト・ソーシャルワークに基づく支援　ミネルヴァ書房

[2] 石坂良樹・小川素子（2019）．　児童心理治療施設における総合環境療法の形態についての一考察―脱構築と新たな治療理念の形成のために　心理治療と治療教育, *30*, 16–35.

[3] van der Kolk, B. A.（2014）. *The body keeps the score: Brain, mind, and body in the healing of trauma*. New York: Viking, Penguin.（柴田裕之（訳）（2016）．　身体はトラウマを記録する―脳・心・体のつながりと回復のための手法　紀伊国屋書店　p. 162）

[4] 中川一郎（2004）．　タッピング・タッチ―こころ・体・地球のためのホリスティック・ケア　朱雀書房

▶ 重症心身障害児者施設による実践：施設職員のタッピングタッチ

[1] 石井光子（2016）．　障害をもつ子どものケアの基本　倉田慶子・樋口和郎・麻生幸三郎（編）　ケアの基本がわかる重症心身障害児の看護―出生前の家族支援から緩和ケアまで　（p. 186）　へるす出版

[2] 堀江邦子・松尾由紀（2011）．　面会時にタッピングタッチを取り入れて　第 22 回重症心身障害療育学会学術集会プログラム・抄録集, 30.

[3] 松尾由紀・堀江邦子・津本　愛（2014）．　横地分類 A1 の重症心身児（者）を対象にしたタッピングタッチの評価　重症心身障害の療育, 9(2), 221–224.

[4] 堀江邦子（2019）．　重症心身障害児（者）と関わる看護師がタッピングタッチを通して感じる思い　日本重症心身障害学会誌, 44(2), 468.

[5] 福井義一（2016）．　タッピング・タッチの実施においてケアする側にも効果があるか？　甲南大學紀要文学編, 166, 137–145.

▶ 心理臨床，トラウマ・ケアの領域における実践

[1] Callahan, R. J.（2001）. *Tapping the healer within: Using thought filed therapy to instantly conquer your fears, anxieties, and emotional distress.* McGraw-Hill Education.（穂積由利子（訳）（2001）. TFT「思考場」療法入門―タッピングで不安，うつ，恐怖症を取り除く　春秋社）

[2] 中川一郎（2004）．　タッピング・タッチ―こころ・体・地球のためのホリスティック・ケア　朱鷺書房

[3] 福井義一（2021）．　わが国における過敏性腸症候群（IBS）に対する催眠療法の実際と課題　心身医学, 61(4), 347–353.

[4] Porges, S. W.（2011）. *The polyvagal theory: Neurophysiological foundations of emotions, attachment, communication, and self-regulation.* W. W. Norton & Company.

▶ 医療における実践：がん医療従事者のタッピングタッチ

[1] Shapiro, F.（1991）. Eye movement desensitization and reprocessing procedure: From EMD to EMD/R — A new treatment model for anxiety and related traumata. *Behavior Therapist, 14*, 133–135.

[2] 佐々木雄二（1984）．　自律訓練法の実際―心身の健康のために　創元社

[3] 井上実穂・福島美幸・池辺琴映・宮内一恵・谷水正人（2015）．　がん患者・家族サロンに関する今後の展望―体験型サロンの可能性　第 28 回日本サイコオンコロジー学会総会抄録集, 157.


❖ 第 6 章

[1] Adler, A.（1931）. *What life should mean to you.* Little, Brown.（岸見一郎（訳）（2010）．　人生の意味の心理学（上・下）　アルテ）

[2] Adler, A.（1927）. *Menschenkenntnis.* S. Hirzel.（山下　肇・山下萬里（訳）（2021）．　人間をかんがえる―アドラーの個人心理学入門　河出書房新社）

[3] Kabat-Zinn, J.（1990）. *Full catastrophe living.* Bantam Books.（春木　豊（訳）（2007）．　マインドフルネスストレス低減法　北大路書房　p. 294）

[4] 中川一郎（2004）．　タッピング・タッチ―こころ・体・地球のためのホリスティック・ケア　朱鷺

書房

[5] 中川一郎・櫻井しのぶ（2003）．　タッピング・タッチの自律神経への作用に関する研究　第 62 回日本公衆衛生学会総会抄録集, *50*, 753.

[6] 福井義一（2016）．　タッピング・タッチの実施においてケアする側にも効果があるか？　甲南大學紀要文学編, *166*, 137–145.

[7] 石田有紀・城戸由香里・園田直子（2021）．　皮膚刺激を用いた相互ケアによる心身のリラクセーションおよび受容的関係性形成の効果　久留米大学心理学研究, *20*, 1–7.

[8] 小林美奈子・志田久美子（2017）．　タッピング・タッチと笑いヨガによる介護職員の気分・感情の変化四日市看護医療大学紀要, *10*(1), 47–52.

[9] 大浦真一（2021a）．　タッピングタッチが援助に対する効力感や態度に及ぼす効果—模擬カウンセリングとの比較　日本心理臨床学会第 40 回大会発表論文集, 167.

[10] 佐久間博子（2009）．　婦人科悪性腫瘍で子宮全摘手術を受ける患者の術前不安に対するタッピング・タッチの効果　神戸市看護大学大学院修士論文（未公刊）

[11] 松尾由紀・堀江邦子・津本　愛（2014）．　横地分類 A1 の重症心身障害児（者）を対象にしたタッピングタッチの評価　重症心身障害の療育, *9*(2), 221–224.

[12] 久保木岳史・本田和子・高橋恵子・村上ゆかり（2017）．　重症心身障がい者に対するタッピングタッチによるリラクゼーション効果の検証　日本重症心身障害学会誌, *42*(2), 307.

[13] 今井田真実・今井田貴裕・福井義一（2021）．　不穏な状態になった入院患者に対するタッピングタッチによる危機介入の経験　第 64 回日本心身医学会近畿地方会抄録集, 14.

[14] 伊藤　薫・大西範和・草川好子・坂本涼子・中川祥子・中川一郎（2011）．　認知症グループホームにおけるタッピング・タッチ導入の試み—おだやか尺度および認知症ケアマッピングを指標として　日本認知症ケア学会誌, *10*(2), 323.

[15] 田原　愛・笠井瑞穂・渋谷ひとみ・藤本ルリ子・林亜裕美・中村真弓（2008）．　癌性疼痛患者へのタッピング・タッチの導入を試みて　函館五稜郭病院医誌, *16*, 47–49.

[16] 志田久美子・小林美奈子（2012）．　高齢者施設職員へのタッピング・タッチ体験による心身への影響　日本健康医学会雑誌, *21*(3), 186–187.

[17] 今井田真実・今井田貴裕・福井義一（2020）．　看護師におけるタッピングタッチのストレス緩和効果　その 1—自覚されたストレッサーやバーンアウト症状を指標としたパイロット・スタディ　日本健康心理学会大会発表論文集, *33*, 13.

[18] 三浦美奈子・櫻田章子（2017）．　乳幼児を養育する母親に対する健康保持増進への支援　平成 28 年度掛川市健康調査報告書, 1–9.

[19] 大井史佳・大西和子・大石ふみ子（2010）．　終末期がん患者へ家族が行うタッピングタッチの効果　日本がん看護学会誌, *24*(suppl.), 166.

[20] 中川一郎・大浦真一・坪田祐季・福井義一（2021）．　オンラインによるタッピングタッチのセルフケア・プログラムの効果 1—心理的および対人関係上の効果　心身医学, *61*(suppl.), 179.

[21] 坪田祐季・大浦真一・中川一郎・福井義一（2021）．　オンラインによるタッピングタッチのセルフケア・プログラムの効果 2—フォローアップ終了までの継時変化　心身医学, *61*(suppl.), 179.

[22] 福井義一・大浦真一・中川一郎・坪田祐季（2021）．　オンラインによるタッピングタッチのセルフケア・プログラムの効果 4—セルフケアによる改善度との関係　心身医学, *61*(suppl.), 180.

[23] Nakagawa, I., Oura, S., Fukui, Y., & Nakagawa, Y. (2019). Effects of Tapping Touch on self-compassion. *Psychotherapy and Psychosomatics, 88*(suppl.), 91.

[24] 有光興記（2014）．　セルフ・コンパッション尺度日本語版の作成と信頼性，妥当性の検討　心理学

研究, *85*(1), 50–59.

[25] 宮川裕基・谷口淳一（2016）．　日本語版セルフコンパッション反応尺度（SCRI-J）の作成　心理学研究, *87*(1), 70–78.

[26] 大浦真一・福井義一（2020）．　なぜタッピングタッチはセルフ・コンパッションを高めるのか？―被受容感・被拒絶感との関連　感情心理学研究, *28*(suppl.), 27.

[27] 大浦真一（2021b）．　タッピングタッチの気分改善効果―ピアカウンセリングとの比較　日本心理学会第 85 回大会発表論文集, 82.

[28] 大浦真一・福井義一・松尾和弥（2017）．　タッピング・タッチの心理社会的効果 その 2―愛着の顕在・潜在的内的作業モデルの変化　心身医学, *57*(6), 688.

[29] Greenwald, A. G., McGhee, D. E., & Schwartz, J. L. K. (1998). Measuring individual differences in implicit cognition: The implicit association test. *Journal of Personality and Social Psychology*, *74*(6), 1464–1480.

[30] 大浦真一・松尾和弥・稲垣（藤井）勉・島　義弘・福井義一（2017）．　愛着の顕在・潜在的内的作業モデルが対人ストレスイベントの経験頻度に及ぼす影響―Single-Target Implicit Association Test (ST-IAT) を用いて　日本心理学会第 81 回大会発表論文集, 41.

[31] Oura, S., Fukui, Y., & Matsuo, K. (2017). Psycho-Social effects of Tapping Touch 3: Change in explicit / implicit internal working models of attachment in care and cared group. Poster presented at the 24th World Congress of the International College of Psychosomatic Medicine.

[32] Fukui, Y., Oura, S., & Matsuo, K. (2017). Psycho-social effects of Tapping Touch 4: Shift in empathy. Poster presented at the 24th World Congress of the International College of Psychosomatic Medicine.

[33] 鈴木有美・木野和代（2008）．　多次元共感性尺度（MES）の作成―自己指向・他者指向の弁別に焦点を当てて　教育心理学研究, *56*(4), 487–497.

[34] 福井義一・島　義弘（2013）．　子ども時代の虐待的養育環境と成人愛着スタイルが情動コンピテンスに及ぼす影響　感情心理学研究, *20*(suppl.), 20.

[35] 芦立悠佳・松尾和弥・福井義一（2019）．　小児期逆境体験と主観的・客観的共感性の関連　日本トラウマティック・ストレス学会第 18 回大会発表論文集, 126.

[36] Fukui, Y., & Adachi, Y. (2019). The relationships between childhood abuse and subjective / objective empathy. *European Journal of Psychotraumatology*, *10*(suppl.), 37.

[37] 福井義一・大浦真一（2018）．　タッピング・タッチの心理社会的効果その 5―多次元共感性テスト日本語版を用いた検討―　心身医学, *58*(suppl.), 278.

[38] Edele, A., Dziobek, I., & Keller, M. (2013). Explaining altruistic sharing in the dictator game: The role of affective empathy, cognitive empathy, and justice sensitivity. *Learning and Individual Differences*, *24*, 96–102.

[39] 福井義一・大浦真一・松尾和弥・稲垣（藤井）勉・島　義弘（2017）．　共感を客観的に測定する MET-CORE 2 日本語版の作成―その信頼性と妥当性の検討　感情心理学研究, *25*(suppl.), 1.

[40] 福井義一・松尾和弥・大浦真一・稲垣　勉・島　義弘（2018）．　共感性を客観的に測定する MET-CORE 2 日本語版の収束的妥当性の再検討　感情心理学研究, *26*(suppl.), 43.

[41] 福井義一・松尾和弥・大浦真一・島　義弘・稲垣　勉（2018）．　共感性を客観的に測定する MET-CORE 2 日本語版の信頼性の検討（1）―記述統計量と内的整合性の検討　日本健康心理学会大会発表論文集, *31*, 120.

[42] 福井義一・大浦真一・松尾和弥・稲垣　勉・島　義弘（2018）．　共感性を客観的に測定する MET-

CORE 2 日本語版の信頼性の検討 (2) ―再検査信頼性の検討　日本心理学会第 82 回大会発表論文集, 696.

[43] 福井義一・松尾和弥・大浦真一・稲垣　勉・島　義弘 (2019)．　共感性を客観的に測定する MET-CORE 2 日本語版の妥当性の検討 (2) ―自閉症スペクトラム群と健常群における比較検討　感情心理学研究, *27*(suppl.), 34.

[44] Fukui, Y., Oura, S., Nakagawa, I., & Nakagawa, Y. (2019). Effects of Tapping Touch on changes in oxytocin concentration in saliva Part 1. *Psychotherapy and Psychosomatics, 88*(suppl.), 45.

[45] 中川一郎・大浦真一・福井義一 (2019)．　タッピングタッチが唾液中オキシトシンの変化に及ぼす効果 その3―3時点の経過　日本健康心理学会大会発表論文集, *32*, 95.

[46] 福井義一・大浦真一・中川一郎 (2019)．　タッピングタッチが唾液中オキシトシン量の変化に及ぼす効果 その4―共感性との関連　日本健康心理学会発表論文集, *32*, 96.

[47] 大浦真一・福井義一・中川一郎 (2019)．　タッピングタッチが唾液中オキシトシンの変化に及ぼす効果 その5―信頼感との関係　日本健康心理学会大会発表論文集, *32*, 97.

[48] 福井義一・大浦真一 (2021)．　タッピングタッチは一人でやっても効果があるか―セルフタッピングの対人関係上の効果　ヒューマン・ケア研究, *22*(1), 1-11.

[49] 大浦真一・福井義一・坪田祐季・中川一郎 (2021)．　オンラインによるタッピングタッチのセルフケア・プログラムの効果 3―セルフケアの実施回数との関連　心身医学, *61*(suppl.), 180.

❖ 第 7 章
[1] 中川一郎 (2005)．　災害援助や平和活動における心のケアとしてのタッピング・タッチの利用―新潟中越とウガンダの元子供兵リハビリ施設における実践と調査　日本心理臨床学会第 24 回大会発表論文集

[2] ターシャ・テューダー (著) 食野雅子 (訳)(2016)．　生きていることを楽しんで―ターシャの言葉　KADOKAWA

[3] Erikson, E. H. (1950). *Childhood and society*. W. W. Norton.

[4] Erikson, E. H. (1994). *Identity: Youth and crisis*. W. W. Norton & Company. (中島由恵(訳)(2017)．アイデンティティ―青年と危機　新曜社)

[5] Harari, Y. N., Purcell, J., & Watzman, H. (2014). *Sapiens: A brief history of humankind*. Harvill Secker. (柴田裕之(訳)(2016)．　サピエンス全史―文明の構造と人類の幸福 (上)　河出書房新社)

[6] González-Balado, J. L. (1997). *Mother Teresa: In my own words*. Liquori Publications. (渡辺和子 (訳)(2000)．　マザー・テレサ―愛と祈りのことば　PHP研究所)

❖ あとがき
[1] Werner, D.(1993). *Where there is no doctor: A village health care handbook*(2nd Rev.). Macmillan Education.

# あとがき

　ある専門講座の終わりがけに，熱心な受講者が次のような質問をされました。「一日の講座をとおしてタッピングタッチを深く学び，さまざまな専門分野においても役立つことがよくわかりました。でも，数あるたくさんの治療法や技法と比較して，一番の違い，または特徴と言えばなんでしょうか？」

　私は，「タッピングタッチには，たくさんの大切な特徴があります。でも一番大切なことに絞るならば，人が人をケアすることをサポートする，ということでしょう」と答えました。そして，「私たちには本来，自己治癒力やケアの能力が備わっています。そしてタッピングタッチは，それ自体が治癒的に働くのではなく，人が人をケアするということをとおして，その自己治癒力とケアの能力が発揮されることを手伝うのです」と説明を加えました。

　私たちは，ふだん，自分たちの中に自己治癒力が備わっていることや，お互いをケアし，支えあう素晴らしい能力があることに気づかないでいることが多いように思います。そのために，やみくもに外へ救いを求め，人や物に依存的になっているようです。私たちは，もう一度自分たちの能力に気づき，本来のやさしさや思いやりの気持ちをとり戻すことで，健康で豊かな生活を営むことができると思うのです。

　地域医療（プライマリーヘルス）で有名なワーナー氏（David Werner）は，世界 50 か国以上で訳され活用されている『Where there is no doctor（医者のいないところで）』という彼の本の中で，次のように述べています[1]。

> 　ほんとうの健康への鍵は，あなたとあなたの人々の中にあり，お互いをケアすること，関心を持つこと，そして尊重しあうことにあるのです。あなたのコミュニティがほんとうに健康になることを望むならば，このことを基礎に置くことが大切です。（……）ケアリング（思いやり）とシェアリング（分かちあい）が健康の鍵です。[筆者訳]

　医師としての，人々への長年にわたる支援活動から培われた貴重な視点であり，この本が世界中で幅広く活用され続けていることからも，その有用性や普

遍性がうかがわれます。そして「健康の鍵」として強調される「ケアリング（思いやり）とシェアリング（分かちあい）」は，タッピングタッチによる，やさしさ，思いやり，支えあいの関係に重なります。このことからも私は，タッピングタッチによるお互いのケアが，私たちを「ほんとうの健康」（ウェルネス）に導いてくれることを確信するのです。

またタッピングタッチは，これまでに，東日本大震災や新型コロナウイルスなど，大変厳しい状況でも活用されてきました。その実践をとおして見えることは，タッピングタッチは打たれ強く，逆境に強い，ということです。これは，世界規模の災害が起こったときにも役立ち，人が人らしくお互いをケアしあうことができるようにとの意図が開発の背景にあったからでしょう。そして今，環境，経済，生活，健康，あらゆる分野で厳しさが増し，ケアの現場も大変厳しくなっている中，逆境に強いタッピングタッチの活躍は，これからが本番だと感じています。

私は，タッピングタッチが，草の根のように力強く広がり，野の花のようにやさしく，あたたかく，そっとさりげなく人や家族の生活をサポートしていくような存在であってほしいのです。そして，ケアする全ての人々に役立ち，ふれあいやつながりをとり戻していくことで，どんな社会状況であっても，私たちが人間性や支えあいの関係を失わずに生きていけることを，心から願っています。

末筆ながら，この本は，たくさんの方々の協力と努力があってこそ出版に至ったことを記しておきたいと思います。タッピングタッチをより多くの人々へ届けることの意義を理解し，それぞれの専門性と現場での貴重な実践を，忍耐強く文字にしてくださった執筆者の皆様に心から感謝します。また，執筆が難航してつらかったときなども，よき相談相手となり，励まし続けてくれた妻の祥子さん。そして，企画から最終稿まで，一貫したやさしさと，プロの編集者としての的確な視点や専門性を惜しみなく注いでくださった北大路書房の西端薫さんとスタッフの皆様に，心よりお礼を申し上げます。

2022 年 7 月

中川一郎

# 執筆者一覧 (執筆順)

中川　一郎 《編者》
: はじめに，序章，第1～4章，第6章1，第7章，エクササイズ，あとがき

白鳥　志保 《スクールカウンセラー》
: 第5章（学校における実践1）

伊藤美知代 《スクールカウンセラー》
: 第5章（学校における実践1）

中川　祥子 《タッピングタッチ協会》
: 第5章（学校における実践2）

山川　靖子 《児童養護施設つばさ園》
: 第5章（児童養護施設における実践）

高橋　ふき 《児童養護施設つばさ園》
: 第5章（児童養護施設における実践）

堀江くにこ 《愛知県医療療育総合センター中央病院》
: 第5章（重症心身障害児者施設における実践）

近藤　亜美 《Ami助産院》
: 第5章（子育て支援・家族のケアにおける実践）

中田　利恵 《タッピングタッチ協会インストラクター》
: 第5章（子育て支援・家族のケアにおける実践）

竹下　淳子 《タッピングタッチ協会インストラクター》
: 第5章（高齢者介護・福祉施設における実践）

鈴木　貴子 《社会福祉法人白寿会》
: 第5章（高齢者介護・福祉施設における実践）

福井　義一 《甲南大学文学部人間科学科》
: 第5章（心理臨床，トラウマ・ケアにおける実践），第6章2

中西　健二 《鈴鹿医療科学大学保健衛生学部医療福祉学科》
: 第5章（医療・病院における実践）

八木美智子 《日本て・あーて推進協会》
: 第5章（医療・看護における実践）

大浦　真一 《東海学院大学人間関係学部》
: 第6章2

## 編者紹介

中川　一郎 (なかがわ・いちろう)

大阪経済大学人間科学部教授，一般社団法人タッピングタッチ協会代表
臨床心理学者，臨床心理士，公認心理師

カリフォルニア大学バークレー校 (Bachelor)，ロチェスター大学大学院を卒業 (Ph.D. in Clinical Psychology)。カリフォルニア州臨床心理士の資格を取得して，サンフランシスコ総合病院やコミュニティメンタルヘルスセンターなどで臨床，指導，教育などにたずさわる。2000 年を機に帰国し，これまでに立命館大学・心理教育相談センター臨床心理士，関西カウンセリングセンター顧問，三重県スクールカウンセラー，近畿大学工業高等専門学校客員教授，三重大学医学部看護科非常勤講師，三重大学国際交流センター客員教授，鈴鹿医療科学大学医療福祉学科臨床心理コース教授などを務める。

現在，大阪経済大学人間科学部教授，一般社団法人タッピングタッチ協会代表，ホリスティック心理教育研究所所長，黄檗宗天聖院住職。タッピングタッチの開発者として，国内外において，心理，医療，看護，福祉，教育，被災者支援など多岐にわたる場で，ホリスティック(統合的)ケアに関する実践・研究・教育をおこなう。

著書には，『タッピングタッチ―こころ・体・地球のためのホリスティックケア』(朱鷺書房　2004 年)，『心理臨床におけるからだ―心身一如からの視座』(分担執筆，朱鷺書房　2006 年)，『「セロトニン脳」健康法―呼吸，日光，タッピングタッチの驚くべき効果』(共著，講談社　2009 年)，『心と体の疲れをとるタッピングタッチ』(青春出版　2012 年)，『あたらしい日本の心理療法―臨床知の発見と一般化』(分担執筆，遠見書房　2022 年)等がある。

〈ふれる〉で拓くケア

# タッピングタッチ

2022年10月10日　初版第1刷印刷　〈検印省略〉
2022年10月20日　初版第1刷発行　定価はカバーに表示してあります。

編著者　中川　一郎

発行所　　　　㈱北大路書房
〒603-8303　京都市北区紫野十二坊町12-8
電話　（075）431-0361㈹
ＦＡＸ　（075）431-9393
振替　01050-4-2083

©2022
印刷・製本／創栄図書印刷（株）
落丁・乱丁本はお取り替えいたします。

Printed in Japan
ISBN978-4-7628-3206-2

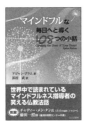
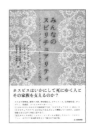
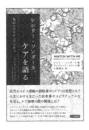
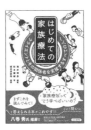